AF156290

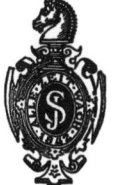

M. G. Stringaris

Die Haschischsucht

Pharmakologie · Geschichte
Psychopathologie · Klinik · Soziologie

Zweite, überarbeitete Auflage

Springer-Verlag
Berlin · Heidelberg · New York 1972

M. G. STRINGARIS

Doktor der Universität München, 1929,
Professor agrégé für Psychiatrie der Universität Athen,
Bd. Syngrou 1, Athen 403, Griechenland

Die 1. Auflage erschien 1939 unter dem Titel „Monographien aus dem Gesamtgebiete der Neurologie und Psychiatrie", Heft 68 — Die Haschischsucht — Verlag Julius Springer, Berlin

ISBN-13: 978-3-540-05696-6   e-ISBN-13: 978-3-642-93007-2
DOI: 10.1007/978-3-642-93007-2

Das Werk ist urheberrechtlich geschützt. Die dadurch begründeten Rechte, insbesondere die der Übersetzung, des Nachdruckes, der Entnahme von Abbildungen, der Funksendung, der Wiedergabe auf photomechanischem oder ähnlichem Wege und der Speicherung in Datenverarbeitungsanlagen bleiben, auch bei nur auszugsweiser Verwertung, vorbehalten.
Bei Vervielfältigungen für gewerbliche Zwecke ist gemäß § 54 UrhG eine Vergütung an den Verlag zu zahlen, deren Höhe mit dem Verlag zu vereinbaren ist.
© by Springer-Verlag Berlin · Heidelberg 1972. Library of Congress Catalog Card Number 70-185186.

Die Wiedergabe von Gebrauchsnamen, Handelsnamen, Warenbezeichnungen usw. in diesem Werk berechtigt auch ohne besondere Kennzeichnung nicht zu der Annahme, daß solche Namen im Sinne der Warenzeichen- und Markenschutz-Gesetzgebung als frei zu betrachten wären und daher von jedermann benutzt werden dürften.

Herstellung: Konrad Triltsch, Graphischer Betrieb, 87 Würzburg

Vorwort zur zweiten Auflage

Rein theoretische Fragen führten mich vor 40 Jahren dazu, die Erscheinungen und die Folgen des chronischen Haschischgenusses zu erforschen. Es handelte sich gewissermaßen um eine Erweiterung der Aufgaben, die den damaligen Experimenten mit Cannabinol in der Heidelberger Klinik unter Leitung BERINGERs gestellt waren. Die Ergebnisse meiner Forschung gewannen an Interesse, soweit sie zur Psychopathologie der komplizierten Haschischrausche beitrugen. Besondere Aufmerksamkeit wurde den Feststellungen geschenkt, daß episodische und protrahierte Psychosen infolge von Haschischmißbrauch entstehen können, weil sie in die damals aktuelle Diskussion über die Existenz von symptomatischen Schizophrenien einbezogen wurden. Sozialpsychiatrische und psychohygienische Feststellungen hatten für die Auffassung dieser Zeit nur akademisches Interesse und kaum praktische Bedeutung. So wurden die Feststellungen fast wie Kuriosa betrachtet, daß der Haschischgenuß „Expansionstendenz" zeigte, daß besonders Jugendliche dem Haschisch verfallen, daß der chronische Haschischgebrauch im Gegensatz zu den Opiaten keine Steigerung der Dosen bedingt und keine Entziehungserscheinungen aufweist, oder daß der Haschischgenuß „die Basis für die Verbreitung des Heroinismus schafft", den man bereits zu fürchten begonnen hatte. Die erst im Jahre 1939 erfolgte Veröffentlichung meiner Ergebnisse in der Reihe der „Monographien aus dem Gesamtgebiete der Neurologie und Psychiatrie" richtete sich an einen engen Kreis von Fachleuten.

Die „Expansionstendenz" erwies sich dann aber von einer viel größeren Stärke, als man überhaupt im voraus ahnen konnte: in den letzten Jahren kam es zu einer explosionsartigen Verbreitung des Haschischgenusses. Man spricht von einer „Rauschgiftwelle", an der auch LSD, Kokain, Opiate, ja selbst Meskalin und viele pharmazeutische Produkte beteiligt sind. Haschisch jedoch geht allen anderen zeitlich und quantitativ bei weitem voran, und es hat den Anschein, als wolle er es mit dem Alkohol aufnehmen. Was früher eine große Sensation war, gehört heute zur Regel: jährlich wird geschmuggelte Haschischware tonnenweise beschlagnahmt, aber dennoch wird das vielfache konsumiert. Bald stellte man fest, daß vor allem die heranwachsende Jugend dem Haschisch zum Opfer fiel, daß das Haschisch — trotz gegenteiliger Versicherungen — der „Schrittmacher" zu härteren Drogen war. Alles ging so rasch und unversehens vor sich, daß man jäh überrumpelt wurde. Der Haschischgebrauch entwickelte sich zu einem sozialen Problem ersten Ranges, und eine verwirrende Diskussion gegensätzlicher Meinungen entstand, die von Erschrecken, Verharmlosung, Protest und Ratlosigkeit zeugt. Einerseits spricht man von einer die Grundfesten der Gesellschaft bedrohenden Gefahr, und man fordert drastische Maßnahmen, um diese abzuwehren, dabei aber übersieht man, daß ganze Kulturgebiete seit jeher dem Haschischgenuß fröhnen. Andererseits redet man leichthin von Haschischmythologie und verlangt freie Hand, man vergißt aber zugleich, daß in jedem Mythos viel mehr reelle Grundlagen liegen, als man zunächst anzunehmen geneigt ist. Man sucht nach den Ursachen der Rauschgiftwelle und beschuldigt die gegen das Establishment protestierende Jugend. Befürworter und Jugendliche dagegen glauben durch den Haschischgenuß zur „Bewußtseinserweiterung" zu kommen und rauchen Haschisch als eine Protesthandlung gegen die Übelstände der Gesellschaft. Dabei sieht es so aus, als ob gerade durch die Rauschmittel die Speer-Spitze der „rebellierenden Jugend" abgebrochen wurde. Welches die Triebkräfte der Haschischexpansion sind, läßt sich nicht durchschauen, bzw. es besteht keine Möglichkeit, die im Hintergrund versteckten Kräfte nachzuweisen. Deshalb ist auch nicht möglich vorauszusagen, ob es sich um eine vorübergehende „Welle" handelt.

Die so entstandene Situation brachte es mit sich, daß auch meine Schrift über „die Haschischsucht" in die Debatte einbezogen wurde. Doch war die erste Auflage längst vergriffen, als man sich für das Buch zu interessieren begann. Das gab die Anregung zu einer zweiten Auflage, wobei von vornherein eine Bearbeitung nötig schien, welche die heutige Sachlage und die in der Zwischenzeit gemachten wissenschaftlichen Erfahrungen berücksichtigen mußte. Ein Buch über die Haschischsucht wird heute selbst bei streng wissenschaftlicher Gestaltung nicht auf den Kreis der Fachleute beschränkt bleiben. Man wird damit rechnen müssen, daß es auch in die Hände anderer Interessenten gelangt. Ich hoffe, daß es auch für diese informativ ist; auf alle Fälle wird die vorliegende Auflage insofern eine Lücke füllen, als sie dem Leser ein Erfahrungsgut aus einer „neutralen" Epoche zugänglich macht.

Dem Springer-Verlag möchte ich meinen Dank ausdrücken für Anregung und Übernahme der zweiten Auflage und für den zuvorkommenden Beistand während der Bearbeitung. An meinen Schwiegersohn und meine Tochter denke ich mit Liebe und Dank für die erwiesene Hilfe und aufmerksame Beratung.

Athen, im Januar 1972 M. G. STRINGARIS

Vorwort zur ersten Auflage

Die vorliegende Arbeit befaßt sich mit den verschiedenen Formen, welche der gewohnheitsmäßige Haschischgenuß nach sich ziehen kann, mit den sozialen und den individuellen Ursachen dieser Giftsucht sowie mit der derzeitigen Verbreitung derselben und deren soziologischen und kriminologischen Auswirkung. Zugrunde liegen nebst der darüber durch vereinzelte wertvolle Schilderungen bekannten Tatsachen noch eigene Beobachtungen, welche an griechischen Süchtigen gemacht wurden.

Die Anregung zu dieser Arbeit gab die in den Jahren 1931 und 1932 in der psychiatrischen Klinik Heidelberg durchgeführte systematische Untersuchung der Haschischwirkung. Die Psychiater haben sich seit fast einem Jahrhundert, seit MOREAU, für die Eigenartigkeit und Reichhaltigkeit psychopathologischer Phänomene interessiert, die der Haschischrausch in der Selbstbeobachtung bietet. Die Erfahrungen mit Haschisch haben ebenso wie die Arbeiten BERINGERs mit Meskalin und die Versuche mit anderen Mitteln die große Bedeutung der experimentellen Intoxikationen für die Klinik gezeigt. Die bei den Heidelberger Experimenten mit Kannabinol gewonnenen wertvollen Ergebnisse wurden von K. BERINGER, W. v. BAEYER und H. MARX im Jahre 1932 in einer vorläufigen Mitteilung publiziert. Es ließen sich dabei noch bestimmte tiefgreifende Veränderungen des Stoffwechsels feststellen, die geeignet waren, einige, eindrucksvolle Symptome des Haschischrausches zu erklären, wie etwa den Hunger und die Lust nach Süßigkeiten durch die starke Hypoglykämie. Auf diese Befunde sowie auf die reichen psychopathologischen Erfahrungen des Haschischexperimentes ging ich nicht näher ein; darauf möchte ich hier als auf wichtige Voraussetzungen und Ergänzungen meiner Arbeit ausdrücklich hinweisen. Außerhalb meiner Betrachtung blieben ebenfalls die eigentlich historischen, botanischen und chemischen Tatsachen über das Haschisch und seine Präparate.

Herrn Professor WILMANNS danke ich für seine stets bereitwillige Unterstützung, sowie seine wertvolle Hilfe und seine fortgesetzte Anteilnahme an der Arbeit, die erst ihre Vollendung möglich machten. Desgleichen Herrn Professor BERINGER für die Anregung der Arbeit und seine fördernde Beratung. Herrn Professor GRUHLE danke ich für das freundliche Interesse und das stets bereitwillige Entgegenkommen, mit denen er die Ausführung verfolgt hat. Schließlich fühle ich mich verpflichtet, den Direktionen der Landesanstalt Athen, der Anstalt „Dromokaition" und der griechischen Marinegefängnisse meine Dankbarkeit auszudrücken, die mir durch ihre Erlaubnis die Untersuchung der Fälle ermöglichten.

Athen, im Juni 1939   M. G. STRINGARIS

Inhaltsverzeichnis

Inhaltsverzeichnis

1. Herstellung, Pharmakologie

a) Bezeichnungen für Haschisch

Geheimnisvolles Dunkel umgab seit jeher das Genußmittel, welches heute unter den vorherrschenden Namen „Haschisch" bzw. „Marihuana"[1] über die ganze Welt geht. Nicht umsonst wurde es in der Türkei und Persien „Esrar", das Geheimnis, genannt. Doch seine Namen waren schon früher auffallend zahlreich, und bis heute werden ihm immer noch neue gegeben. So wird nicht gleich auf den ersten Blick erkennbar, ob es sich um ein und dieselbe Substanz handelt oder ob sie nur beigemischt ist. Ihr Vorhandensein merkt man manchesmal nur an der Wirkung.

Die folgende Liste der in der älteren und neueren Literatur vorkommenden Bezeichnungen für haschischhaltige Präparate erhebt durchaus nicht den Anspruch auf Vollständigkeit. Diese Bezeichnungen weisen auf Haschischpräparate hin, die die Droge rein oder mit anderen Substanzen vermischt enthalten, die zum Rauchen, Essen, Trinken, ja selbst zum Kauen und Schnupfen bestimmt sind. Sie wechseln je nach dem Orte, der Herkunft oder der Art und Qualität derselben (unbearbeiteter Hanf, stark- oder schwachwirkende oder spezielle Präparate, Haschischzigaretten), sind oft nur Unterschiede in der Aussprache bzw. der Schreibweise oder Losungsworte und Jargon zur Verständigung unter Eingeweihten, aber auch legale Marken im Freihandel:

---

[1] Über die Etymologie beider Wörter läßt sich folgendes sagen: „Haschisch" ist arabischer Herkunft und bedeutete ursprünglich „dürres Kraut". Um die Jahrtausendwende trat es allmählich an die Stelle der arabischen Bezeichnung für Cannabis „Qanab" und spezifizierte sich für die Wirkstoffe der Hanfpflanze. In diesem Sinne wird es von dem arabischen Botaniker al-Beitâr (gest. 1248) gebraucht. — Für die Herkunft des zuerst in Mexiko angewandten Wortes „Marihuana" werden nach WOLFF verschiedenartige Erklärungen gegeben: so soll FERNÁNDEZ DEL CASTILLO meinen, daß es eine von den Spaniern veränderte Form des indianischen Wortes „Malihua" ist, welches bedeutet, daß das Individuum von der Droge gefangen gehalten wird. Diese und ähnliche Etymologien aus indianischen Wörtern wurden von anderen Sprachkundigen widerlegt und manche glaubten, daß es vom portugiesischen „Maranguano", der Berauschte, abstammt. Nach REKO gebrauchte man eine getrennte Form „Maria und Juana" oder „Rosa und Maria" zur Verständigung mit Gefängnisinsassen, wenn Geschenke für sie mit versteckter Droge von Frauen den Wärtern überreicht wurden.

1

Achicha	Chassis	Garawisch	Heiran-luc
Ait Makhlif	Chastig	Gauge	Hemp
Aliamba	Chastry	Gegga	Hennep
Anascha	Chats raki	Ghundi	Herbe
Asrâr	Chazraki	Ginjeh	Hierba santa
Assis	Chicha	Ginji	Hierba verde
Assyuni	Chira	Gnaoui	Hourda
Bandj(e)	Chur-gunjha	Goni	Hsien matze
Bandsch	Churrus	Gonzah	Iacha
Bang	Chu-tso	Goo	Indian hay
Banga	Da-boa	Gosale	Indian hemp
Bängh	Dacha(b)	Gozah	Indiyskaya
Bangi	Dagga	Grass	konoplya
Bangue	Dakka	Greffo	Intsangu
Banĵ	Damba	Griaf	Jay-smoke
Barsch	Darakte-Bang	Grifa	Jea
Bendsch	Davoul tozi	Griffo	Jihed
Beng	Dawamesc	Griffs	Jive
Bers	Diablo verde	Guaza	Joint
Bhang	Diamba	Gueulguési	Joy
Bhanga	Djamba	Guinnjeh	Juana
Biamba	Djoma	Gulkhand	Juanita
Bomber	Dokka	Gungeon	Jvalana rasa
Boo	Dona Juanita	Gunjha	Kabak
Bueng	Dugh-e-wahdat	Gunza	Kafur
Cabza	Dumo	Haenep	Kalwa
Cadaneh	El cielo del pobre	Hafion	Kamashwar modak
Canamo	Esrar	Hafioun	Kamonga
Canab	Ewig-flat	Hafju	Kamp
Canaib	Fakki	Haium	Kanab
Canape	Fanki	Hamp	Kanapes
Canappa	Fasuch	Hampa	Kanas
Canel	Flat-gunjha	Hampr	Kanbun
Cangonha	Fu	Hanf	Kanebosm
Canhamo	Fuma d'Angola	Hanfsämin	Kanebusma
Canna	Funta	Hanofsamo	Kanep
Cannab	Füve	Hanpr	Kannabis [2]
Cannabis	Gage	Hasch	Kannabos
Cannacoro	Gage butt	Haschisch	Kanopia
Cannapis	Gandscha	Haschischat	Kassab
Chadrâ	Ganga	al-foqarâ	Kender
Chanvre indien	Ganja(h)	Haschisch el-keif	Kendir
Charas	Ganjika	Haschisch Zahra	Kendiros
Charge	Ganzar	Heigum	Kennevir

---

[2] Das im Griechischen von HERODOT (484—425 v. Chr.) zuerst und bis heute im gleichen Sinne benutzte Wort κάνναβις stammt wahrscheinlich von dem assyrischen „Qunubu" oder „Qunabu" ab; vorübergehend findet sich auch die Form „Kannabos" (κάνναβος). LEUENBERGER, durch die etymologischen Versuche LEWINS verleitet, behauptet irrtümlicherweise, daß die Griechen den Hanf „Konabos" nannten. Das Wort κόναβος kommt bei HOMER, AESCHYLOS u. a. vor, bedeutet wohl „Lärm", wurde aber nirgends in irgendeiner Beziehung zum Hanf benutzt.

Kennip
Khaf
Khanchha
Kif
Kif-haché
Kinder
Kinnab
Konnob
Konop
Konoplja
Kumari asava
Lai chourna
Laloua
Large-flat
Liamba
Ljamba
Locoweed
Luth
Maconha
Maconia
Madi
Ma'dschun
Mafo-sam
Magoon
Magoune
Ma-jo
Majoum
Majoun
Makhlif
Mala vida
Mandjoun
Manzoul
Manzun
Mapouchari
Mariahuana
Mariajuana
Marigonga
Mariguana
Marihuana
Marijuana
Mariquita

Mary-Jane
Mary-Warner
Mary-Weaver
Maschacheh
Maslar
Masmach
Matakwane-sotho
Mavraki
Mavro
Ma-yo
Mazoun
Mbangi
Meserole
Mezz
Minaré
Misarai
Mkudschati
Mofarreh
Mohasky
Momea
Mooters
Mora
Morisqueta
Mota
Mudra
Muggles
Mulatinha
Muta
Muto Kwane
Nascha
Néfess
Nena
Njemu
Nsangu
Opio do pobre
Pajuela
Panatella
Pango
Pantagruelion
Patti

Pito
Planta da
  felicidade
Pot
Pothead
Poust
Purnathi
Qanab
Qounnab
Quannab
Quinnab
Qunabu
Qunubu
Quounoubou
Rafe
Rahat-loucoum
Ramras
Rap
Reefer
Riamba
Rongony
Rora
Rosa Maria
Round-Gunjha
Ruh al-adschenneh
Rûghäni-Bäng
Rup
Säbzä
Sabzé
Sadda
Sana
Sass-fras
Schahdanadsch
Schâhdâné
Schira
Shanapu
Shit
Shora
Shrikhand
Siddhi

Sidhee
Sighirma
So-la-ra-dsa
Soñadora
Soroma
Soussi
Ssruma
Stick
Stoff
Stuff
Subjee
Subzi
Suruma-Ronga
Taima
Takrouri
Tambacolahy
Tea
Tedrika
Tekrouri
Thé
Tiamba
Tirsa
Tscharas
Tschärs
Umya
Vijaga
Vongony
Waraq ol-chiâl
Weed
Wheat
Yakuti
Yamba
Zarate chino
Zarhet el-assa
Zarhet el-kobch
Zerouali
Zeug
Zhara
Ziele konopi
Zighariliki

b) Cannabis indica sativa L.

Die Hanfpflanze, Cannabis indica sativa L., woraus die Haschischdroge gewonnen wird, scheint ursprünglich in niedrigen Gebirgsregionen Zentralasiens heimisch und schon in prähistorischen Zeiten in Indien und China bekannt gewesen zu sein. Zunächst vielleicht als faserbildende Pflanze, später wegen ihrer Rauschwirkung. Heute findet man sie in ganz Asien, in Afrika

3

und Europa. Nach Amerika soll sie um die Mitte des 16. Jh. von den Spaniern zuerst nach Chile eingeführt worden sein. Nach einer anderen Version wurde sie von den Negersklaven mitgebracht (LUCENA), worauf die Bezeichnungen „Fuma d'Angola", „Dagga", „Riamba" und „Maconha" in Brasilien und Mexiko neben dem gewöhnlich benutzten Namen „Marihuana" hinweisen. HAENEL erwähnt sogar, daß die Cannabis schon vor dem 16. Jh. den Azteken bekannt gewesen und von ihnen bei religiösen Zeremonien gebraucht worden sei.

Die Cannabis ist eine einjährige Pflanze, die zur Familie der Urticacceen gehört und mit Hopfen und Feigenbaum verwandt ist. Die männlichen Pflanzen sind kleiner und schmächtiger als die weiblichen, die in geeignetem Milieu eine Höhe von 6—8 m erreichen können. Der Hanf wächst wild und kann leicht gezüchtet werden. Darüber und über seine wichtige Eigenschaft, Fasern zu bilden, weiß bereits HERODOT (4, 74) Genaueres zu berichten: „Und in ihrem Land wächst die Cannabis, die dem Leine sehr ähnlich ist, außer in dem Umfang und in der Größe, worin die Cannabis in vielem überlegen ist; diese gedeiht wild und auch ausgesät. Aus ihr stellen die Thrazier auch Kleider her, die den leinenen sehr ähnlich sind."

An ihren Blütenständen, Vorblättern und Stengeln tragen die Hanfpflanzen — die weiblichen zahlreicher und kräftiger ausgebildet — haarige Drüsen, die Harz produzieren und ausscheiden.

Es gibt eine große Reihe von Hanf-Spielarten, welche meist durch klimatische Bedingungen entstehen und nicht konstant sind. Von denselben klimatischen Bedingungen und der Bodenbeschaffenheit hängt auch die Entwicklung der Drüsenhaare und dementsprechend die Harzproduktion ab. In kaltem und feuchtem Klima werden die Drüsenhaare kleiner und enthalten weniger Harz, die Pflanzen bilden aber längere Fasern von besserer Qualität. In trockenen und warmen Gegenden dagegen bildet dieselbe Pflanze längere Haare und mehr Harz, aber kürzere und schlechtere Fasern.

Da die rauscherzeugenden Substanzen im Cannabisharz enthalten sind, erlangt der quantitative und qualitative Harzgehalt der weiblichen Pflanze für die Haschischgewinnung besondere Bedeutung. KAEMPFER (1712) erwähnte schon, daß die in Ispachan kultivierte Cannabis, durch ihre stark berauschende Wirkung ausgezeichnet, diese Eigenschaft verlor, sobald sie in andere Gegenden verpflanzt wurde. Und ein ägyptischer Apotheker namens GASTINEL (1849) berichtete, daß König Mohamet-Ali, der den Bau einer großen Flotte plante und deshalb große Mengen von Schiffstau benötigte, Hanfsamen einer besonderen Varietät für Faserbildung bester Qualität aus Europa bestellte. Als er sie aber in Ägypten kultivierte, wuchsen Pflanzen mit wenigen Fasern von schlechter Qualität, aber mit viel und stark berauschendem Harz. Dies wird auch durch Beobachtungen u. a. von CHOPRA und CHOPRA in Indien und von WOLFF in Latein-Amerika bestätigt. PAPANDREOU (1940) kultivierte in Griechenland 7 Jahre lang 25 Hanfvarietäten griechischer, italienischer, ungarischer, sowjetrussischer und japanischer Herkunft aus Fasern produzierenden Plantagen. In sämtlichen, nach der Reife untersuchten Pflanzen wurden mehr oder weniger große Mengen Haschischharz festgestellt. Auch die bekannte britische Hanfkommission von 1894 ermittelte bereits, daß die Fasern produzierenden Hanfpflanzen zugleich bedeutende Mengen von Haschisch bilden. In ihrem Bericht wird noch das mühevolle Anbauverfahren des Hanfes ausführlich beschrieben.

Legaler Anbau der Cannabis zur Faserproduktion findet nach wie vor in großem Ausmaße statt. Nach Vorkriegsinformationen kultivierte man zu diesem Zwecke allein in Europa und UdSSR Ländereien von 850 000 km². Nach offiziellen Angaben wurden in Griechenland 1963 zur Fasergewinnung 200 km² Boden mit Hanf kultiviert.

Illegale oder geduldete bzw. legale Kultivierung der Cannabis zur Haschischproduktion gibt es in allen Kontinenten. So wurden seit dem vorigen Jahrhundert in Griechenland, insbesondere in Arkadien, bis zum Jahre 1921 Bodenflächen von 2000 km² „legal" zur Haschischgewinnung zu Exportzwecken bebaut. Nach WARNOCK, MEUNIER, MAYERHOF u. a. kam der größte Teil des nach Ägypten importierten Haschisch aus Griechenland. Für die Verhältnisse in Marokko berichtete SIGG, daß das französische Tabakmonopol „Régie" 1906 auch das Monopol für Haschisch erhielt und über dessen Produktion und Handel verfügte. Eine Vorschrift von 1932 bestimmte, daß der Anbau der Cannabis zur Kif-Gewinnung in der ganzen französischen Zone verboten sei und nur die „Régie" für den eigenen Bedarf Hanf kultivieren durfte durch von ihr bestimmte Landwirte. In Indien sind anscheinend die Anpflanzungen zur Gewinnung von Bhang geduldet. Nach einem Report des Ausschusses für Narkotica aus dem Jahre 1960 erreichte die Produktion von Haschisch 486 Tonnen allein in 6 indischen Staaten. Ähnlich verhält es sich in den meisten Staaten Vorderasiens.

Geheimer, illegaler Hanfanbau geschieht auch sonst in wechselndem Ausmaße in vielen Gegenden, so vor allem im Nahen Osten, in Nordwestafrika und in Mittel- und Südamerika. WOLFF berichtete, daß in Mexiko der illegale Anbau der Hanfpflanze in großer Ausdehnung vorgenommen werde und daß die gewonnene Marihuana von besserer Qualität sei als diejenige von Panama, Jamaika und anderen Gegenden.

Solche Plantagen werden überall in ähnlicher Weise in abgelegenen und schwer zugänglichen Landstrichen angelegt oder hinter hohen Maispflanzungen versteckt. Gelegentlich werden sogar mitten in großen Städten — in Athen ebenso wie in Paris, London oder New York — in unbebauten Grundstücken, auf Terrassen und selbst auf Balkonen Hanfpflanzen gezüchtet und von der Polizei entdeckt. In Deutschland wurden im Berliner Tiergarten, anderswo sogar auf einem Friedhof, Cannabispflanzen zur Haschischgewinnung ausfindig gemacht. Solche Vorfälle beschrieb REKO in Mexiko, und gleichlautende Nachrichten las man bis in die neueste Zeit nicht selten in der griechischen Tagespresse. So wurde vor wenigen Jahren im Bereich der Landesanstalt für Geisteskranke in der Nähe von Athen eine kleine Hanfpflanzung und in Kreta eine bedeutend größere Kultivierung entdeckt — bekannte Namen wurden als Mitbeteiligte erwähnt. Vor dem 2. Weltkriege hat es im Süden Jugoslawiens große Cannabisplantagen zur Haschischproduktion gegeben.

Eine andere Art illegaler Haschischgewinnung geschieht aus wildwachsenden Hanfpflanzen. Nach WOLFF soll dies in ausgedehnten Gebieten Brasiliens vorkommen, und zwar in den Provinzen Para, Maranhao, Piani, Rio Grande do Norte, Pernambuco, Alagoes, Bahia, wo man auch einen bedeutenden illegalen Anbau findet. REKO beklagt, daß niemand das Interesse aufbringt, die zahlreich in der Sonora und anderen Gegenden von Mexiko wildwachsenden Cannabispflanzen rechtzeitig zu zerstören. Auch in Griechenland war vor einigen Jahren viel von solchen Pflanzen die Rede; nach dem Report des Wohlfahrtsministeriums von 1964 sollen im vorangegangenen Jahre von den zuständigen Behörden 1 451 597 „eigenwüchsige" Cannabispflanzen rechtzeitig entwurzelt worden sein.

Aus solchen recht vagen und wenig zuverlässigen Quellen beziehen wir unsere Kenntnis über die derzeitig in der ganzen Welt produzierten Haschischmengen.

c) Gewinnungsarten und Präparate

Die angewandten Methoden zur Haschischgewinnung variieren traditionell je nach dem Ort oder der Art des zu produzierenden Präparates bzw. seiner Qualität. Manchmal sind die Produzenten genötigt, wenn sie Gefahr laufen, daß ihre Pflanzungen entdeckt und zerstört werden, unausgereifte Pflanzen zu ernten, was auf Kosten der Quantität und Qualität des Erzeugnisses geht. KERIM berichtet über die Haschischproduktion in Kleinasien folgendes: „Wenn die Zeit der Ernte kommt, geht ein Freund des Interessenten zur Behörde und macht Mitteilung von der geheimen Existenz des Produktes. Die Behörde befiehlt das Abschneiden der Pflanze, was kostenlos geschieht. Der Besitzer nimmt das Produkt auf diese Weise, sammelt den Puder von Haschisch und beginnt mit dem Schmuggel."

Die männlichen Pflanzen werden in Indien frühzeitig entwurzelt, damit sich die weiblichen Pflanzen besser entfalten können. In anderen Gegenden wie in Lybien werden die früher reifenden männlichen Pflanzen abgeschnitten und zur Befruchtung über die noch unreifen weiblichen geschüttelt.

Wenn die weiblichen Pflanzen reif sind — was u. a. an ihrer bräunlichen Verfärbung erkennbar wird — beginnt die Ernte. Es gibt dazu zwei Verfahren. Bei dem einen werden die oberen Blätter, Vorblätter und Blütenstengel abgeschnitten und gesammelt. Dieses Rohmaterial, in Griechenland

„Funta" (Quaste) genannt, wurde früher nach komplizierten Methoden weiter zu Haschisch verarbeitet [3]. Beim zweiten Verfahren wird das Cannabisharz direkt gesammelt. Zur Herstellung von Haschischkuchen werden die getrockneten und zu feinem Pulver geriebenen Hanfblätter mit Reismehl oder pulverisiertem Radix Salepi und verschiedenen Gewürzen und Zucker vermengt und daraus mit Milch oder Wasser ein dickflüssiger Brei oder eine Art Backteig zubereitet. ADAM OLEARIUS (1647) gibt für Persien folgende Beschreibung: „Die Blätter (der Cannabis) werden gesamlet / ehe sich noch der Saamen am Stengel sehen lässet / mit Honig vermischet / und Kugeln als Tauben Eyer gross daraus gemacht / von selben essen sie ein / zwei oder drey Stück / und gehen darauf ihre Gänge. Sie rösten auch die Hanffkörner / besprengen sie mit Saltz / und essen an statt des Confects."

Das zur Zeit von PROSPER ALPINUS (1591) bereits bekannte Präparat „Dawamesk" ist eine im ganzen Orient beliebte Haschischlatwerge in Form einer grünlichen Paste, die außer dem Hanfblätterpulver noch Moschus, Pistazien, Zucker sowie Ingwer, Kardamom, Kanthariden und andere, angeblich die sexuelle Potenz steigernde Bestandteile enthält, besonders lang seine Wirkung bewahren soll und in Konfektform auf den Markt gelangt. Bekannt sind auch im Nahen Osten die eßbaren Präparate „Esrar" und „Manzun". „Esrar" ist eine starkwirkende Haschischzubereitung in Pillenform, deren Ingredienzien von den Herstellern geheimgehalten werden. Ein gemischtes, eßbares Präparat von besonders starker Wirkung ist das „Manzun" (oder „Ma'dschun", „Majoum", „Majoun", „Mandjoun"), welches außer Haschisch noch Opium, Bilsenkraut, Daturasamen, Nux vomica, Akonit und Arsenik enthalten soll.

Nach MAYERHOF ist in Persien ein Hanfblätterextrakt mit Butter als „Rûghäni-Bäng" bekannt, welches zwar als Präparat besserer Qualität gilt, aber seine Wirkung im Laufe der Zeit verliert. Ähnlich beschreibt BOUQUET ein persisches Haschischgericht, welches aus einem Teil pulverisierten Haschisch und zwei Teilen Butter besteht und so lange geröstet wird, bis es eine bräunliche Farbe annimmt. In Latein-Amerika rührt man in einem Glas Milch oder Kaktuswein zu einem dickflüssigen Brei aus pulverisierten Hanfblättern und -stengeln, gemischt mit Zucker und Gewürzen. Diese Art,

---

[3] Von den im März gesäten Pflanzen wurden im August die harzhaltigen weiblichen Partien abgeschnitten, 3—4 Tage in der Sonne getrocknet, bis Dezember abgelagert, dann zuerst durch ein Drahtsieb, danach durch Baumwolltüll, schließlich durch Seidentüll geschleudert; das so gewonnene Pulver wurde nach Qualität sortiert, in kleine Mullsäcke getan, gewärmt und zu platten Päckchen gepreßt, die in den Handel gelangten. So wurden bis 1915 jährlich in Griechenland etwa 5 Millionen Kilo Hanfblätter produziert; der im Laufe des ersten Weltkrieges reduzierte Hanfbau wurde 1919—1921 um so intensiver betrieben (DONTAS u. ZIS, MAKRIS). Ein ähnliches Verfahren in Persien wird von GAYER beschrieben, nur daß das Austrocknen im Schatten geschieht.

Marihuana einzunehmen, bevorzugen fast ausschließlich Frauen, da dieser Brei sich leicht in der Küche herrichten läßt und keinen schweren Rausch hervorruft.

„Bangh", die aus den Blättern der weiblichen (mancherorts auch der männlichen) Cannabis gewonnene, schwächer wirkende Droge, und „Ganja", aus erlesenen Teilen der Pflanze in geringeren Mengen gewonnen, aber stärker wirkend, sind die bekanntesten Präparate Indiens. Sie dienen als Grundsubstanz für die Zubereitung verschiedenartiger Haschischpräparate, die z. T. als Arzneimittel von den einheimischen Ärzten verschrieben werden, werden meistens in Form von Getränken und Süßspeisen genossen aber auch direkt geraucht. In den verschiedenen Provinzen Indiens heißen diese Süßigkeiten und Kuchen je nach der Gegend „Kalwa", „Gulkhand", „Schrikhand", „Purnathi" oder „Yakuti". Einen wäßrigen Auszug aus Bangh nennt man „Bueng" oder „Poust", in der Türkei „Hafju"; verdünnte alkoholische Lösung heißt „Lutki" oder mit einer geringen Beimischung von Opium oder Datura „Mudra". In Ägypten gab es ein likörartiges Getränk mit dem Namen „Chastri" oder „Chastraki", welches aus Haschisch, Alkohol, Zucker und aromatischen Substanzen zusammengesetzt war. Auch in Mexiko wird ein alkoholischer Extrakt von Marihuana hergestellt, welcher vor der Einnahme ein wenig erwärmt wird, damit die unangenehmen Beigerüche verfliegen (REKO).

Für die Produktion der besten Haschischqualitäten, die hauptsächlich zum Rauchen bestimmt sind, trachtet man danach, nach dem zweiten Verfahren bei der Ernte das Harz direkt aus der Cannabispflanze zu gewinnen. In Indien geht man zu diesem Zweck mit einer Lederschürze durch die reifen Hanfpflanzen, damit das Harz am Leder klebenbleibt; hat sich eine genügende Menge angesammelt, wird das Harz mit einem Messer abgeschabt. Die so erzielten Produktionsquanten dieser Haschischsorte sind relativ gering und kommen unter den Namen „Charas" oder „Churrus" auf den Markt. Auf ähnliche Art sammelt man in Südamerika die Marihuana; statt einer Schürze trägt man hier Lederhosen. Bei dieser Gelegenheit sei vermerkt, daß von verschiedenen Seiten die irreführende Meinung vertreten wird, Marihuana sei nicht mit Haschisch identisch bzw. sei eine viel schwächer wirkende, harmlosere Droge. Erstens sind die in Amerika produzierten Marihuanapräparate von verschiedener „Qualität", wobei Qualität die Wirkungsintensität bedeutet, wie WOLFF u. a. berichtet, zweitens wird das Haschisch, sobald es in die USA hineingeschmuggelt ist, in Marihuana umgetauft, und drittens werden in Europa die Bezeichnungen Marihuana, Hasch, Gras usw. wahllos auf die verschiedenen Haschischpräparate angewandt. Es gibt nicht, wie etwa Bhang in Indien, ein bestimmtes, leichtwirkendes Haschischpräparat, welches den speziellen Namen Marihuana trägt.

d) Chemische und pharmakologische Daten

Die Cannabis wurde seit alter Zeit auch zu therapeutischen Zwecken verwendet. In einer chinesischen Pharmakologie des 1. Jh. v. Chr. wird sie gegen Verstopfung, Malaria und Rheumatismus empfohlen (HAENEL). In China soll im 3. Jh. v. Chr. der Arzt Hua-to „Ma-jo" (Hanf) als Anaesthetikum bei schweren Operationen mit Erfolg benutzt haben. Es dürfte sich nicht allein um Haschisch gehandelt haben (BROTTEAUX, BERINGER). Doch wird dem Haschisch im Orient seit jeher eine schmerzlindernde Eigenschaft zugeschrieben, z. B. als Streupulver auf Wunden. Auch gilt bis heute der Hanf in Indien und an anderen Orten als Mittel gegen Erkältungsfieber, allerlei Infektionen, gegen Diarrhöe, Dysmenorrhöe und Menorrhagien, zur Appetitanregung, zur Beruhigung der Harnblase, zur Steigerung der Gallenabsonderung, zur Regulierung der Verdauung und für vieles andere noch, fast wie eine Panazee.

Altgriechische Ärzte schrieben dem Hanf verschiedene und manchmal entgegengesetzte Wirkungen zu. In der Arzneimittellehre des PEDANIOS DIOSKURIDES (1 Jh. n. Chr.) gilt die Cannabis als Antiaphrodisiakum, bei GALEN (2 Jh. n. Chr.) als Beruhigungsmittel und Aphrodisiakum, das aber auch zu Magenbeschwerden, Kopfschmerzen und bei längerem Gebrauch zu Impotenz führt und als Heilmittel nur bei Schwerhörigkeit empfohlen wird. Vielleicht hängt dies mit der im Haschischrausch vorkommenden Hyperacusis zusammen. Die byzantinischen Ärzte, die sich meist an die griechisch-römischen Quellen hielten, aber auch persische und indische Erfahrungen verwerteten, benutzten die Cannabis ebenfalls als Arzneimittel. So beschreibt der griechische Arzt Symeon Sethes (2. Hälfte des 11. Jh. n. Chr.) die Eigenschaften von zahlreichen Nahrungsmitteln und Medikamenten, darunter auch der Cannabissamen (zit. n. EMMANOUIL).

Im Mittelalter wird das Haschisch in den Schriften arabischer Botaniker und Ärzte als Mittel gegen Diarrhöe, Gonorrhöe und Hämorrhoiden erwähnt. Man findet es auch in zwei deutschen Rezepten des 8. Jh. als „Hanofsamo", in einer Zürcher Heilkunde des 11. Jh. als „Hanfsâmin" und im „Hortus sanitatis" von Hildegard von Bingen (1098—1179). In seinem Buch „Pantagruel" schreibt François Rabelais (1495—1553), daß der Hanfextrakt den Magen angreife, das Blut verschlechtere und infolge seiner Hitze das Gehirn schädige und den Kopf mit lästigen und schmerzhaften Dämpfen fülle (zit. n. REININGER).

In neuer Zeit sind experimentelle Untersuchungen zur Feststellung der Haschischwirkung ausgeführt worden. So haben DONTAS u. ZIS (1928) Versuche mit griechischem und serbischem Haschisch bei Personen gemacht, die an Haschisch gewöhnt waren und solchen, die es nicht waren. Bei beiden Kategorien, aber in verschiedenem Ausmaß stellten sie eine Reihe von körperlichen Symptomen fest, wie Austrocknen der Mund- und Rachenschleimhaut, Eindicken des Speichels, starken Husten, Erröten des Gesichts mit Wärmegefühl, oft bitteren Geschmack im Mund. Die Atembewegungen wurden unregelmäßig, der Puls nahm pro Minute um 10—15 Schläge zu. Der Blutdruck zeigte in den meisten Fällen eine konstante Herabsetzung. Gewöhnlich folgte Schwindelgefühl und Nausea mit Erbrechen, außerdem ein allgemeines Schwächegefühl an den Extremitäten, Muskelzuckungen und starke Steigerung der Reflexe. Erst dann traten psychische Veränderungen auf, hauptsächlich während des Rausches und kurz danach.

Eingehender sind die Untersuchungen, die MARX während der Experimente in der Heidelberger psychiatrischen Klinik an nicht an Haschisch gewöhnten Versuchspersonen, allerdings nach oral eingenommenem Cannabinol, durchgeführt hat. Er fand zunächst einen Anstieg der Körpertemperatur bis 37,8°, Steigerung der Pulsfrequenz bis zu 160 Schlägen; es folgten Trockenheit im Mund und Rachen, der charakteristische Augenglanz der Fiebernden, die für Haschisch bekannte starke Injektion der Conjunctivalgefäße, gelegentlich mit Tränenfluß, und eine fleckförmige vasomotorische Rötung des Gesichts. Im Blut wurde eine Leukocytose bis zu 15 000 Zellen pro mm³, in einzelnen Fällen mit besonderer Beteiligung der Eosinophilen, ferner eine Erhöhung der Blutharnsäure und häufig eine gesteigerte Harnsäureausscheidung im Harn nach Beendigung des Versuches festgestellt. Eindrucksvoll sind seine Befunde über die Wirkungen des Cannabinols auf den Wasser- und Mineralhaushalt des Organismus, die niedrigen Werte des Milchsäurespiegels bei der Arbeit und das Verhalten des Kohlenhydrathaushaltes im Sinne eines hypoglykämischen Syndroms, dessen Zustandekommen nach WOLFF noch ungeklärt ist.

Ein wesentlicher Nachteil der früheren Untersuchungen lag darin, daß ihre Ergebnisse nicht miteinander verglichen werden konnten. Die verwendeten Haschischpräparate unterschieden sich in ihrer Zusammensetzung und infolgedessen auch in der Art und Intensität ihrer Wirkung. Nur die Kenntnis der chemischen Struktur des Cannabisharzes ermöglicht eine exakte pharmakologische und physiologische Forschung.

Eine ausführliche Darstellung der wissenschaftlichen Bemühungen, die wirksamen Bestandteile der Cannabis zu isolieren und zu analysieren, von der Mitte des 19. Jh. bis zu Beginn des 20. Jh., gibt BROTTEAUX. Das bedeutsamste Ergebnis der chemischen Forschung dieser Periode ist die Entdeckung des „Cannabinols" (WOOD u. Mitarb., FRÄNKEL). Dieses ist ein Teil der wirksamen Bestandteile der Cannabis und wurde bei Experimenten benutzt, konnte jedoch nicht präzis dosiert werden. In den letzten 40 Jahren sind die Arbeiten in dieser Richtung intensiviert worden. Als die wichtigsten Bestandteile im Cannabisharz wurden außer Cannabinol noch Cannabidiol und Tetrahydrocannabinol erkannt und ihre chemische Struktur festgestellt (CAHN, BERGEL u. TODD, ADAMS, HARFENIST u. LOEWE). Dann wurden neue Substanzen isoliert, die Cannabidiosäure (SCHULTZ u. HAFFNER,

KREJČÍ, HORAK u. SANTAVÝ) und Cannabigerol (GAONI u. MECHOULAM).
KORTE und SIEPER konnten nach chromatographischer Trennung Cannabidiol, Tetrahydrocannabinol (THC) und Cannabinol direkt im rohen Cannabisextrakt spektrophotometrisch bestimmen und zeigen, daß Cannabidiol
in THC und Cannabinol verwandelt werden kann. Zahlreiche Isomere und
Homologe sind bereits festgestellt, die verschiedene chemische Eigenschaften
besitzen. HIVELY u. Mitarb. haben nachgewiesen, daß $\Delta^{6,3,4}$-transTHC im
Cannabisharz enthalten ist und daß Δ^1-THC bei Hitze in die Δ^6-THC-Form
umgewandelt wird. Zuletzt gelang MECHOULAM und GAONI die Totalsyn-
these von THC und die Feststellung des Cannabichromen im Cannabisharz,
welches sich wahrscheinlich in der Pflanze und nach Erwärmen in THC verwandelt. So werden heute als die besonders aktiven Elemente des Haschisch
das Δ^1-THC, Δ^6-THC, Δ^9-THC und Cannabichromen angesehen.

Wenngleich die Ergebnisse der chemischen Forschung einen großen Fort-
schritt unserer Kenntnisse von der Cannabiszusammensetzung bedeuten, so
lassen sich doch noch einige Fragen stellen: Sind diese Errungenschaften als
endgültig zu betrachten? Worin liegt die eigentliche Aktivität der isolierten
und synthetisch hergestellten Substanzen, und schließlich ist ihre Wirksamkeit mit jener des Naturharzes identisch oder mindestens weitgehend ähnlich? Diese Erfolge und die Aktualität der Fragen wegen der Zunahme des
Haschischkonsums mobilisierten in vielen wissenschaftlichen Zentren Europas und Amerikas erneut die Erforschung der pharmakologischen Cannabis-
effekte. Durch die Verwendung der synthetischen Substanzen und die Präzi-
sierung der Dosen werden die Untersuchungen wesentlich erleichtert und
man hofft, genauere Resultate zu erzielen. Obwohl sich die Arbeiten noch in
vollem Gange befinden, sind bereits zahlreiche Ergebnisse mitgeteilt worden.
Zu der fundamentalen Frage, ob die Wirksamkeit der isolierten Bestandteile
der totalen Wirkungsbreite der natürlichen Cannabisprodukte entspricht,
meinen ISBELL u. Mitarb., daß die Aktivität der Cannabisextrakte nicht
gänzlich auf ihren THC-Gehalt zurückzuführen ist und vermuten, daß hier
noch andere Bestandteile auf das ZNS wirken, die bis jetzt noch nicht isoliert
wurden. MIRAS fand, daß die Blutzuckerwerte sowohl bei Menschen als auch
bei Tieren nach Gaben von Cannabisextrakt geringe Schwankungen nach
oben und nach unten zeigten und dies ausgeprägter, wenn es sich um eine
erste Intoxikation handelte. HOLLISTER und SJOBERG fanden bei THC-
Experimenten keine Änderung der Blutzuckerwerte. Die Feststellung von
GAYER und LOEWE, daß Cannabisharz eine anaesthesierende und das ZNS
lähmende Wirkung bei Mäusen und Kaninchen entfaltet, wurden von BEI-
CHER und MECHOULAM auch mit Δ^1-THC und Δ^6-THC gemacht. BODY u.
Mitarb. fanden, daß THC das Verhalten der Tiere verlangsamt. Es wurde
auch beobachtet, daß THC die Schlafwirkung der Barbiturate und die Am-
phetaminexitation protrahiert (DAGIRMANJIAN u. BOYD, MIRAS, GARATTINI).
Der Einfluß auf die Körpertemperatur ist nicht eindeutig. GARATTINI fand

nur geringe Herabsetzung, nicht mehr als 2° C, unabhängig von der Dosis. MIRAS konstatierte bei Ratten, daß die Körpertemperatur, besonders in den ersten 3 Stdn, um so mehr sinkt, je höher die Dosen sind und mehr als 12 Stdn niedriger als normal bleibt; mit synthetischen THC in Dosen von 1,5 mg/kg fiel die Körpertemperatur kontinuierlich bis unter 30° C, und die Tiere starben nach 24 Stdn. Entsprechend den Erfahrungen des Haschischgebrauchs zu Genußzwecken fanden verschiedene Autoren auch bei Experimenten mit Cannabisextrakt und THC, daß die Wirkung der Droge beim Rauchen, vor allem beim tiefen und schnellen Inhalieren, rascher eintritt und stärker ist als bei oraler Zufuhr. KING und FORNEY fanden bei Ratten, daß Cannabinol oder THC oral oder intraperitoneal eingeführt meistenteils vom Darm aus resorbiert und mit der Galle ausgeschieden werden, wobei im Falle des THC 1/4 des Ausgeschiedenen wieder vom Darm resorbiert wurde. Nach intraperitonealer Einführung von radioaktivem THC bei Ratten fand MIRAS 1 1/2 Stdn nach Applikation die relativ größte Anhäufung in der Leber (4,86%), dann in den Hoden (0,58%), in den Nieren (0,20%), im Gehirn (0,18%), noch weniger in den anderen Organen und im Blut und gar nicht in den Muskeln. HOLLISTER u. Mitarb. vergleichen die Wirkungen von Δ^1-THC und Δ^6-THC in physiologischen, biochemischen und psychometrischen Testen; sie fanden, daß beide Substanzen qualitativ ähnlich wirken, die erstere aber 3mal stärker. Im Gegensatz zu LOEWE, der von Katalepsie, Erregung und Aggressivität berichtete, beobachteten SCHULTZ u. Mitarb. sowie GARATTINI eine beruhigende und die Aggressivität herabsetzende Wirkung bei Mäusen. TINKELBERG u. Mitarb., die mit oralen Dosen von THC bei an Marihuana gewöhnten Studenten experimentierten, betrachteten die durch die THC-Wirkung entstehenden Schwierigkeiten in der Auffassung und Reproduktion von Eindrücken als einen beachtlichen Teil der durch Marihuana erzeugten psychologischen Desorganisation. Die für die Cannabis charakteristische Beeinflussung der Pulsfrequenz und die Auslösung psychischer Effekte wurden entsprechend der Dosismenge bei Anwendung von Δ^1-THC beobachtet, doch soll dieses gelegentlich psychotische Episoden schon bei niedrigen Dosen hervorrufen (ISBELL u. a.).

Versuche, Cannabis therapeutisch zu verwenden, führten bisher zu keinen nennenswerten Erfolgen. Die von KABELIK u. Mitarb. berichtete antibiotische Wirkung der Cannabidiolsäure gegen grampositive Bakterien, insbesondere gegen Staphylococcus aureus in vitro, ist nur von theoretischer Bedeutung. Elektroencephalographische Untersuchungen an Gewohnheitsrauchern von Haschisch haben zwar Anomalien aufgezeigt, die bisherigen Resultate sind aber noch nicht endgültig und verwertbar.

Von den experimentellen Untersuchungen kann man die Lösung einer Reihe ungelöster Probleme und die Aufklärung und Begründung einiger bereits festgestellter Phänomene erwarten, die man für Folgen des chronischen Haschischgebrauchs hält. Aber das Geheimnis des Haschisch liegt nicht oder nur in geringem Maße in der Chemie des Cannabisharzes verborgen. Auch kann man vom Labor nicht die Antwort auf die Frage erhalten, wie es zu der heutigen Expansion des Haschischgenusses kam. Selbst, wenn sich unsere pharmakologischen und physiologischen Kenntnisse vervollkommnen, werden wir so wenig in der Lage sein, den chronischen Haschischgenuß und die Haschischsucht zu erklären, wie dies auch bei dem Alkoholgenuß und Alkoholismus der Fall ist.

2. Geschichte und Verbreitung des Haschischgenusses. Moderne Expansion

a) Haschisch als „Volksgift"

Haschisch und Alkohol sind heute die Rauschmittel, die auf der ganzen Welt um die Majorität rivalisieren, nachdem der Gebrauch des Opiums in China in den letzten zwanzig Jahren beträchtlich zurückgegangen sein soll, wenn man den vorhandenen spärlichen Nachrichten darüber (MIGOT) Glauben schenken kann.

Diese drei Genußmittel, zu welchen noch Peyote, Betel u. a. gezählt werden können, verfügen über gewisse Eigenschaften, die sie von den übrigen zahlreichen Wirkstoffen unterscheiden. Ihre Charakteristika liegen nicht nur in der Art ihrer Wirkung beim Menschen, sondern vor allem in ihrem Schicksal bei den Völkern, bei denen sie seit je verbreitet sind. Ihre Namen und ihre Geschichte sind eng mit Kultur und Religion, ja selbst mit der seelischen Art und Verfassung der Völker verbunden. Sie sind in deren Sitten und Gebräuche, in Märchen und Sagen vielfach verwoben. Städte und Provinzen identifizieren sich mit ihnen [1]. Dabei sind sie nicht allein passiv beteiligt, sondern sie vermögen Reaktionen auszulösen und neue Gewohnheiten und Sitten bei den Völkern hervorzurufen. Trotzdem ist die Einstellung der Menschen ihnen gegenüber zwiespältig und widerspruchsvoll. Sie werden mächtig unterstützt und leidenschaftlich bekämpft, erlaubt und verboten, ihr Gebrauch philosophisch begründet und gesellschaftlich verachtet, verheimlicht und verehrt, verdammt und besungen, oder in das religiös-kultische Zeremoniell einbezogen [2].

Stellt nicht der Wein in der christlichen Kommunion die höchste symbolische Gestalt dar, durch die der Mensch von allen Sünden erlöst wird? Heute ist das freilich ein mehr totes Symbol, doch nicht überall, und vor allem war es nicht zu allen Zeiten so. Eigenartig ist, daß die Abspaltung der christlichen Lehre von der israelitischen Religion und ihre Wendung zu den damals zahlreichen griechisch-römischen Mysterienreligionen, bei denen der Wein seit jeher eine symbolische Bedeutung hatte, mit der Heiligsprechung des Weines zusammenfällt. Der Alkohol ist heute noch das bevorzugte Genußmittel der christlichen Welt und deren Ausbreitung und Vordringen verdankt er aus-

---

[1] Die kleinasiatische Stadt Afion-kara-hisar bedeutet die schwarze Burg des Opiums oder Haschisch und die altgriechische Stadt Sykion hieß vorher Mekone, Mohnstadt. Provinzen in Indien werden nach dem Haschisch genannt oder geben ihm ihren Namen.

[2] Zur künstlichen Erzeugung von Ichlähmung für religiöse Zwecke durch verschiedene Mittel s. GRUHLE: Psychologie des Abnormen.

schließlich seine Verbreitung in anderen Gebieten. Welche Rolle er bei der Entwicklung der europäischen Kultur im positiven oder negativen Sinne gespielt hat, kann hier als bekannt vorausgesetzt werden.

Wie tief diese inneren Beziehungen verankert sind, zeigt sich am Beispiel des Peyote. Dieses erlangte eine dem Alkohol sehr verwandte kultische Bedeutung beim indianischen Stamm Arapahos und wurde schon bei ihren heidnischen Religionsfesten — nach der Art einer Kommunion — als kultische Handlung genossen. „Mit der Aufnahme christlicher Elemente in den Peyotekult wurde den kultischen Handlungen auch ein dementsprechender Sinn unterlegt" (BERINGER) und Peyote trat an die Stelle des Weins in der christlichen Kommunion.

Bei diesen gewiß recht groben Umrissen tritt die Wichtigkeit dieser Mittel als „Volksgifte" in der erweiterten Bedeutung des Begriffes deutlich hervor. Es muß aber schon hier besonders hervorgehoben werden, daß die Fähigkeit dieser Genußmittel, in gleicher Weise bei einer großen Anzahl von Menschen zu wirken und neue Bräuche und Verhaltensmaßregeln zu erzeugen, hauptsächlich darauf beruht, daß sie in gemeinsamen Gelagen genossen werden. Dies ist natürlich möglich, wenn ihre Wirkung den Kontakt zwischen den Menschen nicht nur nicht beseitigt oder verhindert, sondern erleichtert und fördert.

Die Entdeckung, daß bestimmte Substanzen pflanzlicher Herkunft eine eigentümliche Beeinflussung der psychischen Verfassung eines Menschen hervorrufen, verliert sich im grauen Altertum der Menschheit. Zufällige Einzelerfahrungen und wiederholte Beobachtungen vermochten vielleicht bestehende Abneigungsinstinkte gegen den Genuß derselben zu beseitigen. Um seinen Hunger und Durst zu stillen, hat wohl der vorzeitliche Jäger (von HARTWICH) nach den Blättern einer Pflanze gegriffen und zu kauen begonnen und diese Pflanze war zufällig einmal Coca. Höhlenbewohner bemerkten vielleicht, daß bei ihnen eine eigenartige Veränderung eintrat, sooft sie bestimmte „dürre Kräuter" ins Feuer warfen. Sicher hat aber die nötige und oft sehr komplizierte Bearbeitung zur Herstellung der im natürlichen Zustand der Pflanze nicht vorhandenen Wirkstoffe, so z. B. des Weins, eines langwierigen Prozesses und einer Reihe von ebenso zufälligen Teilentdeckungen bedurft, bis es zu einem brauchbaren und zuverlässigen Verfahren kam [3].

---

[3] GUTMANN gibt in seinem Aufsatz über den Ursprung der Rauschgetränke, worin er sehr interessante Sitten der Dschagganeger am Kilimandscharo bei der Herstellung eines Eheschließungsgetränkes aus gekochten reifen Bananen und gemalztem Eleusinekorn beschreibt, einen Hinweis auf die ersten menschlichen Erfahrungen mit der Alkoholgärung: „Die Bundesschließung (zwischen Menschen und Rind) vollzog sich hier wohl von Anfang an in Form eines Trankes, dem die entscheidenden Bundeselemente beigemischt waren, wie Speichel, Milch und Blut. Dieser Trank wird ursprünglich vielleicht noch nicht vergoren gewesen sein, doch wird es auf diesem Wege der Vermischung von Bundeselementen unvermeidlich zu Gärungserscheinungen gekommen sein, die in ihren Wirkungen dann eine Demonstration der vollzogenen Bundesgemeinschaft sein konnten."

Man geht wohl nicht fehl, wenn man behauptet, daß ursprünglich die Kenntnis von der Existenz solcher Wirkstoffe und Herstellungsmethoden ihren Besitzern eine besondere Macht verlieh. Solche Menschen wurden in primitiven Gesellschaften mit Bewunderung und Angst umgeben; man schrieb ihnen übernatürliche Eigenschaften und Fähigkeiten zu, man sah in ihnen die Träger von dämonischen Kräften und die Auserwählten von göttlichen Wesen. Es versteht sich von selbst, daß die Kenner dieser Substanzen ihrerseits für die Verbreitung und Förderung solcher abergläubischen Meinungen sorgten, die sie übrigens mehr oder weniger teilten. So waren sie bestrebt, ihre Kenntnisse geheim zu halten und innerhalb ihrer Familie oder Sippe, von Generation zu Generation, ähnlich einer „geheimen Waffe", zu bewahren, um ihre Machtstellung gegenüber ihrer Umgebung zu festigen. So verstanden sie es, in ihrer Person die Befugnisse des Magiers und Arztes, des Häuptlings und Priesters einer Gottheit zu vereinigen — einer Gottheit, die sie oft genug selbst bestimmten und in deren Kult sie ihre geheimen Substanzen einführten, welche sie allmählich aus verschiedenen Wirkstoffen nach bestimmten Rezepten zusammenzusetzen gelernt hatten.

Die Inhaber des „Geheimnisses" befleißigten sich, ihren Mitmenschen glaubhaft zu machen, daß es ein göttliches Gebot sei, nicht nur die Herkunft dieser Substanzen zu verheimlichen, sondern auch die Vermittlung dieses Geheimnisses an andere absolut zu verhindern. Charakteristisch ist diesbezüglich die alttestamentarische Sage von der „verbotenen Frucht" (Genesis, B 16—17 und C 1—24), deren Genuß zur bitteren Lebenserkenntnis führe. Auf diese Weise wurde den Menschen der Glaube gegeben, gut sei der Gott, der mit Todesstrafe das Essen der Frucht verbiete — und böse der Dämon, der ihm die „Frucht der Erkenntnis" offenbare. Als aber die geheime Methode zum Gemeingut eines Volkes wurde, da verwandelte sich der böse Dämon zu einer guten Gottheit. So lehrte Dionysos oder Bacchus den Menschen die Kultur des Weinstockes und die Herstellung des Weines und die Gewinnung des Biers aus der Gerste (Diodorus von Sizilien, IV 2, 5). Eine Göttin offenbarte das schmerzlösende und leidlindernde Opium und eine andere in Peru die Wirkung der Cocablätter. Der Götterkönig Indra aber schenkte das Haschisch, „damit es allen Völkern wohl ergehen möge, und denen, die ihn ständig gebrauchen, zerstreut er alle Ängstlichkeit und bringt Freude".

b) Ältere Überlieferungen vom Haschischgebrauch

Aus vorgeschichtlicher Zeit gelangten Berichte zu uns über solche Substanzen, welche, von einem mystischen Nimbus umgeben, in religiösen Mythen und in heiligen Schriften enthalten sind; diese Schriften wurden später korrigiert und ergänzt. Zu diesen Substanzen gehören die sagenhaften Götterspeisen und -getränke „Haoma", „Soma", „Amrita", „Ambrosia", „Nektar" und „Nepenthes".

„Haoma" ist der in der Zend-Avesta, dem heiligen Buch der alten Perser erwähnte Opfertrank, Sakralpflanze und Gott in einem. Er stand in Beziehung zur Göttin der Gewässer und der Fruchtbarkeit „Anahita" — von welcher im griechischen Pantheon die Göttin „Anaitis" stammt. Aus der auf einem Berggipfel einst niedergelegten Pflanze wurde ein Saft herausgepreßt, welcher den Inhalt der Kulthandlung ausmachte und in den Sinn des Mysteriums der Weltverwandlung einführen sollte. Durch die Opferung identifizierte sich der sie ausführende Priester mit dem „Haoma"; durch die Tötung des Stieres „Hadayans", aus dessen Fett mit Haoma vermischt ein Trank hergestellt wurde, welcher allen Menschen Unsterblichkeit verhieß. REININGER schließt, daß aus den Mythen der Avesta „die betäubende Wirkung der Blätter und des Harzes der Hanfpflanze erstmals" bekannt wurde.

„Soma", etymologisch vom „Haoma" abgeleitet — auch „Amrita", der Trank der Unsterblichkeit genannt — ist das geheime Mittel der hinduistischen Priester gewesen. Es wurde wahrscheinlich von den Ariern bei ihrem Einbruch vom Iran in Indien etwa 1500 J. v. Chr. mitgebracht. Es spielt in vielen Mythen der alten Vedas, der heiligen Schriften der Hindus, eine zentrale Rolle beim Werdegang des indischen Pantheons. Der den Menschen wohlmeinende Indra hatte für „Soma" einen unstillbaren Durst und schöpfte aus ihm seine Riesenkräfte für seine gewaltigen Taten und seinen immerwährenden Kampf gegen die menschenfeindlichen Dämonen. Den anderen Göttern gab er davon zu trinken; die Dämonen vermochten jedoch nicht in den Besitz dieser Quelle der Kraft und Unsterblichkeit zu gelangen. Die Somapflanze hatte Indra der Sage nach selbst auf dem Himalaya entdeckt. Nach einem anderen Mythos gehörte sie früher den himmlischen Geistern (Gandharwas) und wurde von diesen einem Weibe von Indra, der Göttin Vach, gegeben. Als einmal bei einer Sinflut Amrita die lebensspendende Pflanze zusammen mit anderen Kostbarkeiten in dem Milchozean verloren ging, trug Wischnu, in seiner Inkarnation als Schildkröte, auf seinem Rücken den Berg Mandara, den Götter und Dämonen umquirlten, wodurch der Ozean das Verlorene wieder hergab. Soma wurde später selbst zur Gottheit erhoben, dem Indra gleichgestellt, auch Zschandra genannt, und war der Herr des Mondes, der Gewässer und der Fruchtbarkeit. Er wurde schließlich ein Gott, der seinen eigenen Leib hergab und sich opferte, um den Tod zu bezwingen und den Menschen die Unsterblichkeit zu schenken. Der Somasaft, Symbol alles Lebendigen, in zahlreichen Hymnen der Vedas als der „Allwissende", „Glücksbringer", Ursprung der Kraft und „Flut des allgegenwärtigen Indra" gepriesen, wurde bei den Opferungen von den Brahmanen jedesmal frisch aus einer geheimen Pflanze „Andhah" vom Berge „Arjika" mit großem Zeremoniell gepreßt; diesen Saft durfte „niemand" von den Profanen verzehren. Eine mystische Einverleibung bildete die eigentliche

Kulthandlung und führte zur inneren Verwandlung, Götterschau und Gott-identifizierung: „Wie stürmische Winde hat mich der Trank fortgerissen — Die Himmel oben machen nichtmal die Hälfte meines Ichs aus — Meine Größe hat den Himmel und die ganze Erde übertroffen — Ich habe wohl Soma getrunken." Der Somasaft wird heute von verschiedenen Autoren als das Produkt bald dieser, bald jener Pflanze angesehen (BRAU u. a.). Eine Reihe von ihnen bringt dies in Zusammenhang mit dem Hanf (ANDREWS u. VINKENOOG, HAENEL u. a.). In der Ayur-Veda von Sustra aus dem 5. Jh. n. Chr. wird die Cannabis unter den Medikamenten erwähnt und als ein Bestandteil des „Soma" genannt (EMM. EMMANUIL, REININGER).

Um ähnliches scheint es sich bei „Ambrosia" — etymologisch von „Amrita" abgeleitet — und „Nektar" bei den Griechen der Frühzeit gehandelt zu haben. Aber bereits bei Homer haben beide viel von ihrem metaphysischen Nimbus abgelegt und wurden fast nüchtern als vorzügliche Nahrungs- und Genußmittel der allzu menschlichen Olympgötter gepriesen, zu deren Genuß es allerdings bei den gewöhnlich Sterblichen nicht reichte. Doch ging es bei den Göttergelagen auf dem Olymp nicht viel anders zu, als bei zeitgenössischen Volksfesten und Familienfeierlichkeiten bei reichlichem Alkoholkonsum. Wer denkt denn heute bei einem Glas Whisky an das heilige Sakrament der Kommunion und seine mystische Herkunft? Selbst als Thetys die Leiche von Patroklos mit Ambrosia und Nektar pflegte, um sie vor der Verwesung zu bewahren, wurde dieser Vorgang frei von jedem zeremoniellen und metaphysischen Sinn geschildert [4].

„Nepenthes", aus der vielzitierten Telemachosszene der Odyssee, ist ebenfalls bei Homer nur ein „Pharmakon" (IV, 220): „Schnell warf sie nun eine Droge in den Wein, wovon sie tranken, das beruhigende und alles Übel vergessenmachende Nepenthes." [5]

Hier gibt es keinen Hinweis auf übernatürliche Beteiligung. Um die Inhaltsstoffe dieses Mittels besteht seit dem Altertum ein bis heute während er Streit. Schon THEOPHRAST war ratlos und hielt Nepenthes für eine dichterische Erfindung. Manche gingen später so weit, dem Nepenthes jede Realität als Droge abzusprechen und es als eine homerische Allegorie des Reizes und der Anmut der schönen Helena zu erklären, welche die Männertrauer beseitigte (PLUTARCH, ATHENAEOS, PHILOSTRATOS). Das ist merkwürdig, denn

---

[4] Homer, Ilias T 38: „Drauf dem Patroklos goß sie Ambrosiasaft in die Nase, und rotfunkelnden Nektar, den Leib unversehrt zu erhalten." Diese Übersetzung von J. H. Voss unterscheidet nicht zwischen Ambrosia als Speise und Nektar als Getränk — wie es übrigens auch bei späteren altgriechischen Schriftstellern oft der Fall war, die beide Wörter, wie es noch heute üblich ist, als Ausdruck bester Qualität und feinsten Geschmacks gebrauchten.

[5] Theophrast (Pflanzengeschichte IX 15, 1), der dieselbe Stelle der Odyssee zitiert, fügt noch als Erklärung hinzu: „und jenes Nepenthes, von dem man sagt, es sei auch beruhigend, so daß es Vergessenheit und Gefühllosigkeit gegen die Übel erzeugt".

HOMER sagt, daß Helena mehrere gut wirkende Drogenmischungen kannte, die ihr Polydamna aus Ägypten verschaffte, „wo die fruchtbare Erde die meisten Drogen hervorbringt, viele davon in guter und viele in schädlicher Mischung". Unzweideutig vermerkt auch DIODOROS SICILIANUS (I. 97, 30), Nepenthes sei eine Droge, die die Frauen im ägyptischen Theben in der alten Zeit als Heilmittel gegen Ärger und Trauer entdeckt hätten und diesen Wirkstoff noch zu seiner Zeit gebrauchten. Die Wortbildung (Nepenthes = trauerlos) bedeutet direkt die Wirkungsart, welche bis zur völligen Gefühlsabstumpfung führt, also zu keiner Beeinträchtigung der eigentlichen Gedächtnisfunktionen, wie manche irrtümlich interpretierten, sondern zur Beseitigung affektgeladener Erinnerungsinhalte. Die Vermischung der Droge mit dem Wein, der ja in gleicher Richtung wirken kann, hatte wohl eine Potenzierung des Effektes zur Folge. Nichts verrät, ob HOMER die Bestandteile des Mittels kannte und sie mit dieser Wortbildung verdeckte, oder ob er selbst keine Kenntnis von der Droge hatte und genötigt war, aus der Wirkung den Namen zu bilden. Bemerkenswert ist, daß der Besitz der geheimen Rezepte in die Hände der Frauen gelegt ist. KAEMPFER (1712) war so sehr davon überzeugt, daß Nepenthes ein Produkt der Hanfpflanze war, daß er für Haschisch die homerische Bezeichnung gebrauchte; seine Meinung teilten VIREY (1813), GUYON (1861), HAHN (1898) u. a. Dagegen vertrat LEWIN (1927) aufs entschiedenste die Ansicht, daß Nepenthes nichts anderes sein konnte als Opium, und diese Auffassung akzeptieren viele Autoren; KRITIKOS und PAPADAKI (1963), die nach sorgfältiger Erforschung der schriftlichen Quellen und der archäologischen Funde die Kenntnis der Mohnpflanze und des Opiums 1300 J. v. Chr. im Mittelmeerraum nachweisen konnten, ziehen dieselbe Schlußfolgerung. Aber die auch sonst angeführten Argumente, Haschisch sei in Altägypten unbekannt gewesen, weil nur der Mohn ausdrücklich erwähnt wurde, ist nicht stichhaltig, da zu dieser Zeit in den Nachbarländern der Hanf bereits bekannt war und dort nach HOMER vielerlei Drogenpflanzen wuchsen. Bezeichnend für diese Interpretationen ist, daß beide auf denselben poetischen Angaben fußen, die unzulänglich und dürftig für eine sichere Diagnose eines Wirkstoffes sind. Wahrscheinlicher erscheint, daß es sich um eine Drogenmischung gehandelt hat; schon DIOSKOURIDES vermutete eine solche aus Mohn und Bilsenkraut und neuerdings BROTTEAUX aus Haschisch, Bilsenkraut, Datura und Belladonna.

Die erste einwandfreie geschichtliche Schilderung vom Gebrauch der Cannabis zu Rauschzwecken, und zwar kollektiv bei einem Volke, stammt bekanntlich von HERODOT. Nachdem er die Cannabispflanze und die Bedeutung ihrer Fasern genau beschrieben hat, berichtet er von der Sitte der Skythen bei ihren Totenfeiern folgendes (IV, 75): „Von dieser Cannabis nun nehmen die Skythen die Samen, kriechen unter ihre Filzzelte, und dann werfen sie die Samen auf glühende Steine. Und wenn sie darauf fallen, so rauchen sie und verbreiten einen solchen Dampf, daß kein griechisches

Dampfbad ihm gleichkommt. Die Skythen aber heulen von Freude über den Dampf." [6] An anderer Stelle beschreibt HERODOT (I, 202) vom Hörensagen ein großes Hirten- und Fischervolk, die „Milchtrinker" Massageten, welche ein großes Gebiet östlich des Kaspischen Meeres und auf den Inseln des Araxes-Flusses bewohnten, mit den Skythen verwandt waren und mit ihnen gleiche Kleidung und Sitten hatten. „Es gibt noch bei ihnen andere, solcher Art Früchte tragende Bäume, welche (Früchte) sie, wenn sie in Scharen zusammenkommen und Feuer anzünden — indem sie im Kreis herumsitzen —, ins Feuer werfen; wenn sie nun die (ins Feuer) geworfene und verbrennende Frucht einatmen, werden sie vom Geruch trunken, wie die Griechen vom Wein, und je mehr sie von der Frucht hineinwerfen, um so trunkener werden sie, bis sie schließlich aufstehen und anfangen zu tanzen und zu singen. Also erzählt man von der Lebensart jener Leute." Obwohl hier nicht ausdrücklich die Rede von Cannabis ist, läßt sich doch eine auffallende Ähnlichkeit mit Szenen feststellen, die man bei berauschten Haschischrauchern beobachtet und die weiter unten beschrieben werden. Außerdem ist die Vermutung berechtigt, daß es sich um Haschisch gehandelt hat, wenn man hinzufügt, daß die Massageten nach HERODOT ein skythisches Volk waren und in naher Nachbarschaft mit den Skythen lebten [7].

Ein Zeugnis für das Vorkommen der Cannabis im unzivilisierten Europa ist der vom Archäologen BUSSE 1897 gemachte Fund einer Vase aus einem alten Grabe aus dem 5. Jh. v. Chr. in Wilmersdorf (Brandenburg), also zu einer Zeit, als die Skythen von Südrußland nach Westen und Nordwesten eindrangen. In dem sandigen Inhalt der Vase fand der Botanologe WITT-MACK Cannabissamen, woraus geschlossen wurde, daß man damals in diesen Gegenden die Rauschwirkung des Hanfes kannte. Auch der Prähistoriker OBERMEIER (1913) behauptet, daß die Hanfwirkung den ersten Germanen bekannt war.

Nach HERODOT vergehen einige Jahrhunderte, ehe man wieder etwas über den Haschischgenuß hört. THEOPHRAST erwähnt die Cannabis in seiner Pflanzengeschichte nicht. Erst im ersten Jahrhundert n. Chr. berichtet POMPONIUS MELA (Chorographia II, 2, 21) wieder von den Skythen, daß sie durch Einatmen von Rauch des verbrennenden Hanfes in eine Art heitere Trunkenheit verfielen. GALEN erwähnt, daß der Hanf in Indien und bei den Mongolen verwendet wurde, und daß sein Mißbrauch eine Gehirnschädigung hervorruft. „Als Nachspeise wurden kleine Haschischoblaten gereicht, welche das Verlangen nach einem Trunk dämpfen, welche aber, im Übermaß genossen, eine Betäubung hervorrufen" (I, 34). DIODOROS VON SIZILIEN berich-

---

[6] Analoge Ahnenfeste wurden noch von den Slawen, den Nachfahren der Skythen, allerdings mit alkoholischen Getränken, gefeiert, wobei die Ahnen zum Speisen und Trinken angerufen wurden (RHEA THÖNGES-STRINGARIS).

[7] REININGER ist nicht mit dieser Vermutung einverstanden und meint, daß es sich bei den massagetischen Früchten „wohl um Stechäpfel" gehandelt habe.

tet, daß die Inder seiner Zeit die Körner und die Blätter des Hanfes aßen, der „freundliche und angenehme Trugbilder und Phantome hervorruft", „um zum Liebesakt geschickt zu sein, wie auch um ihren Appetit anzuregen".

Aus der hellenistischen Zeit sei hier eine interessante Vorschrift erwähnt, die für den Mithrasmysten bestimmt war, der den Geist Gottes schauen wollte (REITZENSTEIN); sie lautet folgendermaßen: „Ziehe 3mal tief Atem aus den Feuerstrahlen ein, so weit du kannst, und du wirst sehen, daß du dich erleichtert fühlst und dich in die Höhe hebst, so daß du glauben wirst, in der Luft zu schweben." Es erscheint hiernach sicher zu sein, daß derjenige, der das schrieb, diese Beobachtungen an sich selbst gemacht hatte. Daß es sich hier um eine „erste Vorschrift" für eine Mysterienliturgie handelt, kann zu weiteren Gedanken über die inneren Beziehungen zwischen religiösen Vorstellungen und den Rauscherlebnissen Anlaß geben. Eigenartig ist aber, daß solche Erlebnisse zunächst meistens bei Haschischrauchern festgestellt wurden, so daß man aus der Beschreibung das Vorliegen einer solchen Wirkung annehmen kann. Denn auch die angegebene Methode, 3mal möglichst starke Atemzüge zu machen, erinnert an die Anleitung, die heute die erfahrenen Haschischgenießer in fast ähnlicher Art den Erstlingen bei der ersten Zigarette geben. Daß die Priester in den großen Mysterien von Eleusis sowie in den zahlreichen Orakeln Griechenlands geheime Mittel besaßen, um während der Kulthandlung ekstatische Rauschzustände zu provozieren, ist sehr wahrscheinlich. BRAU schließt aus der Wirkungsart, daß dabei vorwiegend Haschisch und Opium benutzt wurde, womit man die Priesterinnen zum wahrsagen vorbereitete [8]. Ähnliches beschreibt KAEMPFER von indischen religiösen Festlichkeiten seiner Zeit. Danach wurde während des Wishnu-Festes den jungen Priesterinnen Haschisch gegeben; im Zustand des darauffolgenden Rausches behaupteten sie, das Gesicht Gottes zu erblicken und wahrsagten.

In der spätiranischen Schrift aus dem 9. Jh. n. Chr. „Bundahišn" (Kap. IV) wird eine eigenartige Verwendung von Haschisch beschrieben: „Vor dem Hereinbrechen (des bösen Geistes) über das Rind gab (ihm) Ōhrmazd (der höchste Gott) Hanf zu fressen, das Arzneikraut, das einige banǰ nennen, und streichelte ihm vorher die Augen, damit ihm das Unrecht der Tötung und der Kummer des Leidens vermindert werde. Sogleich wurde es schwach und krank und die Milch lief (von ihm) weg, und es verendete" (n. WIDENGREN). Diese Art des Haschischgebrauchs zu Euthanasiezwecken bei religiösen Festen, bei denen Menschen geopfert wurden, scheint in Indien längere Zeit üblich gewesen zu sein. RECLUS (n. BROTTEAUX) berichtet, daß

---

[8] Von Pythia sagt DIODOROS VON SIZILIEN (VXI, 26, 4), daß sie auf einem Dreifuß über einen Erdspalt sitzend in göttliche Verzückung geriet und ihren Orakelspruch weissagte; der Spalt soll im Allerheiligsten des Apollotempels gewesen sein. Man meint in neuer Zeit, daß aus dem Spalt Kohlenmonoxyddämpfe aufstiegen. Ein solcher Spalt ist nirgends in Delphi gefunden worden und eine Kohlenmonoxydvergiftung war der Zustand der Pythia sicher nicht.

die künftigen Opfer, um sich dem Opfertode bereitwillig hinzugeben und so der Göttin angenehm zu sein, vorher mit größter Sorgfalt behandelt und mit Haschischgetränken vorbereitet wurden. An dem vom Opfer selbst gewählten Tag der Opferung bekam es eine noch stärkere Haschischdosis, um nicht den Mut zu verlieren und im ekstatischen Zustand zum Schafott zu marschieren. Dort wurde ihm der Hals so durchschnitten, daß die Erde das Blut trank; die umstehenden Gläubigen zerrissen den noch zuckenden Körper, um ein Stück seines Fleisches zu erhaschen, welches sie in ihrem Acker für eine gute Ernte, oder unter ihrem Herde für das Wohlergehen der Familie eingruben. Interessanterweise sollen, nach VOLBEHR, auch bei den Opferfesten der Azteken Tausende von Menschen — Kriegsgefangene und ausgewählte Jugendliche — hingerichtet worden sein, die vermutlich durch die Wirkung starker Drogen in einen Zustand der Gleichgültigkeit versetzt wurden, um freiwillig oder zumindest willenlos zur Opferstätte zu gehen.

Ähnlich wie bei den Witwenverbrennungen, die bereits DIODOROS VON SIZILIEN beschrieb (XIX, 33, 3—4), wurden die armen Geschöpfe, bevor man sie zum Scheiterhaufen führte, mit dem schnell und sicher wirkenden Bangh betäubt (SCHLAGINTWEIT n. BERINGER). In den Festen der Göttin Kali bis ins 19. Jh. hinein warfen sich die haschischberauschten, religiös-ekstatischen Gläubigen unter die Füße der heiligen Elefanten oder unter die Räder der die Göttergötzen tragenden Wagen, so daß die Zahl der Getöteten auf 20 000 im Jahre 1806 geschätzt wurde (n. HAENEL). Analoge Verwendung des Haschisch schilderte CHARDIN im 18. Jh. bei politischen Verbrechen in Indien; dort bediente man sich eines besonders stark wirkenden Haschischgetränkes bei Leuten, denen man erst das Leben nehmen wollte, wenn der Trank ihnen den Verstand genommen hatte. Dies geschah auch bei Kindern aus königlichem Blut, die sich zum Regieren unfähig erwiesen.

Zu der Zeit als der Islam auftrat und sich ausbreitete, war der Hanf neben dem Opiumgenuß im ganzen Orient wahrscheinlich bereits allgemein verbreitet. Deshalb ist die oft gegebene Exegese unzulänglich, welche die Ursache der Verbreitung des Haschischgenusses in diesen Gebieten im Alkoholverbot durch den Koran sieht; es mag aber stimmen, daß dieses Verbot zu einer Vergrößerung des Haschischkonsums geführt hat. Im 8. Jh. hatte der Haschischmißbrauch so große Ausmaße angenommen, daß jeder Gebrauch von Haschisch verboten wurde und denjenigen, die dieses Verbot verletzten, die Zähne ausgerissen wurden (MOREAU). Daß dieses Verbot keinen Erfolg hatte, wird daraus ersichtlich, daß arabische Schriftsteller vom 11. bis 13. Jh. über große Verbreitung des Haschischgenusses berichten. So erkannte der arabische Botaniker IBN BEÏTAR (n. SIGG) die durch den Gewohnheitsgebrauch von Haschisch entstehenden chronischen Zustände und gab die erste Beschreibung des Cannabismus. Er schrieb, daß „die einfachen Menschen des Volkes Gebrauch von Haschisch machen und infolgedessen ihr Geist gestört wird, bis sie in einen Zustand der Epilepsie gelangen".

Aus demselben Zeitabschnitt stammt auch die zuerst durch MARCO POLO bekanntgewordene und seither vielbesprochene Geschichte des „Alten vom Berge" und seiner Assassinen, bei denen das Haschisch die Rolle einer sakralen Droge gespielt haben soll. GELPKE bearbeitete zuletzt dieses Thema ausführlich, sich auf die ältere und neuere Literatur beziehend. Der vom genialen Führer der persischen Ismailiten Hasan Sabbâh in der zweiten Hälfte des 11. Jh. gegründete „Orden der Assassinen" vermochte „während mehr als 150 Jahren einer Welt von Feinden zu trotzen und mehr noch, diese Welt in Angst und Schrecken zu halten". Hauptquartier des Geheimbundes war die fast uneinnehmbare Bergfeste Alamut (Adlernest) südlich des Kaspischen Meeres. Diese und eine Reihe anderer Ordensburgen bildeten das Rückgrat der ganzen Bewegung, welche hauptsächlich aus einer Schar organisierter Jünglinge und Männer bestand, die nur darauf warteten, auf einen Wink ihr Leben zu opfern. Ihre Taktik lag darin, den offenen Krieg zu meiden und möglichst viele führende Persönlichkeiten ihrer Gegner nach genau vorbereitetem Plan zu ermorden. Lang ist die Liste sunnitischer, schiitischer und christlicher Potentaten, Kalifen, Sultane, Wesire, Fürsten und Grafen der Kreuzfahrer, die ihr Leben unter den Dolchen der „Fedâ'is" (Opfergänger) ließen. Orient und Abendland standen damals im Bann dieses Terrors, und der hohe Rang der Opfer machte diese fanatischen Sektierer „zum meistgehaßten und gefürchteten Geheimbund der Geschichte". Dabei soll das Haschisch als Mittel für die Ausbildung der Mitglieder zu bedingungslosem Gehorsam und bedenkenloser Ausführung der Blutfehde bei absoluter Verachtung des eigenen Lebens gedient haben. Die Disziplin war so rücksichtslos, daß der Gründer des Ordens einen seiner Söhne töten ließ, weil er dem verbotenen Wein ergeben war. Daß jene Leute Haschisch nahmen, geht auch aus einer Botschaft an die Gläubigen des sechsten „Herrn von Alamut", des Imams Hasan III. (gest. 1221), hervor, worin er unter anderem ausdrücklich Wein *und* Haschisch verbot. Die tollkühnen Taten der Ordensmitglieder wurden als Folge der Haschischwirkung erklärt, weshalb man sie auch Assassinen (Haschischesser) nannte, und führten zu der mit orientalischer Phantasie von künstlichen Paradiesen ausgeschmückten Legende, die im Westen den Namen jener Leute, bis heute gleichbedeutend mit Meuchelmörder (assassins), hinterließ.

Die um die Jahrtausendwende entstandenen persischen Erzählungen „1001 Nacht" erwähnen den Haschischgebrauch an vielen Stellen in einer Weise, daß man auch daraus auf eine große Verbreitung im Orient schließen kann. BROTTEAUX teilt eine Humoreske aus der Mitte des 10. Jh. mit, wonach ein moslemischer Prediger in einer Moschee gegen den Gebrauch des Bhang wetterte. Bei seinen heftigen Bewegungen fiel ihm aber von der Kanzel ein Stück Haschisch herunter, von dem er insgeheim häufig Gebrauch machte; um es nicht zu verlieren, schrie er seinen Gläubigen zu: „Da ist der Feind! dieser Dämon, von dem ich euch spreche. Die Macht meiner Worte hat ihn in Flucht versetzt. Paßt auf, daß er nicht auf jemanden von euch fällt und ihn in Besitz nimmt!"

Seit dem 15. Jh. mehren sich die Berichte Orientreisender, in denen der Haschischgenuß, seine Verbreitung und seine Wirkungen beschrieben werden. So berichtete PIERRE BELON, der 1564 Kleinasien bereiste, daß alle Türken ihren letzten Pfennig ausgäben, um „Opium" zu kaufen, ein Pulver, das sie „Heiran-luc" nannten. „Wer einen Löffel davon nimmt, verliert die Sprache und muß unaufhörlich lachen; er glaubt, er sähe die wunderbarsten Dinge. Wenn man sie fragte, was das war, so sagen die meisten, daß es Hanfkörner waren." Auch JEAN WIER führt um dieselbe Zeit an, daß das „Opium" bei den Türken und noch mehr bei den Persern sehr verbreitet war und erzählt die Leidensgeschichte eines in Gefangenschaft geratenen jungen Edelmanns aus der Gascogne, aus welcher hervorgeht, daß die Türken ein Haschisch-präparat als Anästhetikum bei der Kastration ihrer künftigen Lustknaben benutzten. Von der Verbreitung des Haschischgenusses in Indien schrieb GARCIA AB ORTA 1563. PROSPER ALPINUS, der 1574—1584 in Ägypten weilte, berichtete, daß es verschiedene Haschischpräparate gab. Diese wurden als Genußmittel von allen Ägyptern benutzt und Karawanenreisenden konnte es passieren, daß sie „nach indischem Vorbild" von ihren haschisch-berauschten Kameltreibern beraubt wurden. Aus solchen Nachrichten erfahren wir, daß derartige Haschischpräparate, nebst Opium und anderen Rauschmitteln, offen und frei auf allen Basaren des Orients feilgeboten wur-den. In Konstantinopel sowie in anderen orientalischen Städten gab es zahl-reiche Buden, ähnlich den Kneipen des Westens, wo die Haschischwasser-pfeifen für Stammgäste und Passanten stets bereitstanden.

Im europäischen Mittelalter begegnen wir dem Haschisch zusammen mit Mandragora, Stechapfel, Opium u. a. in den Hexenmitteln, die die geheim-nisvolle Macht besaßen, den Teufel zu beschwören und zum Erscheinen zu zwingen; sie gaben so den Kabbalisten die Illusion, in den magischen Sabbat einzutreten. Geheimrezepte von Hexensalben und Satanselectuarien kursier-ten trotz des drohenden Scheiterhaufens.

Zur Zeit des Napoleonischen Zuges nach Ägypten war dort der Ha-schischgebrauch so auffällig, daß der General Menou nicht nur seinen Solda-ten dessen Genuß verbot, sondern auch die schwersten Strafen gegen jeden Gebrauch, gegen Handel und Besitz der Droge verhängte. Einen Ansatz zur Wiederholung der Geschichte des „Alten vom Berge" bildete die von POLAK beschriebene politisch-revolutionäre Bewegung des Babis in Persien um die Mitte des 19. Jh. Er war selbst Augenzeuge der rücksichtslosen Vernichtung der Babiten und berichtete, daß ihr Gründer Bab-eddin den Koran leugnete, den Kommunismus des Besitzes einführte und für die volle Emanzipation der Frau eintrat. Die Lehre gewann bald zahlreiche Anhänger: „Die einen traten aus Überzeugung bei, andere ließen sich im Rausch, vom Genuß des Haschisch in einen Zustand der Seligkeit versetzt, werben." POLAK kommt zu folgendem Schluß: „Zu allen Zeiten haben religiöse und politische Sektierer im Orient diesen Zustand einerseits der Ekstase, andererseits der Täuschung und der Willenlosigkeit benutzt, sowohl um ihre eigene Phantasie bis zu Visionen zu steigern, als auch um neue Anhänger und Neophyten zu gewinnen, und man kann behaupten, daß an den Revolutionen, welche die muselmanische Welt von Hindostan bis Marokko erschütterten, das Haschisch einen wesentlichen Anteil hatte."

Eine sehr interessante und in der Geschichte des Haschisch einzig dastehende erzwungene Verbreitung seines Genusses in Verbindung mit mystisch-religiös-politischen Tendenzen gibt uns WISSMANN im „Inneren Afrika" (1888) wieder: „Nach diesem Kriege war die Macht Kalamba-Mukenges immer mehr gewachsen. Er hatte sich die benachbarten Häuptlinge unterworfen und tributpflichtig gemacht und strebte danach, sein neu begründetes Reich auch im Innern zu befestigen und lebensfähig zu machen. Rechtliche Grenzen zwischen Mein und Dein wurden gezogen, Mord mit dem Tode bestraft, fremde Händler sollten in Lubuku, d. h. im Land der Freundschaft, wie das Reich Kalambas genannt wurde, frei und ungehindert verkehren dürfen. / Mit Gewalt wurde nun der von Osten eingeführte Riambakultus verbreitet, welcher in Sangule-Meta, der Schwester Kalambas, seine eifrigste Priesterin fand. Sie sowohl als ihr ebenfalls geistig hochstehender Bruder hatten die Überzeugung gewonnen, daß eine Art Staatsreligion das beste Mittel sei, die wilden, zügellosen Baluba, bis dahin an keinerlei Ordnung gewöhnt, zu vereinigen und zusammenzuhalten. Die alten Fetische und Zaubermittel wurden auf Befehl Kalambas zerstört und öffentlich verbrannt. An ihre Stelle sollte Riamba (Hanf) als Universalzauber- und Schutzmittel gegen alle Unbilden treten und ein geheiligtes Symbol des Friedens und der Freundschaft werden. / Die Anhänger Kalambas nennen sich daher auch Bena-Riamba, d. h. Söhne des Hanfs, und begrüßen sich gegenseitig mit ‚Moio', was Leben und Gesundheit bedeutet. Das Hanfrauchen ist ihnen zur Pflicht gemacht. Alle Feste werden mit Riambarauchen gefeiert; bei der Riambapfeife, die gewöhnlich aus einem großen Flaschenkürbis angefertigt ist und nicht selten 1 m Umfang mißt, werden Freundschaftsbündnisse geschlossen und die wichtigsten Geschäfte abgewickelt. Hat jemand sich eines Vergehens schuldig gemacht, so wird er zu einer bestimmten Anzahl Pfeifen Hanf verurteilt, die er unter Aufsicht oft bis zur Bewußtlosigkeit rauchen muß. / Die Riambapfeife begleitet den Mann auf Reisen und in den Krieg. Ist er müde, abgespannt und hungrig, so genügen einige Züge aus derselben, um ihn zu erneuter Tätigkeit anzufachen. An jedem Abend vereinigen sich die Männer auf der Kiota, dem Hauptplatze inmitten der Ortschaft, um Hanf zu rauchen, und auch die Stille der Nacht wird gewöhnlich von den spastischen Hustenanfällen eifriger Riambaraucher unangenehm unterbrochen."

In Südamerika wurde seit dem 16. Jh. nicht nur die Cannabispflanze, wie erwähnt, sondern auch der Haschischgenuß eingeführt. Er verbreitete sich allmählich fast in allen Staaten des Subkontinents besonders bei den verarmten Volksschichten unter den verschiedensten Namen, darunter die charakteristische Bezeichnung „Opio do pobre" (Opium der Armen). Von dort startete der Triumphzug der neuen Parole über die ganze Welt: Marihuana.

Die Stellung des Haschisch gegenüber Opium und Alkohol ist in bezug auf Verbreitung und ausschließliche Herrschaft auf einem Gebiet nicht genau festgelegt.

Von jeher war besonders die Grenze zwischen Haschisch und Opium stark verwischt. Namentlich im Nahen Osten, Kleinasien und Ägypten wurden beide Mittel nebeneinander, nacheinander oder miteinander vermischt geraucht. Der Genuß des einen schließt den des anderen nicht aus; man könnte sagen, daß sie sich bis zu einem gewissen Grade gegenseitig ergänzen. Selbst die Namen beider wurden und werden in diesen Gegenden verwechselt. Hier ist ja zuerst und etwa gleichzeitig die Kenntnis von den Wirkstoffen der Cannabis und des Mohnes erlangt worden. Die Bezeichnung „Opium" ist viel später, erst in der späthellenistischen Zeit allmählich entstanden, immerhin jedoch viel früher, fast tausend Jahre vor der Bezeichnung „Haschisch" und vornehmlich, wenn auch nicht ausschließlich, für die Wirkstoffe des Mohnsaftes angewandt worden. Es ist sehr wahrscheinlich, daß dieser Name im Laufe der Zeit bei den unwissenden Volksmassen zum Oberbegriff für alle rausch- und schlaferzeugenden pflanzlichen Säfte und deren Mischungen wurde. Von den Arabern übernommen, verwandelte es sich zu „Ofion" oder „Afion" und bedeutete sowohl den Mohnsaft als auch das Cannabisharz. Erst um die Jahrtausendwende setzte sich die Bezeichnung „Haschisch" (dürres Kraut) durch. Noch lange Zeit danach benutzte man beide Bezeichnungen wahllos nebeneinander. Das spiegelt sich in mancher Reisebeschreibung aus dem Mittelalter, wo von Opium die Rede ist und im Grund Haschisch gemeint wird, wider, so bei den oben erwähnten BELON, WIER und noch später bei HAMMER, der Haschisch, Opium und Hyoscyamus unterschiedslos erwähnt. Diese Verwechslung dauert in Kleinasien und Griechenland bis heute fort.

Demgegenüber schien zwischen Haschisch und Alkohol ein größerer Gegensatz zu bestehen. GELPKE zitiert ausführlich den türkischen Dichter Fazuli aus den Anfängen des 16. Jh., der eine besonders treffliche Darstellung der Wirkungseigenschaften von Wein und Haschisch, ihre Unterschiede und Gegensätzlichkeiten in Form einer humoristischen Allegorie verfaßte. Zwischen Wein und Haschisch, die als zwei vornehme, von ihren Vasallen umgebene Herren dargestellt werden, entsteht ein Wettstreit. Zu der Gefolg-

schaft des Weines gehören Raki, Bier und Dattelschnaps, zu der des Haschisch Mofarreh, Ma'dschun, Barsch und Opium. Jede Seite nennt ihre Vorzüge und beschimpft die andere wegen ihrer Nachteile. So bringt der Wein
sein eigenes Lob vor: er ist ein großer Herrscher, das Starke macht er noch
stärker, aber das Schwache zerstört er ganz. Mit David, Moses und Jesus
hat ihn Freundschaft verbunden. Er steigert die Gefühle der Liebenden und
fördert ihre Vereinigung. Er kann den König zum Bettler und den Bettler
zum König machen. Er ist der König der Könige. Auf das Haschisch
schimpft er und nennt es kalt, närrisch, unzüchtig, einen elenden Vagabunden, einen Rebellen und Anführer des Abschaums, einen Verführer zu
Knabenliebe, Hochmut, Faulheit und Freßlust, einen der seinen Anhängern
Verstand und Mannhaftigkeit raubt. Nun ist die Reihe an dem Haschisch,
das auch sein eigenes Lob singt. Es ist von reinem Inneren und gleicht dem
Himmel. Schon in kleinen Mengen gebührt ihm Respekt. Es ist der Wirkstoff von Heilmitteln, der Baumeister der Sternensphäre, der Vermittler von
Wissen aus der Schatzkammer der Geheimnisse. Es ist das Grün des Gartens
der Erkenntnis und bringt Freudenbotschaft bekümmerten Herzen. Scheichs
ehren es, seine Anhänger sind die Gelehrten. Mit Reichen und Mächtigen hat
es nichts zu schaffen, es ist der Freund der Armen und Elenden und der
wandernden Derwische, und als Schöpfer von tausend Bildern verwandelt es
sie durch die Macht der Phantasie in reiche Herrscher. Der Wissende, der
nach ihm verlangt, wahrt seine Geheimnisse. Sein Wesen zu erkennen ist
schwierig, und sein Geheimnis kann der Verstand nicht ergründen. Auf den
Wein schimpft es und hält ihm vor, daß er ein schamloser Herumtreiber ist,
der seine Anhänger krank und verrückt macht, daß er Könige ruiniert und
Kluge zu Dummköpfen degradiert, der Koran verdammt ihn. Er sollte
kastriert werden, da es ihn nach Unzucht verlangt. Er verrät die Geheimnisse seiner Genossen und hat schlechte Manieren. Daraufhin kommt es zum
Wettkampf, bei dem das Haschisch unterliegt und vom Wein gefangen-
genommen wird, es gelingt ihm jedoch zu entfliehen, und seitdem ist das
Haschisch ein unsteter Wanderer, der, aus Furcht entdeckt und mißhandelt
zu werden, sich verborgen hält und die Öffentlichkeit und die Stätten, die
der Wein aufsucht, meidet.

Früher schien es, als ob der Alkohol erfolgreich in Gegenden eindringe, in
denen Haschisch zu Hause war. So hielt HOPPE (1912) die Zunahme des Alk-
oholgebrauchs in allen mohammedanischen Ländern und die Verbreitung der
Alkoholsitten besonders in Ägypten für sicher. Heute scheint aber das Um-
gekehrte zu passieren: das Haschisch hat seine alten Territorien beibehalten
und dringt erfolgreich in die eigentlichen „Alkoholfestungen" ein, die man
noch vor einem Jahrzehnt für uneinnehmbar hielt. Nach meinen Erfahrungen jedoch schließt der Haschischgenuß den Alkohol-, ebenso wie den Tabak-
und Opiumgenuß nicht aus.

c) Nachrichten über die derzeitige Verbreitung des Haschischgenusses

Die Eroberung der Welt durch die Genußmittel ist für den heutigen Menschen eine Tatsache. HARTWICH spricht es in seinem Werk über „die menschlichen Genußmittel" so aus: „Wir können uns schwer davon eine Vorstellung machen, daß aus unserem Leben alle Genußmittel verschwinden, und viele glauben kaum, daß wir sie alle würden entbehren können." Das gilt natürlich nicht allein für die „harmloseren" Genußmittel wie Kaffee und Tee, wofür in der ganzen Welt Milliarden ausgegeben werden. Aber schon beim Tabak ist man zwiespältig geworden. In der unausgesetzten Verbreitung eines Genußmittels unter der Bevölkerung und in der Hartnäckigkeit, mit der es, trotz schlechter Erfahrungen, weiter genommen wird, sind viel ungelöste Probleme enthalten. Es gehört zur Regel, daß solche schlechten Erfahrungen mit einem Genußmittel eher bei einer Bevölkerung, die es nicht kennt, als Schreckgespenst wirken als bei derjenigen, die sie macht. BERINGER stellt nun die Frage, warum die Rauschgifte bei manchen Völkern sich durchsetzen, bei anderen nicht und meint, daß ihre Klärung dem intimen Kenner des Volkes obliegt.

Eine Antwort versuchte seinerzeit SCHÜTZ auf diese Frage zu geben: „Warum erliegt der Ostasiate dem Opium, das sich in Europa nicht einbürgert? Warum wird Hanf nur in einem besonders scharf umschriebenen Gebiet benutzt? Die Gewohnheit, die für die einmal vorhandenen nationalen Genüsse eine Art erblicher Neigung entstehen läßt, kann diese Erfahrungen ebensowenig vollkommen erklären wie das Klima und das alte Gesetz, daß das Bessere der Feind des Guten ist, daß also Alkohol über Kawa oder Opium siegt. Es müssen feinere, im letzten Grunde freilich auch aus örtlichen Zuständen sich ergebende Stimmungen der Seele sein, die hier ihren Einfluß äußern." MEUNIER erklärt die bei den Orientalen zum Haschischgenuß treibenden Kräfte aus ihrer Mentalität im allgemeinen und aus ihrer Neigung zu meditieren; der Opium- und Haschischrausch befriedige diese ihre Bedürfnisse durch die Befreiung von Zeit und Raum.

Nicht viel anders klingen neuere Begründungen und Erklärungen für die zeitgenössische Neigung zu den Genußmitteln aller Art, die als Rauschgiftwelle besonders die westlichen Länder überflutet. Beschuldigt werden die Kulturmißstände der modernen Konsumgesellschaft, in der das einzelne Individuum erstickt, weshalb geistige Menschen durch die Pforte des Rausches hinausschlüpfen wollen ins Paradies der Mystik, um eine andere „Wirklichkeit" zu erleben. Dazu tragen auch die Errungenschaften der modernen Wissenschaften bei, die das Maß der herkömmlichen Vorstellungskräfte des Menschen übersteigen. Durch diese Umbruchstimmung wird eine existentielle Angst hervorgerufen, die bei den Rauschmitteln endet. „Es ist kein Zufall, daß bewußtseinserweiternde Drogen zuerst von den Künstlern und später auch von jungen Forschern und Studenten besonders stark verwendet wurden" (VOLBEHR). In dieser Richtung äußert sich GELPKE viel deutlicher. Er stellt seinem Buch „Vom Rausch im Orient und Occident" als Leitmotiv die „Apologie des Rausches" voran. Nach ihm stehen Rausch und Mystik in einem ursächlichen inneren Zusammenhang. „Bedenken wir auch vor allem den unwiderstehlichen Hang fast aller Hochtalente, die man in der westlichen Welt ‚Genies' nennt, zu Rausch und Berauschungsmitteln ..., und man wird kaum noch leugnen können, daß es der mystische *Durst nach Wirklichkeit* ist, die Sehnsucht nach Sprengung des Ichs und seines engen Kerkers aus Raum und Zeit, die den Menschen den Rausch suchen läßt." Einen Schritt weiter und der Circulus vitiosus schließt sich von den primitiven Anfängen der Genußmittelgeschichte bis zu dem Dozenten für klinische Psychologie der Universität Harvard, LEARY, der als Begründer und Hoherpriester einer Rauschgiftreligion auftritt.

Andere Ansichten vertreten die Schriftsteller, die den großen Rauschmittelgebrauch einer Bevölkerung als eine bösartige Durchseuchung ansehen. SIGG sucht auf Grund der materialistischen Geschichtsauffassung in den Interessen der jeweils herrschenden Klasse — z. Z. des Kapitalismus — die eigentlichen Triebkräfte für die Verbreitung der Rauschgifte bei den verarmten und verelendeten Volksmassen, besonders in den unterentwickelten Ländern. Und MØLLER kommt auf einem anderen Wege zu der Ansicht, daß die schlecht organisierte staatliche Abwehr die Ursache der Verbreitung ist, da in Skandinavien und in der Schweiz durch die staatliche Kontrolle der Schmuggel mit Erfolg bekämpft wurde, so daß die Rauschgifte „kein größeres Problem" darstellen. Das war allerdings kurz vor der „Rauschgiftwelle". Daß man heute in Europa und Amerika nicht selten pauschal die „Schlechtigkeit" der Jugend für die Verbreitung der Rauschmittel verantwortlich macht, ist natürlich keine Erklärung.

Alle diese Erklärungen sind einseitig und sagen nichts darüber aus, warum jeweils ein bestimmtes Genußmittel bevorzugt wird. Man kann Hypothesen aufstellen, erfaßt aber immer nur Teilstücke des großen Prozesses; das Ganze kann man nicht zufriedenstellend aufklären. Die eigentlichen Ursachen lassen sich nicht greifen, sondern schlüpfen durch die Maschen der sich anstrengenden Phantasie. Die Triebkräfte, die die „Bewegung" solcher Mittel über die ganze Welt und ihr Vordringen von Land zu Land, von Erdteil zu Erdteil ermöglichen, sind für uns nicht durchsichtig genug. Verschiebungen innerhalb der Verbreitungsgebiete der Genußmittel, ihre Expansionstendenz, ihre Verdrängung durch neue Mittel, das Zu- und Abnehmen von Süchten, all dieses Fließen und Versickern [9] geschieht ebenso rege in unseren Tagen wie in früheren Zeiten, eher vielleicht noch mehr.

---

[9] Ein Beispiel dafür ist das Verschwinden des Kawatrinkens auf der Insel Tahiti, wo man schon vor einem Jahrhundert fast kein Exemplar der Kawapflanze mehr auftreiben konnte und wo es Eingeborene gibt, welche sie nicht einmal mehr dem Namen nach kennen (LEWIN). Ein anderes ist die Cocainwelle in Europa und Amerika nach dem ersten Weltkriege (MAIER).

Bei dem am meisten und genauesten erforschten Alkoholgenuß können wir uns über seine Verbreitungsgebiete und seine Verbrauchsmengen eine ziemlich lückenlose Vorstellung machen. Es liegen zahlreiche Statistiken vor, nicht nur von Europa, sondern von nahen und entlegensten Gebieten über Mengen, die produziert und verbraucht werden, über die Zahlen der Kneipen und die Schwankungen in den Verbrauchsmengen. Ja, man gewinnt auch in die Ursachen, die diese Schwankungen hervorrufen, einige Einblicke, indem man den jeweiligen Wohlstand und andere soziale Faktoren mit den verbrauchten Mengen vergleicht. Dies alles ist möglich, weil wir über die „Bewegungen" des Alkohols selbst orientiert sind, denn Produktion, Transport und Handel desselben werden frei und offen geführt. Das gleiche gilt auch für Tabak, Kaffee und Tee. Bei allen anderen Genußmitteln ist dies aber nicht der Fall. Ihre Produktion, ihr Handel und ihr Verbrauch geschehen möglichst heimlich. Niemand kann sich eine einigermaßen richtige Vorstellung von der „Bewegung" des Heroins, des Cocains, des Opiums, des LSD u. a. machen. Alle Kenntnis beruht auf subjektiven Mitteilungen, auf Nachrichten von beschlagnahmten, geschmuggelten Waren und von festgenommenen Händlern, von sensationellen Beschreibungen der Rauschgiftpartys Jugendlicher in der Tagespresse und schließlich auf Rückschlüssen, die man aus den Statistiken der in psychiatrische Behandlung gekommenen Fälle zieht. Aus allem diesen kann man sich aber nur eine ungefähre, recht vage Vorstellung von dem Konsum in den verschiedenen Gebieten machen. Die Verbreitung der Rauschmittel hängt natürlich im positiven oder negativen Sinne von dem Verbot und der Verfolgung derselben ab, was sich auch für den Alkoholschmuggel in USA während der Prohibition bewahrheitete. Eine andere Frage ist, ob die genaue Kenntnis über die Bewegungen des Alkohols überhaupt genutzt hat. Damit würde man aber auf das Problem der Bekämpfung des Genußmittelmißbrauchs eingehen. Es kann jedoch vorweggenommen werden, daß nur eine solche Kenntnis ein planmäßiges Vorgehen zur Einschränkung der Verbreitung eines Rauschmittels ermöglichen kann.

Bei keinem Mittel aber liegen die Verhältnisse ungünstiger als beim Haschisch. Wir können jedoch heute so viel sagen, daß sein Genuß keineswegs auf ein scharf umschriebenes Gebiet beschränkt ist, wie es früher angenommen wurde, und daß der mohammedanische Glauben oder gar rassische Eigenschaften keine wesentliche Rolle für seine Verwendung als Genußmittel spielen. Seine Verbreitung erstreckt sich diffus in alle Richtungen, sie ist seit langer Zeit schon in Volksgruppen nachweislich, die nicht mohammedanisch sind, und sie fehlt ganz oder ist unbedeutend bei Populationen, die sich von ihren Haschisch konsumierenden Nachbarn kaum unterscheiden (so in Äthiopien, Jemen, Kolumbien, Peru, Ecuador, Bolivien, n. SIGG).

Die Informationen, welche die Rauschgiftkommission der UNO aus den Mitgliedstaaten über die Höhe des Haschischverbrauchs bezieht, betreffen

meist auch nur vage Angaben über produzierte bzw. beschlagnahmte Hanf-
mengen und über die vermutliche Anzahl der Verbraucher. Solche Berichte
sind ungeeignet, um ein genaues Bild von der Verbreitung über die ganze
Welt und von dem Verbrauch in den einzelnen Ländern und Gesellschaftsschichten zu gewinnen. Wenn LEWIN von den Haschischgenießern meint:
„Die Leidenschaft für dieses Mittel wird von mehreren 100 Millionen be-
tätigt", so scheint diese Zahl nicht zu hoch gegriffen zu sein. So unbestimmt
diese Schätzung auch ist, so deutet sie doch auf das ungeheure Ausmaß der
Verbrauchsmengen wie der Verbraucher hin. Wie groß unsere Unkenntnis
ist, zeigt sich auch darin, daß man über die Angabe „hunderte von Millionen" Menschen streiten kann!

Um einen kritischen Überblick über den Haschischgebrauch zu gewinnen,
müssen wir heute zwei unterschiedliche Verbreitungskategorien auseinanderhalten, und dies nicht nur aus theoretischen, sondern auch aus praktischen
Gründen:

A. In vielen Teilen der Welt wird seit Jahrhunderten Haschisch gebraucht und ist zum traditionell-üblichen Genußmittel der breiten Volksmassen geworden. So in Mittel- und Vorderasien, in ganz Afrika und Latein-
amerika, denen man die umfassende Bezeichnung „Traditionsländer des
Haschisch" geben kann.

B. In einer Reihe von Ländern, wo der Alkohol in Form verschiedenartiger Getränke das traditionelle Genußmittel seit jeher bildete, und wo
das Haschisch, von sporadischen Fällen abgesehen, als Genußmittel unbekannt war, sehen wir in der neueren und neuesten Zeit eine rapide Zunahme
des Haschischgenusses bei manchen Bevölkerungsgruppen auftreten. So in
USA, Kanada, Südrußland und in den meisten europäischen Ländern, von
den skandinavischen Staaten bis Italien und von England bis West-Deutsch-
land. Man kann sie als „Expansionsländer des Haschisch" bezeichnen.

Eine Zusammenstellung einiger Berichte soll die Eigenarten in der Verbreitung des Haschischgenusses in den Ländern beider Kategorien demonstrieren.

Indien. Nach den Untersuchungsergebnissen und Eindrücken der britischen
Hanfkommission (1894) war der Gebrauch von dem aus den Cannabis-
blättern gewonnenen Bhang und der aus ihm hergestellten Präparate in
allen Teilen Indiens besonders auf dem Lande allgemein und unübersicht-
lich. Er wurde meist von der Bevölkerung als zu ihrer Tradition gehörig
betrachtet und fand bei allen Familien-, Volks- und Religionsfestlichkeiten
sowie bei allen möglichen Anlässen und alltäglichen Nöten Anwendung. So
als Allheilmittel bei Verletzungen, Erkältungen, Kopfschmerzen, Diarrhoe,
Gonorrhoe usw. Demgegenüber waren die viel stärker wirkenden Präparate
aus Ganja und Churrus in den großen Städten wie Kalkutta, Davva, Puri
u. a. viel mehr gebraucht. Ein mäßiges Gewohnheitstrinken von Bhang, auch
das mäßige Rauchen von Ganja war in den Kreisen der Wohlhabenden und

gehobenen Berufe sowie in den intelligentesten und tatkräftigsten Kasten üblich und galt nicht als gesellschaftlich nachteilig. Es gab kaum eine Bevölkerungsgruppe, Kaste oder religiöse Sekte, von der nicht wenigstens ein Teil Hanfdrogen in dieser oder jener Form zu sich nahm. Niedrige Gesellschaftsschichten und einige ethnische Gruppen rauchten vornehmlich Ganja und Churrus. Excessiven Mißbrauch trieben vereinzelte ausschweifende Individuen, die allen Kasten, Sekten und sozialen Schichten angehören konnten. Allgemein jedoch galt Alkoholgenuß als viel schädlicher.

COUCHOND berichtete (1913) über die Verhältnisse in Indien, daß der Alkoholismus selten war und daß seine Stelle der Cannabismus einnahm. Der Haschischrausch manifestierte sich durch häufige kriminelle Reaktionen und der chronische Cannabismus fand sich in 30—40% der in die Anstalten eingewiesenen Geisteskranken. GARBE erwähnt, daß Zigarren und Zigaretten nur der Hindu raucht, der europäische Lebensweise angenommen hat. Der nach der Weise der Vorfahren Lebende bedient sich der Houkka, d. h. einer großen Wasserpfeife, die mit einer Art gewürzten Hanfes gefüllt wird. Der indische Arzt KAILAS BOSE teilte mit, daß „die Gewohnheit des Cocains gegenwärtig auf Menschen beschränkt ist, die mehr oder weniger dem Opium, dem Ganja und dem Alkohol ergeben sind". In Hindostan und Kaschmir ist der Verbrauch von Haschisch beträchtlich. Volk und Brahmanen rauchen in Bengalen Bhang, und die Händler lassen Liebhaber dieses Rausches gegen Bezahlung eine Anzahl Züge aus der Houkka tun (LEWIN, HÜGEL).

Noch im Jahr 1929, in ihrem Rapport an den Völkerbund, erachtete die Regierung in Britisch-Indien es weder für möglich noch wünschenswert, sich von ihrer traditionellen Politik, den gemäßigten Gebrauch von Rohopium und Cannabisdrogen zu tolerieren, zu entfernen.

Nach CHOPRA und CHOPRA (1957) ist der Haschischgebrauch in den niedrigen Gesellschaftsklassen — bei den Arbeitern und allen jenen, deren finanzielle Lage schlecht ist — verbreitet, während er bei den mittleren und höheren Klassen, die alkoholische Getränke vorziehen, verpönt ist. Deshalb war von 1934—1954 der Konsum von Churrus zurückgegangen, der Verbrauch von Ganja dagegen um 150% gestiegen. Die auf dem illegalen Markt beschlagnahmten Mengen von Bhang und Ganja schnellten von 5 Tonnen im Jahre 1950 auf 20 Tonnen im Jahre 1954 hoch. Die indische Konferenz für Rauschgifte empfahl 1956 administrative Maßnahmen gegen den Anbau der Cannabispflanze und die Produktion von Ganja in denjenigen Staaten Indiens, in denen dies noch erlaubt war. Man beschloß, ab 1959 den Gebrauch von Ganja und ab 1961 den Gebrauch von Bhang in allen Bezirken ganz zu verbieten, selbst für die Herstellung von Medikamenten. Die Durchführung dieser Beschlüsse schien jedoch von vornherein sehr problematisch in Anbetracht der breiten Verwendung besonders des Bhang bei den Volksmassen. Die Marihuana-Sektion der Weltgesundheitsorganisation schätzte den illegalen Handel mit Haschisch in Indien während des Jahres 1959 auf über 670 Tonnen und die Bhang- und Ganjaproduktion im Jahre 1960 in nur 6 indischen Staaten auf insgesamt 486 Tonnen, Zahlen, die weit unter der Wirklichkeit zu liegen scheinen.

Auch in den Indien benachbarten Gebieten, in Turkestan, Afghanistan und Belutschistan, war seit jeher der Haschischgenuß stark verbreitet. So konnte man diese Gewohnheit allenthalben in ganz Ostasien antreffen, im Norden bis in die Oase Chami, wo der chinesisch-mohammedanische Volksstamm der Tarantschen ihr frönt, bis zum Süden, bis Birma, Siam usw.; sie ist oft nur in geringem Umfang verbreitet, aber doch vorhanden. „Usbeken und Tartaren sind dem Hanf ergeben. In Turkestan wird Hanf für den eigenen Gebrauch hergestellt. In Shiwa sind viele, auch Derwische, diesem Laster ergeben" (LEWIN). Der Handel und Transport geschieht hier durch Karawanen. ANZISEROW führt in seinem Referat über den Naschismus in Russisch-Turkestan an, daß die große Zahl der Oligophrenien unter den Einheimischen dem Haschischgebrauch zu verdanken sei. POLAK berichtet, daß fast alle Afghanen täglich Tschärs rauchen, dabei aber in der Mehrzahl aufgeweckte, muntere, tapfere und entschlossene Leute seien. Das führt er als Beispiel an, um die Harmlosigkeit der Droge zu beweisen.

Naher Osten. POLAK berichtet über den Haschischverbrauch in Persien. So soll der Hanf an bestimmten Orten bevorzugt werden, weil die Bewohner besondere Sorgfalt auf den Anbau verwenden und sich besser auf die Präparation des Tschärs verstehen. Haschisch wird in Persien nicht öffentlich feilgeboten, sondern durch Afghanen und Derwische in großen, blaßgrünen Kugeln unter der Hand verkauft, während Tschärs, von schwarzbrauner Farbe, gewöhnlich in Päckchen in den Basaren zu haben ist. Tschärs berauscht am stärksten, wenn es, auf das Kohlenbecken des Nargileh (Wasserpfeife) gelegt, in Dampfform eingeatmet wird. Alle Derwische ohne Ausnahme sind dem Tschärsrauchen ergeben, woraus sich vieles in ihrem absonderlichen Gebaren erklärt: ihr Zynismus, ihre Exaltation, die blinde Folgsamkeit und Verehrung der Jünger ihren Oberen gegenüber. Sonst gilt häufiger Genuß des Haschisch in der öffentlichen Meinung als Laster, und nur wenige Männer, noch weniger Frauen, wagen es, demselben zu frönen, stets nur insgeheim und in nächtlicher Verborgenheit. Leider hat durch die vielen Afghanen, welche infolge der Beziehungen zu Härat und Teheran eingewandert sind, der Gebrauch des Tschärs an Ausdehnung zugenommen. Im Gegensatz zu Haschisch ist aber der Gebrauch von Opium der Allgemeinheit nicht verboten, nicht entehrend, sondern wird sogar gebilligt [10].

---

[10] Das Opium wird in Pillen zu bestimmten Tageszeiten mit großer Regelmäßigkeit genommen. Besonders viel Opium wird in den Ländern des Kaspischen Meeres konsumiert, weil man glaubt, daß seine austrocknende Eigenschaft dem schädlichen Einfluß der dort herrschenden Feuchtigkeit entgegenwirkt, was meines Erachtens ebenso zugunsten des Haschischrauchens gesagt werden könnte. POLAK

Frühere Verbote der persischen Könige vermochten den Verbrauch von Haschisch im Lande kaum zu mindern. Als OLIVIER (1795) Persien bereiste, hatte Mohammed Han die Todesstrafe für diejenigen verordnet, die sich mit Haschisch berauschten. Trotz der Erfolglosigkeit solcher Maßnahmen wurde neuerdings wieder die Todesstrafe gegen den Haschischhandel verhängt. Allein im ersten Halbjahr 1970 sind insgesamt 39 Rauschgifthändler zu Tode verurteilt und exekutiert worden: ein sicheres Zeichen für die Haschisch- und Opiumverbreitung im Lande.

Für Syrien sagte LEWIN, daß es in Damaskus reichlich Höhlen gab, in denen Opium und Haschisch geraucht wurde. Aus der Mitte des 19. Jh. berichtete RIEGLER über den Gebrauch von Esrar in der Türkei. Vor dem zweiten Weltkrieg beschrieb KERIM den Haschischgenuß in der Türkei und die psychischen Störungen, die durch die Sucht entstehen. Nach ihm wird Haschisch in ganz Syrien, Kleinasien und Konstantinopel benutzt; der Hanf wird trotz Verbots in Proussa und der Umgebung von Smyrna gebaut. Die Detailverkäufer machen aus dem Puder verschiedene, sich immer wieder ändernde Präparate. Die Haschischsüchtigen haben ihren Jargon, der fein und höflich oder brutal sein kann, und Spezialausdrücke zu ihrer Verständigung. So erfährt man die Orte, wo sich Haschischlokale befinden. Früher waren die Garnisonen, die Gefängnisse, die Pensionate ebenfalls Orte, wo dem Haschisch gefrönt wurde. Die Haschischsüchtigen sind meist Chauffeure, Arbeitslose, Vagabunden. „In den letzten Jahren beginnt ein gewisser Gebrauch davon auch in manchen Gegenden Europas als Folge des (ersten) Weltkrieges, der verbesserten Seeverbindungen mancher Länder und der Soldatenverschiebungen. So befinden sich unter den in Indien gewesenen Soldaten eine große Anzahl Haschischsüchtiger."

Der Nahe Osten stellt heute den Hauptlieferanten an Haschisch für ganz Europa dar.

Afrika. Auf dem ganzen Kontinent, von Ägypten bis Marokko und von Lybien bis Kapland gilt Haschisch als das vorherrschende Genußmittel mit geringen Ausnahmen und bei wechselnder Intensität der Verbreitung.

MOREAU verglich den Gebrauch von Haschisch in Ägypten mit der Verbreitung der alkoholischen Getränke in Europa. „Fast alle Moslems nehmen Haschisch. Eine große Anzahl treibt damit unglaublichen Mißbrauch, und trotzdem ist es sehr selten, Personen zu treffen, bei denen das Haschisch eine zerstörende Wirkung hat. Die anderen Narkotika, Opium, Wein, Liköre sind viel gefährlicher; es ist besser, diese wunderbare Substanz vorzuziehen."

---

sagt: „Selbst bei schweren und akuten Krankheiten wird dem bewußtlos daliegenden Patienten in der Opiumzeit die gewohnte Pille in den Mund gestopft, weil man von Unterbrechungen der Gewohnheit zu große Nachteile befürchtet... Mag der Perser auch 40—50 Jahre lang Opium genießen, steigt er doch selten in der Quantität, die im Durchschnitt 1—2 gran täglich beträgt."

Das ist eine von den älteren Stimmen, die sich für die Harmlosigkeit und Ungefährlichkeit der Droge erhoben. WARNOCK, der sich dieser Ansicht zum Teil anschloß, bemerkte, daß die öffentliche Meinung gegen den Gebrauch von Haschisch war und daß selbst der gemäßigte Genuß bei den besseren Klassen verachtet und verpönt wurde. Nach ihm waren die niedrigen Klassen für das schlechte Ansehen des Haschisch verantwortlich, weil die Haschischsüchtigen moralisch degenerieren. Die starke Verbreitung des Haschisch machte es nötig, daß bei jeder Aufnahme in Anstalten in allen nur möglichen Kleidungsstücken und Körperteilen nach der Droge gefahndet wurde. Unter den 2564 Geisteskranken, die in den Jahren 1896—1901 in die Irrenanstalt Kairo eingewiesen wurden, waren 689 Haschischsüchtige, das sind 27%. Dabei waren die männlichen Süchtigen dreimal so häufig wie die Frauen. Aus den Beschreibungen von MAYERHOF während des ersten Weltkrieges geht nicht hervor, daß der Hanfverbrauch einen erwähnenswerten Rückgang gezeigt hatte. So sollen in Kairo über 300 Verkaufsstellen für Haschischpräparate bestanden haben. Für die reichen Leute wurden sie von elegant gekleideten Händlern, mit echtem Ambra und Moschus vermengt, in silbernen oder goldenen Büchsen in besseren Kaffeehäusern und Bars feilgeboten. RICHET sagte, daß der Gebrauch dermaßen verbreitet war, daß man den charakteristischen Haschischgeruch in gewissen Kaffeehäusern von Kairo und Damaskus merkte, der selbst diejenigen leicht berauschte, die gar nicht davon rauchten. Zwischen beiden Weltkriegen verbreitete sich rapid in Ägypten der Heroinismus, der bis dahin im Lande unbekannt war, so daß im Jahre 1932 unter den von der Polizei ermittelten Süchtigen 5696 Heroinisten gegenüber 18 871 Haschischraucher waren. Zur selben Zeit war fast ein Drittel der Insassen der ägyptischen Gefängnisse wegen Vergehen gegen das Rauschmittelgesetz überführt (BIGAM ARATA u. RAGAB). Das Alter der ermittelten Haschischsüchtigen lag zwischen 16 und 75 Jahren, mit einer großen Häufigkeit zwischen 16 und 21 Jahren. Unter den Genußmittelhändlern befanden sich Personen im Alter von 6 und von 100 Jahren. Die auf eine halbe Million geschätzte Zahl der Haschischgenießer in ganz Ägypten war sicher viel zu niedrig gegriffen, wenn man bedenkt, daß nur im Jahre 1929 12,5 Tonnen Haschisch beschlagnahmt wurde. Daß die beschlagnahmte Haschischmenge 1937 auf nur 500 kg zusammenschrumpfte, muß dem durch Korruption nachlassenden Eifer der Aufsichtsbehörden zugeschrieben werden.

Nach 1952 wurde die Verfolgung des Haschischgebrauchs und besonders des Haschischschmuggels verschärft. Im Juli 1963 berichtete die Tagespresse, daß eine richtige Schlacht in der Wüste zwischen Haschischschmugglern und Polizei, mit Beteiligung von Militärflugzeugen, stattgefunden hatte. Auf der Strecke blieben 10 Schmuggler. Im Bauch der Kamele fand man beträchtliche Mengen Haschisch von großem Geldwert.

Über die Verbreitung des Haschisch im übrigen Afrika liegen eine Reihe von Berichten älteren und neueren Datums vor. MAYERHOF, der ältere

Autoren zitiert, schreibt, daß der Genuß des Opiums gegenüber dem Haschisch-genuß in Maghrib zurücktritt. Zwar haben die Türken, früher und späterhin die Franzosen, das Opiumgenießen aus Ostasien nach den Hafenstädten Tunesiens, Algeriens und Marokkos verpflanzt, doch zieht die einheimische Bevölkerung nach wie vor das Haschisch als Genußmittel vor. Dies nimmt sogar von Ägypten nach Westen zu, und es wurde angenommen, daß die Hälfte der Bevölkerung von Marokko Haschisch nahm (ROLFS). SCHWEIN-FURTH (z. nach MAYERHOF) traf den Hanfgenuß in Oberägypten nur vereinzelt an, obwohl die weiblichen Pflanzen dort üppig wuchsen und für die Haschischbereitung kultiviert wurden.

ARTBAUER beschrieb ebenfalls eingehend die Verbreitung des Hanf-genusses im Rif. Dort wurden noch zu seiner Zeit alkoholische Getränke streng gemieden, der Rifpirate verachtete nichts mehr als Trunkenheit. Selbst Kaffee wurden selten getrunken. „Wohl ist Rauchtabak im Rif bekannt ... Aber kein Rifi verwendet ihn, ausgenommen der, welcher Jahre im Auslande geweilt hat." Sonst raucht man allgemein Kif, ein feingeschnittenes Hanf-kraut. Die Folgen des Kifrauchens treten nicht sofort auf; Neulinge bekommen höchstens Erbrechen und Kopfschmerzen. Anders bei den erpichten Haschischi. Von weitem schon erkennt man diese Leute am bleichen Gesicht, eingefallenen Augen und schwankendem Gang. Trotzdem frönen alle dem Genuß, die das Rif und den übrigen Atlas bewohnen; alte und junge Männer von der atlantischen Küste bis in die Sahara und hinüber bis in die Kyrenaika. Ganz Algerien ist heute noch, besonders in der „Kabulie", voller Kif-raucher, ebenso Tunesien. Und wer aus den großen Oasengruppen der mittleren Sahara kommt, der berichtet unter dem Siegel strengster Verschwiegenheit von den Männern des Senussiordens, die sich mit Haschisch betäuben, ehe sie Buß- und Strafpredigten vom Stapel lassen. Im Ramadan sind welche, die tagsüber streng die vorgeschriebenen Fasten halten. „Da sieht man die bärtigen Männer, wie sie abends mit bereitgehaltenem Zündholz in den Händen harren, bis der erste Stern am Himmel glänzt, um die geliebte Sibsi (Pfeife) zu entzünden. Der Rifhanf ist in ganz Marokko ge-schätzt, ebenso wie der Tabak dieses Gebirgszuges; Frauen rauchen und schnupfen nicht." Dabei gilt nach ARTBAUER der Rifi im ganzen Atlas als Muster von Mäßigkeit, Ausdauer und Widerstandsfähigkeit gegen Strapazen und Entbehrungen. Er ist geistig regsamer als alle anderen Stämme, die Marokko bewohnen; er besitzt ein heiteres Gemüt, Genügsamkeit und Geistesfrische.

GUECHE (1933) und POROT (1960) berichteten über die Verbreitung des Haschisch und seine soziale Bedeutung in Tunesien und Algerien. Dort gibt es noch zahlreiche geheime Rauchzimmer für Haschisch. „Alle, die in diese Fumerien kommen, gehören derselben sozialen Klasse an, Lastträger, Hafenarbeiter, Taglöhner" (LIVET). SIGG bestätigt dies aus eigenen Informationen und macht über Marokko nähere Angaben. Nach offiziellen Schätzungen von 1956 gab es dort 1 000 000 Haschischraucher, 1964 gab es noch 500 000, nach SIGGS minimaler Schätzung, mit einem Jahreskonsum von 6,5 Milliarden Franc.

Im Inneren Afrikas, im Kongo und im ganzen südlichen Teil des Kontinents wurde seit STANLEY der Genuß des Hanfes bei den Eingeborenen festgestellt. Er gelangt durch arabische und indische Händler dahin und trägt verschiedene Namen, wie Dacha, Mkudschati u. a. Nach eigenen Informationen ist das Haschisch in Sudan und Kongo auch unter dem Namen „Bangi" sehr verbreitet und wird aus einem zur Pfeife verarbeiteten Maiskolben geraucht. Von einem Augenzeugen, einem griechischen Kaufmann, in dessen Haus in einer Kongostadt sich Regierungstruppen verschanzt hatten, wurde mir folgende Episode aus dem Bürgerkrieg berichtet: Eines Tages drang eine revolutionäre Truppe in die Stadt ein. Alle waren vom Haschisch berauscht, auch die 5—6 Magier, die der Truppe vorangingen und mit Zweigen, die sie in den Händen trugen, wedelten, um die gefährlichen Geister abzuwehren. Als sie mit Maschinengewehrfeuer empfangen wurden, gingen diese Magier gar nicht in Deckung, sondern setzten, apathisch weiter wedelnd, ihren Marsch fort. Auch während sie bis zum letzten Mann von den Kugeln durchlöchert wurden, fielen sie in die Knie und wedelten weiter.

O. LENZ erzählt, daß seine Ruderer auf dem Ogawefluß oft innehielten, um sich durch einige Züge aus dem Bananenrohr mit Ljamba zu kräftigen. Doch sollen sie mäßige Raucher sein. „Unter den Stämmen des Binnenlandes werden vor allem die Wanyammesi, neben deren Hütten sich stets Hanfpflanzen vorfinden, dann die Wasukuma, schließlich auch die Anwohner des Tanganjika genannt, die dem Laster ergeben sind. Dann gelten in Afrika vornehmlich auch die Zuluvölker als starke Hanfraucher" (SCHWEINFURTH). „Die Träger der Karawanen, welche den Küstenländern entstammen, sind unfehlbar Hanfraucher; Afrikareisende, vornehmlich in den Kongoländern, kennen die heftigen Hustenanfälle, denen ihre Träger unterworfen sind, weil sie den Hanf nicht mit Tabak ‚verdünnt', sondern rein rauchen, wobei Kehlkopf und Luftröhre stark gereizt werden" (MAYERHOF). Fanatische Hanfraucher sind auch die Buschmänner Zentral-Afrikas. VAN DER POST, ein Kenner des Landes, schreibt in seinem Buch „Das Herz des kleinen Jägers" folgendes: „Er (der Buschmann) rauchte schon lange, ehe die Europäer nach Afrika kamen, und veranstaltete sogar Haschisch-Feste mit seinen Freunden, bei denen im Mondschein die wildesten Tänze getanzt wurden. Bei solchen Gelegenheiten wurden besonders kunstvoll verfertigte Tonpfeifen geraucht. Beim Rauchen legte sich der Buschmann in den Pausen der Länge nach nieder und erlebte seltsame Ekstasen."

In der Südafrikanischen Union war die Haschischverbreitung so stark, daß dieser Staat unter den ersten war, der 1929 im Völkerbund auf die Einbeziehung der Hanfdrogen in die Liste der verbotenen Rauschgifte drängte. Doch haben die dort angewandten strengen Maßnahmen gegen Handel und

Gebrauch von Dagga kaum dessen weitere Verbreitung verhindert. Trotzdem bestand eine 1949 eingesetzte Untersuchungskommission auf noch strengeren Maßnahmen, um Produktion und Handel dieser Droge zu unterdrücken.

In Madagaskar wird bei der Bevölkerung Rongony (Haschisch) auch in Mischung mit einer Naturdroge namens „Somorona" benutzt. Diese Kombination soll die Genießer furchtlos und brav, gleichgültig gegen Gefahren und fähig, die Übermüdung zu bewältigen, machen.

Lateinamerika. Der Genuß verschiedenartiger Hanfpräparate zum Essen, Trinken, Kauen, vor allem aber zum Rauchen, mit zahlreichen Namen, von welchen manche deutlich mit afrikanischen Bezeichnungen verwandt sind — Dagga, Diamba, Maconha, Soñadora, Marihuana u. a. — ist seit Jahrhunderten in Latein-Amerika bekannt. Produktion und Handel dieser Droge in Mexiko hatten sogar ein solches Ausmaß erreicht, daß der Vize-König Don Antonio Mentoza um 1550 genötigt war, einschränkende Maßnahmen zu ergreifen.

Vor und nach dem zweiten Weltkrieg berichtete Reko über den ausgedehnten Gebrauch des Marihuanagenusses in Mexiko. „Wir finden ihn unter den kasernierten Soldaten, in Zuchthäusern, in Bordellen, unter den Matrosen der Segelschiffe, bei abgeschieden wohnenden Verbannten und Kranken in Leproserien und Tuberkulosenheimen. Er hat aber auch schon seinen Einzug in Knabenpensionaten und Frauenvereinen gefeiert. Auffallend groß ist die Anzahl der Chauffeure, die bezüglich des Alkoholgenusses in Mexico stark überwacht werden und ihre Zuflucht zu diesem verhängnisvollen Alkoholersatz nehmen. Sieht man frühmorgens bei einem Gange durch die Stadt auf einer der schönen, überaus breiten Avenidas 2 zerschmetterte Automobile liegen, die sich wie auf einem Schlachtfelde ineinander verkrallt und verbohrt haben, so kann man ziemlich sicher sein, daß die Teilnehmer des vorausgegangenen Dramas nicht, wie anderswo, unter dem Einfluß des Alkohols, sondern unter dem des Marihuana gestanden haben. Auch in Kasernen wird auf jene geachtet, die sich diesem Laster ergeben haben und nicht selten andere dazu zu verführen suchen." Reko erwähnt eine Reihe von südamerikanischen Pressenachrichten über tonnenweise beschlagnahmte Marihuanaschmuggelware.

Wolff, der in seinem Buch „Marihuana in Latein-America" eine Anzahl von Autoren aus diesem Kulturbereich zitiert, hält Mexiko, Brasilien und Kuba für die Länder mit der größten Verbreitung des Hanfgenusses. Doch sollen ihn auch andere Staaten Südamerikas, wie Kolumbien, Panama, Ecuador u. a. kennen. Er erwähnt als Beispiel für die Größe des Verbrauchs, daß in einem einzigen Falle die mexikanische Polizei 6 Tonnen Marihuana konfiszieren konnte, während die gewöhnlichen Mengen zwischen 8 kg und $3^1/_2$ Tonnen lagen. Auch große Quantitäten von Marihuanazigaretten in Kisten wurden oft ausfindig gemacht.

In Brasilien, vorwiegend in seinen nördlichen und nordöstlichen Provinzen, wo die afrikanischen Neger besonders zahlreich sind, gehört seit jeher der Hanfdrogengebrauch zur Tradition. Recife, die Hauptstadt von Pernambuco, gilt als ein wichtiges Zentrum der Marihuanaraucher. In diesen Gebieten hat man dem Haschisch den Namen „Opio do pobre" (Opium der armen Leute) gegeben.

Mehrere Marihuanafreunde bilden „diambista clubs" und halten ihre Zusammenkünfte meist am Samstag in der Wohnung des ältesten oder einflußreichsten der Beteiligten. Es soll sowohl in Brasilien, als auch in Mexiko Geheimgesellschaften geben, deren Versammlungen einen religiösen Charakter haben und einem mystisch-abergläubischen Zeremoniell folgen, welches mit Maconharauchen verknüpft ist. Bei diesen Gelegenheiten wächst die kollektive Begeisterung bis zur Raserei, mit allgemeinen Schreien und wilden Tänzen.

Im allgemeinen ist der Gebrauch der Hanfdroge in den niedrigsten Schichten der Bevölkerung verbreitet, unter verkommenen, verwahrlosten und ungebildeten Individuen, unter Eingeborenen, Landarbeitern, Lastträgern, Fischern, Matrosen, die häufig auch als Kleinhändler dienen, Prostituierten und Vagabunden, aber auch unter den Soldaten. Vorgezogen werden die Marihuanazigaretten.

Es gibt auch Frauen, die davon Gebrauch machen, sie sind aber in der Minderzahl. Eine Rassenprädisponierung ist nicht erkenntlich. Wenn die Weißen an Zahl geringer scheinen als die Mischlinge und Neger, so beruht dies auf deren großer Überzahl. Doch beschränkt sich der Konsum von Marihuana nicht allein auf diese niedrigen Schichten, sondern erstreckt sich auch auf andere Volksklassen. Die Bessersituierten und die sog. „Highsociety" — und vor allem deren junge Leute — verschaffen sich ihre Marihuanazigaretten in bestimmten luxuriösen Vergnügungslokalen. CORDEIRO DE FARIAS (1955), der von der großen Verbreitung des Maconhagenusses unter Schülern und Jugendlichen berichtet, hält den ausgedehnten Gebrauch der Hanfdrogen durch die in Elend lebende Bevölkerung für ein soziales Problem Brasiliens, welches bald gelöst werden muß, um die Generalisierung der Landplage und aller Übel, die sie begleiten, zu vermeiden.

In Nicaragua, Honduras und El Salvador ist der Genuß der Hanfdrogen, die man dort „Diablo verde" (grüner Teufel) nennt, sehr verbreitet. Relativ neueren Datums ist der Gebrauch der Marihuana in Argentinien (WOLFF). In Kuba, wo der illegale Handel mit dieser Droge und deren Gebrauch sehr groß waren und zu immer strengeren Maßnahmen Anlaß gab, sollen Erziehung und Aufklärung der Bevölkerung nach der Revolution zu einer weitgehenden Minderung der Verbreitung geführt haben. So wurde es 1962 von den Vertretern Cubas der Marihuana-Kommission berichtet.

Nordamerika. Seit den ersten Jahren der Prohibition begann in USA der Genuß von Marihuanazigaretten rasch an Bedeutung zu gewinnen. Sporadische Fälle waren, nach WALTON um 1910 in New Orleans, und nur unter Kriminellen beobachtet worden. Solche Fälle muß es wohl schon füher gegeben haben, wenn man berücksichtigt, daß New Orleans die wichtigste Hafenstadt im Golf von Mexico ist und sich in nächster Nachbarschaft von Mexico und Cuba befindet. Deshalb scheint es verständlich, daß diese Stadt in den zwanziger Jahren zur Haupteingangspforte für die Marihuanaexpansion wurde. Dort soll auch 1926 zuerst eine beachtenswerte Ausbreitung des Hanfgenusses, und zwar charakteristischerweise unter älteren Schülern beider Geschlechter, und ein über die ganze Stadt organisierter Handel mit Marihuanazigaretten festgestellt worden sein. Freilich mit dem Steigen des Konsums gewannen mit der Zeit auch die weiten Landesgrenzen zwischen Mexico und den Südstaaten für den illegalen Handel derart an Bedeutung, daß der Vertreter von USA nach dem zweiten Weltkriege in einer Sitzung der Rauschgiftkommission energischen Protest gegen den Schmuggel erhob.

Rasch breitete sich in den Jahren zwischen den beiden Kriegen der Marihuanagenuß in allen Staaten von Süden nach Norden in den USA weiter aus. Zunächst scheint es auch hier, daß der Gebrauch bei den niederen Berufen und den Arbeitslosen und insbesondere unter den Negern begann. Während des zweiten Weltkrieges sah sich der Bürgermeister von New York veranlaßt, wegen der sich mehrenden Berichte, „daß große Teile unserer Bevölkerung und sogar Schüler Marihuana rauchen", eine Kommission einzusetzen, die das ganze Problem untersuchen sollte. Aus ihren Ermittlungen, die nach dem Namen des Bürgermeisters als „La Guardia-Report" bekannt sind, ging hervor, daß die Mehrheit der Marihuanaraucher aus Negern und Lateinamerikanern, Arbeitslosen, Teilbeschäftigten und auch aus Musikern bestand, daß aber das Rauchen von Marihuana unter den Schülern fast keine Verbreitung hatte und daß der Marihuanagenuß in keinem Zusammenhang mit der Jugendkriminalität stand. Allein in Harlem gab es 1944 an die 500 „Teestuben", die fast ausschließlich Marihuana anboten, außerdem noch mindestens 500 freie Marihuanahändler. Geraucht wurde die Droge auch in Theatern und Tanzlokalen. In der Regel wurden Marihuanazigaretten benutzt, die in verschiedenen Qualitäten zu kaufen waren, von den billigsten „Sass-fras" zu 50 Cent 3 Stück, bis zu den besten „Gungea", angeblich aus afrikanischem Haschisch, zu 1 $ das Stück. Nach der Reportbeschreibung der Verhältnisse in den „Teestuben", ging es dort fast idyllisch zu: es hat kaum je unangenehme Zwischenfälle gegeben, alles genoß in vornehmer Ruhe seine Marihuana, und selbst die Gesprächsinhalte standen über dem tatsächlichen Niveau der berauschten Personen — woraus man leicht folgern könnte, daß die Marihuanawirkung automatisch das geistige Niveau steigere. Es sei hier auf eine alte Erfahrung mit dem Alkohol, aber in umgekehrter Richtung, erinnert: wenn man an eine zechende Gesellschaft herantritt, auch wenn es sich um intelligente und gebildete Leute handelt, muß man selbst nüchtern sein, um Stand und Qualität der Gespräche und Witze richtig beurteilen zu können.

Die beruhigenden Berichte und Schlüsse des La Guardia-Reports bezüglich der Verbreitung unter der Jugend haben sich nicht bewahrheitet. Ganz im Gegenteil häufen sich die Informationen aus allen Gegenden der ⌐USA, die darauf hinweisen, daß ein hoher Prozentsatz von Schülern und Hochschulstudenten, von der beschäftigten und unbeschäftigten Jugend, von Söhnen und Töchtern einfacher Bürger, aber auch Prominenter, Wohlhabender und von Millionären, irgendwie mit Marihuana in Berührung gekommen ist. Bekannte Künstler werden wegen Marihuanaschmuggels festgenommen. US-Firmen entlassen in letzter Zeit Hunderte von ihren Angestellten wegen Drogenmißbrauchs. Nach solchen Pressemeldungen greifen zunehmend auch die bürgerlichen Kreise zur Opiumspritze und Haschischpfeife, an erster Stelle gerade in New York, um sich den Leistungsappellen der Industriegesellschaft zu entziehen. 15⁰/₀ der Stellungsuchenden und Angestellten, die in Speziallabors untersucht werden, sollen süchtig sein — und dabei sind die Haschischjünger noch gar nicht mitgerechnet.

Die diffuse Bewegung der rebellierenden Jugend Amerikas bekundet offen und laut ihre Neigung zu Marihuana, verlangt darin freie Selbstbestimmung und protestiert gegen Verbot und Verfolgung. Solche Vorkommnisse, unterstrichen durch die absichtlich andersartige Lebensführung, die vorsätzlich manierierte Bekleidung, die buntscheckigen Zusammenkünfte im Freien und das allgemeine Reden über sexuelle Enthemmungen, sowie die Beteiligung an politischen Manifestationen werden einerseits mit der jugendlichen Kriminalität, insbesondere mit einigen terrorisierenden Massenmorden, andererseits mit den Drogensüchten und speziell mit dem vorherrschenden Marihuanarauchen in Zusammenhang gebracht und alarmieren die bereits stark beunruhigte Bevölkerung. Der Verfasser erfuhr von zwei Familien — Amerika-Griechen — die in einem panikartigen Zustand ihre gute Situation drüben verließen und sich repatriierten, um ihre Kinder vor der vermeintlich unabwendbaren Katastrophe, in der Schule zu Haschischsüchtigen zu werden, zu retten. Nach persönlichen Informationen aus sicherer Quelle kann noch hinzugefügt werden, daß der Haschischgebrauch unter den in Vietnam weilenden amerikanischen Soldaten beunruhigende Ausmaße angenommen hat.

Überblickt man jedoch das Ganze trotz der seit Jahrzehnten schon rapid wachsenden Verbreitung und trotz des von Fall zu Fall wechselnden Gebrauchs und Mißbrauchs von Marihuana, so stellt man fest, daß der Marihuanagenuß sich auf bestimmte Bevölkerungsgruppen beschränkt und das Neuartige, Fremdartige und Unpassende im Verhältnis zu den Lebensgewohnheiten der Gesamtbevölkerung des Landes bewahrt. Somit gehören die USA zu den Expansionsländern des Haschisch.

In Kanada herrschen ähnliche Verhältnisse aber anscheinend noch geringeren Grades.

Europa. Noch vor wenigen Jahren war in ganz Europa der Haschischgenuß faktisch unbekannt — mit zwei Ausnahmen, in Griechenland und in den südlichen Gebieten der UdSSR. Man hörte hin und wieder einmal vom Haschisch als von einem fernliegenden, exotischen Kuriosum, wovon nur in Romanen ein wenig die Rede war, wie in DUMAS „Le Comte de Monte-Cristo", oder in weniger bekannten Romanen, die sich ausschließlich mit diesem Thema befaßten, wie „La nuit de Haschich et d'Opium" von MAURICE MAGRE, oder „La croisiére du hachich" von H. DE MONFREID u. a. Um die Mitte des 19. Jh. fanden sich in Paris eine kleine Anzahl von namhaften Leuten der Literatur, der Kunst und der Wissenschaft zusammen wie BAUDELAIRE, GAUTIER, MOREAU DE TOURS u. a., welche durch die Beschreibung ihrer Haschischrauscherlebnisse Aufsehen erregten, aber kaum Nachahmer fanden, und der sog. „Club des Haschachins", ein eher lockerer Bekanntenkreis, in dem Dawamesk eingenommen wurde, geriet bald in Vergessenheit.

Noch vor einem Jahrzehnt las man gelegentlich kopfschüttelnd von sensationellen Schmuggelaffären, die irgendwo im Orient oder in Amerika stattfanden, und man hielt den Haschischgenuß für eine ausgemacht schlechte und gefährliche Sache, vielleicht noch schlimmer und gefährlicher als der Morphinismus und Cocainismus. Sporadisch gab es wohl immer Fälle von Haschischrauchern in den Großstädten und besonders in den großen Häfen Europas, wie etwa in London, Marseille, Hamburg oder Paris. Meist waren es Matrosen, Hafenarbeiter und kleine Kriminelle, ausnahmsweise sonstige Toxikomanen. Wissenschaftlich beschränkte sich das Interesse auf die Erforschung der chemischen Zusammensetzung und der pharmakologischen Wirkung von Haschisch und auf die Untersuchung der Psychopathologie des Haschischrausches, nicht zuletzt im Vergleich mit den endogenen Psychosen.

Im letzten Jahrzehnt brach plötzlich in Europa, fast ohne Vorboten wie ein Waldbrand im dürren Hochsommer, der Haschischgebrauch aus, sprang blitzschnell von einem Land auf das andere über, drang von den größeren Städten in die kleineren vor und griff vornehmlich die reifende Jugend an. Und diesmal kam das „eleusinische Licht" — wie sich der Schriftsteller ERNST JÜNGER auszudrücken beliebt — nicht vom Orient her, sondern setzte vom Westen über den Ozean auf dem „American way of life".

Dem Bericht der britischen Beratungskommission zur Frage der Drogen-Abhängigkeit (1968) kann man entnehmen, daß der Gebrauch von Haschisch in England gleich nach dem zweiten Weltkrieg wahrscheinlich vorwiegend, wenn nicht ausschließlich unter farbigen Seeleuten, Hafen- und Werftarbeitern und Einwanderern aus traditionellen Haschischländern in relativ beschränktem Maße in und um große Häfen herum vorkam. Nach 1950 traf man den Hanfgebrauch in verschiedenen Orten des Landes nicht nur unter der farbigen Bevölkerung, sondern in zunehmendem Maße auch unter den

Weißen, die bereits seit 1960 in der Überzahl waren. In den nächsten Jahren meldete die Tagespresse von einer rapiden Ausbreitung des Haschischgenusses im ganzen Lande und über die große Anzahl der Hanfraucher an den Universitäten und in der Gesellschaft, unter Studenten, Lehrern, Doktoren, Schriftstellern, Künstlern, Musikern, Filmproduzenten, Kaufleuten und selbst Priestern. Mutmaßliche Schätzungen aus Informationen der Kommission über die Zahl der Verbraucher schwankten zwischen 30 000 und 300 000.

Heute gilt England als der größte Absatzmarkt Europas für den illegalen Haschischhandel, und man schätzt diejenigen, die mit dieser Droge irgendwie in Berührung gekommen sind, auf über eine Million. Vorwiegend handelt es sich um Jugendliche; man entdeckte selbst in aristokratischen Colleges 15jährige Schüler, die mit dem Grass-Rauchen begonnen hatten. Wo überhaupt junge Leute für ein Vergnügen zusammenkommen, da ist unweigerlich auch „Pot" vorhanden. Jugendliche gehen durch die Straßen Londons mit Protestschildern gegen das Marihuanaverbot.

Ähnliche Verhältnisse entwickelten sich in allen skandinavischen Ländern fast gleichzeitig seit 1960 in mehr oder weniger gleichem Ausmaße. Nach einem Bericht des Staatspolizeiamtes Stockholm wurden im Jahre 1965 nur 320 g Haschisch beschlagnahmt, im Jahre 1968 aber betrug die beschlagnahmte Menge 100 kg. Man folgerte daraus in Schweden, daß der Haschischschmuggel immer alarmierender geworden sei. Aus der Untersuchung einer großen Anzahl Jugendlicher und Schüler geht hervor, daß unter den im Umlauf befindlichen Rauschmitteln der Haschischkonsum an der Spitze steht.

In Dänemark wurde die Haschischwelle zuerst 1960—1962 registriert, mit anfänglich ganz schwacher, dann zunehmender Beteiligung der Jugendlichen unter 21 Jahren. Eine 1968 auf breiter Basis durchgeführte Untersuchung derselben — mit Ausnahme der Universitätsstudierenden — ergab, daß 11,5% (etwa 40 000 Jugendliche) die Bekanntschaft des Haschisch gemacht hatte, aber nur 1% (etwa 3500) diesen Stoff regelmäßig gebrauchen, d. h. mindestens zweimal in der Woche oder sogar täglich. Von den Jugendlichen im allgemeinen, die Rauschmittel versuchsweise oder regelmäßig nehmen, benutzen 75% ausschließlich Haschisch. In Norwegen eröffnete man die erste europäische Klinik für Toxikomane, und in allen psychiatrischen Krankenhäusern wurden Spezialabteilungen eingerichtet.

In Frankreich soll die Suchtproblematik seit 1968 sehr aktuell sein. Wie neuerdings STEVENIN (n. MENDE) über „Mißbrauch und Sucht, insbesondere aus jugendpsychiatrischer Sicht" berichtete, sind die neuen Formen von Toxikomanie ein ausgesprochenes Phänomen der Jugendlichen. Erwachsene stellen nur eine Minderheit. In Frankreich soll es jetzt ungefähr 25 000 jugendliche Toxikomane geben, davon $1/3$ weibliche. Das Durchschnittsalter der im Intoxikationszentrum von Paris behandelten Patienten geht immer weiter herunter. Meistens wird mit Haschisch begonnen, aber gewöhnlich nicht dabei geblieben. Auf Heroin wurde bisher selten umgestiegen.

„In der Schweiz", sagt HAENEL, „zeugt das Jahr 1968 wie nie zuvor von der Aktualität dieses Rauschmittels. Selbst kleine Städte berichten von Haschischaffären, ganz abgesehen von den Grenzstädten Basel und Genf. Während es 1967 in Basel zu zwei Vergehen gegen das Betäubungsmittelgesetz kam, betrug die Zahl 1968 über 800. Aus diesen Zahlen geht hervor, daß auch die Schweiz gegen diese Droge nicht gefeit ist. Die Verhältnisse in Basel zeigen, daß der Cannabismißbrauch ein Jugendproblem ist." Unter 247 Fällen, die in diesem Jahr von den Strafbehörden ermittelt wurden, betrafen 100 Jugendliche zwischen 10 und 20 Jahren, 105 zwischen 20 und 30 Jahren. Meist handelte es sich um Hilfsarbeiter und Lehrlinge, dann kamen Künstler, Personen ohne Beruf, Schüler und am Schluß solche mit technischen Berufen.

In der Bundesrepublik Deutschland steht die Diskussion über die Verbreitung des Haschischgenusses besonders unter den Jugendlichen seit 1965 etwa im Mittelpunkt des öffentlichen Interesses. Einige Jahre zuvor kamen vereinzelte, in der Folge immer häufiger werdende Meldungen über Schmuggel, Handel und Gebrauch von Haschisch. Zunächst in größeren Städten und meist bei Ausländern und Gastarbeitern, dann mit wachsender Beteiligung deutscher Verbraucher und mit Ausbreitung in kleineren Städten und Gemeinden. Einen Hinweis auf diese Entwicklung geben die bekannt gewordenen Zahlen von beschlagnahmten Mengen, die von 1,2 kg im Jahre 1960 auf 381 kg im Jahre 1968 stiegen. Die Dunkelziffern müssen wohl mindestens um das Zehnfache größer gewesen sein. Anfänglich stammten die Abnehmer meist aus dem Untergrund und aus Randgruppen, vereinzelt Künstler, Journalisten und Schriftsteller. Bald aber drang der Haschischgenuß in die Kreise der unzufriedenen und rebellierenden Jugendlichen, der Lehrlinge und Studenten und schließlich der älteren Schuljugend ein, die heute das Hauptkontingent der Konsumenten ausmacht.

Auf die Frage, wie groß überhaupt die Verbreitung unter den Jugendlichen ist, läßt sich auch vermutungsweise keine Antwort geben. Amtliche Zahlen können nur auf polizeilich ermittelten Fällen beruhen, und diese hängen sehr von der jeweiligen Intensität, der Art und Richtung der Verfolgung ab. Aus einem Beispiel geht das deutlich hervor: Nach Pressemeldung umzingelte die Polizei eine Haschischparty von etwa 100 Jugendlichen im Berliner Tiergarten, nahm aber keinen der Beteiligten fest; hätte sie alle ins Revier geschleppt, dann würden ihre Statistikzahlen anders ausfallen. Meist richten sich die Maßnahmen der Polizei gegen Händler, besonders gegen Heroinhändler und -verbraucher.

Man vermutet, daß 10—20% der Schüler und Hochschulstudierenden mit Haschisch in Berührung gekommen sind. Es gibt Fälle, wo schon 13- und 14jährige mit dem Probieren beginnen. Die Spitze liegt in dem Alter zwischen 17 und 20 Jahren. Bei den meisten bleibt es bei dem ersten Versuch, sehr viele machen selten oder gelegentlichen Gebrauch, und ein relativ

geringer Prozentsatz verfällt dem Haschisch regelmäßig, häufig und länger-
dauernd und treibt Mißbrauch. Nach persönlichen Informationen durch
Kontakt mit haschischnehmenden Jugendlichen in einer mittelgroßen deutschen Stadt sollen dort im Sommer 1970 etwa 40 Jugendliche gewesen sein,
die regelmäßig Haschisch rauchten und die Droge zu 3—6 DM pro 1 g je
nach Qualität kauften; die Angaben stammen von einem Kleinhändler, der
das Monopol am Ort zu haben behauptete. Zur gleichen Zeit aber wurden
in der Wohnung eines Primaners von seinen Angehörigen 150 g Haschisch
entdeckt, und man vermutete, daß er diese Mengen an seine Mitschüler
weiterverkaufte, denen er auch das Rauchen beibrachte.

Daß ein Teil dieser Jugendlichen nicht allein beim Haschisch bleibt, sondern über kurz oder lang zu anderen Rausch- und Betäubungsmitteln greift,
steht nach einer Reihe von Berichten fest. Hier handelt es sich weniger um
das teuere LSD als um Heroin, welches von Anfang an gleich intravenös in-
jiziert wird, so daß eine wachsende Anzahl von Fällen in psychiatrischen
Kliniken und Krankenhäusern zur Behandlung gelangt.

Nun wurde auch in der Bundesrepublik die Verbreitung des Haschischgenusses vornehmlich zum eigentlichen Jugendproblem und löste eine Reihe
sozialer Reaktionen aus. Es vergeht kaum ein Tag, ohne daß eine sensatio-
nelle Meldung über Rauschgiftvorkommnisse in einer deutschen Zeitung erscheint oder ein Artikel in einer Wochenschrift bzw. einem Nachrichten-
magazin publiziert wird, worin dieses Problem von verschiedenen Aspekten
und Einstellungen mehr oder weniger ausführlich behandelt wird. Die
Gegensätze in der Beurteilung des Problems sind oft kraß und vorein-
genommen, die Darstellung gelegentlich sachlich und instruktiv, selten aber
in der wissenschaftlich kühlen Objektivität von Fachleuten verfaßt. Auf der
einen Seite wird es moralistisch verdammt, auf der anderen idealistisch ver-
schönert, und auf beiden Seiten fehlt es nicht an Übertreibungen. Von der
„seriösen" Seite werden allen Jugendlichen, die irgendwie mit dem Haschisch
in Berührung kommen, Schmäh- und Schimpfworte zugeschrien. Rebellie-
rende Jugendliche wiederum kleben Zettel an Universitätstore, die lauten:
„Wir rauchen Haschisch wo und wann es uns gefällt — Haschischraucher
zerschlagt gemeinsam die Justiz." Organisationen gegen die Rauschgiftgefahr
verteilen Broschüren, worin eine Ährenlese von Argumenten für die schlim-
men Folgen des Haschischgenusses gesammelt ist, die einen heilsamen Schreck
hervorrufen soll; „propagandistische Artikel" der Befürworter werden dis-
qualifiziert. Solche, die die Überzeugung haben, daß Haschisch die harm-
loseste aller Drogen sei, oder solche, die selbst Liebhaber des Haschischgenusses sind, publizieren Bücher mit ausgewählten Dokumenten und philo-
sophischen Begründungen, die dies beweisen sollen, den Haschischgenuß ver-
herrlichen und nennen jene Broschüren und alle gegnerischen Artikel einfach
„Hetzliteratur". Bei diesen Auseinandersetzungen werden Eltern und Lehrer
alarmiert und zugleich ratlos. Eine allgemeine Beunruhigung greift um sich.

Die Bundesregierung beauftragte zuletzt eine Kommission von Fachleuten, das Problem gründlich zu untersuchen.

Aus der Sowjet-Union wurde vor dem zweiten Weltkriege von einer Verbreitung des Haschisch berichtet. Nach SINKORENKO verbreitete sich der Haschischgenuß in Nordkaukasien und überhaupt im asiatischen Rußland erst seit 1928. Das Haschisch wurde dort mit Tabak vermischt geraucht, getrunken und gegessen, z. B. als „Lustgrütze" in Kneipen. In der Stadt Krasnodar fanden sich unter den von der Polizei eingelieferten Verbrechern ein steigender Prozentsatz an Haschischberauschten. Eine Durchmusterung des Gefängnisses ergab 60% Haschischraucher. Die Verbreitung des Haschischgenusses soll schnell zugenommen haben. SKLIAR und IWANOW teilten 1932 mit, daß „man in den letzten 20—25 Jahren in einigen Gegenden Rußlands ein narkotisches Präparat in Pulverform unter dem Handelsnamen ‚Anascha' oder ‚Nascha' zu gebrauchen begann, das im mittelasiatischen Teil der UdSSR hergestellt wird", und dessen chemische Analyse eine Gleichartigkeit mit dem Haschisch ergab. Das Mittel wurde nach dem Kaukasus und nach einigen Städten im unteren Wolgagebiet ausgeführt. Besonders wurde die „Nascha" in Astrachan verbreitet. Eingeführt wurde dieses Präparat aus Baku über das Kaspische Meer (die persische hellgelbe, schwächer wirkende Sorte), teilweise aus Aschabad mit der transkaspischen Eisenbahn nach Krannowodsk und von dort nach Astrachan (afghanische schwarze, stärker wirkende Sorte). Abgesehen von der Nähe und der Leichtigkeit der Kommunikation mit Asien wurde die große Verbreitung der Anascha in Astrachan noch begünstigt durch den starken Bevölkerungsanteil an orientalischen Völkern, vagabundierenden, verwahrlosten und verbrecherischen Elementen, die Astrachan als Hafenstadt an sich zog. Sie fand auch durch ihren billigen, für jedermann erschwinglichen Preis große Verbreitung unter der verwahrlosten heranwachsenden Jugend und der ärmeren Bevölkerung. Nach dem zweiten Weltkrieg sind dem Verfasser keine neueren Berichte über das Thema bekannt geworden.

Griechenland ist das ältere Beispiel der Haschischexpansion in Europa. Seine geographische Lage zwischen Orient und Occident, die Nachbarschaft und der stete Seeverkehr erleichtern die Beziehungen und bedingen, daß es auch auf geistig-kulturellen und sonstigen Lebensgebieten den Einfluß des Orients erfährt. Auf diesem Wege ist hier der Gebrauch des Haschisch eingedrungen.

Der Alkohol in Form von Weinen, darunter der traditionelle Harzwein, der aus Traubensaft mit Pinienharz vermengt von der Landbevölkerung selbst hergestellt wird, ist das eigentliche Genußmittel. In neuer Zeit nahm in den Städten der Verbrauch von stärkeren alkoholischen Getränken, Whisky, Branntweinen, Likören usw. wie auch der Biergenuß zu. So vollzieht sich der Übergang von den orientalischen zu den westlichen alkoholischen Genußmitteln.

Bis 1921 galt vornehmlich Griechenland als großer Haschischproduzent. Deshalb klingt es merkwürdig, daß die griechische Landbevölkerung, die die Cannabis zur Haschischproduktion kultivierte, sich deren Genuß nicht ergab. Man kann nicht annehmen, daß die Wirkungsart des Mittels unbekannt war. Es wurde im Gegenteil erzählt, daß die von der Haschischernte zurück-kehrenden Frauen in bacchantischer Stimmung waren, sich unpassend und aufgeregt benahmen und mit Blumen bekränzt, singend und tanzend in das Dorf einzogen. Man schrieb dies der Wirkung der von den reifen Hanfblüten aufsteigenden Dünste zu. Es ist außerdem wahrscheinlich, daß die griechi-schen Seeleute, die alle Mittelmeerhäfen bereisen, unterwegs den Hanfgenuß kennenlernten. Der eine oder andere wird wohl auch beim Hanftransport beteiligt gewesen sein oder ihn in seiner Heimat bekannt gemacht haben. Daß der Haschischgenuß aber unter der Bevölkerung eine große Verbreitung gehabt hat, dafür haben wir keine Anhaltspunkte.

Der Gebrauch von Haschisch trat vor etwa 120 Jahren in den größeren Häfen und Städten Griechenlands auf, und vor etwa 90 Jahren war der Haschischkonsum in Piräus ziemlich stark. In einer Anzahl von fragwürdi-gen, berüchtigten und verdächtigen Hafenlokalen wurde Gelegenheit zum Haschischrauchen in versteckten Hinterräumen geboten. Es war allgemein bekannt, daß die Haschischsüchtigen sich in der südöstlichen Halbinsel von Piräus in den dort befindlichen Felsenhöhlen versammelten und die ganze Gegend unsicher machten; ihre Entfernung durch die Polizei hatte wieder-holt Anlaß zu bewaffneten Zusammenstößen gegeben. Der Militärarzt Kouretas erwähnte in einem Vortrag über das Vorkommen der Sucht beim griechischen Militär, daß das Haschisch um 1885 in den Zivilgefängnissen auftauchte und von dort sich ausbreitete. Seit dieser Zeit datieren auch die Aufnahmen von Haschischsüchtigen mit Geistesstörungen, nach persönlicher Mitteilung des damaligen Direktors Janniris, in der Anstalt Dromokaition bei Athen. Der Haschischverbrauch verbreitete sich hauptsächlich in den ärmeren Gesellschaftsschichten. Es waren zunächst Hafenarbeiter, Bootsleute, Schiffer, Lastträger, Fuhrmänner, Kellner und Chauffeure, die dem Hanf erlagen. Im Vagabunden- und Obdachlosenasyl bei Athen wurden 1926 35% Haschischsüchtige festgestellt. Die bürgerlichen Klassen sahen im Haschisch-genuß eine soziale Gefahr und hielten die Hanfraucher für verkommene, asoziale, moralisch minderwertige Individuen, die zu jedem Verbrechen fähig waren. Bei der ganzen Bevölkerung war der Ausdruck „Haschi-schomane" gleichbedeutend mit Verbrecher.

Vor 40 Jahren etwa nahm die Verbreitung des Haschisch in Griechenland aus zwei Gründen zu. Zunächst verblieb das griechische Heer jahrelang auf kleinasiatischem Gebiet, und zwar in Gegenden, in denen der Haschisch-genuß häufig war und viel Haschisch produziert wurde (Proussa, Afion-Karahissar). Die Gewohnheit des Haschischrauchens nahm beim Militär einen großen Umfang an, was ebenfalls Kouretas bestätigte. Der zweite

Grund war die Zwangsauswanderung von über 1¹/₂ Millionen kleinasiatischer Griechen, bei denen der Haschischgenuß verbreitet gewesen sein soll, nach Griechenland. Seit dieser Zeit (1923) datiert übrigens auch nach meinen Ermittlungen die Verbreitung des Heroins in Griechenland. Durch dessen Konkurrenz hörte die weitere Verbreitung des Haschisch nach und nach auf, die Zahl der reinen Haschischsüchtigen verringerte sich, und die bis dahin an erster Stelle genannte Haschischsucht ging zurück. Das Heroin suchte seine Opfer vorwiegend unter den Haschischsüchtigen; die leichtere Aufnahmeart durch das Schnupfen, die zunächst unbekannten Folgen des Mittels und die Wankelmütigkeit, Beeinflußbarkeit und Willensschwäche der Haschischsüchtigen erleichterten die außerordentliche Verbreitung des Heroins derart, daß man vor dem zweiten Weltkrieg nur noch verhältnismäßig wenige rein Haschischsüchtige finden konnte. Bezeichnend aber für die Verbreitung beider Mittel war, daß seltener jemand direkt Heroinist wurde; meist lernte er erst den Haschischgenuß kennen. Dieser blieb zeitlich beschränkt und hielt bei manchen Süchtigen nur einige Monate bis ein Jahr an. Über die Größe der relativen Verbreitung der Mittel konnte man sich aus den Polizeiberichten eine Vorstellung machen. So waren im Jahre 1932 810 Personen (darunter 37 Frauen) festgenommen worden, welche im Besitz von Narkotica waren. Von diesen besaßen 183 die Drogen ausschließlich für Handelszwecke; von der Gesamtzahl wurden bei 409 Heroin, bei 370 Haschisch, bei 16 Cocain, bei 1 Morphin und bei 14 alle 4 Mittel gefunden; 102 Personen waren noch nicht 20 Jahre alt, 390 zwischen 20 und 30 Jahren, 277 zwischen 30 und 54 Jahren und 38 über dieses Alter hinaus. 742 gehörten den niederen Ständen an, davon waren 296 ganz ohne Beschäftigung. Die Gesamtzahl der Haschischsüchtigen allein wurde damals auf 1500—2000 geschätzt.

Während der Besatzung im zweiten Weltkrieg sind sämtliche Süchtigen wegen der Hungersnot zugrunde gegangen; es blieben einige Haschischraucher unter den Schwarzhändlern übrig. Seit 1950 begann allmählich der Haschischgebrauch in denselben Kreisen wie früher aufzutauchen; wenige Jahre später folgte wieder der Gebrauch des Heroins, nunmehr mit intravenösen Injektionen gleich von Anfang an, nach einem Initialstadium von Haschischgenuß. So sind heute die Heroinisten fast ausschließlich die Insassen der Süchtigenabteilung des psychiatrischen Krankenhauses bei Athen.

Die Verbreitung von Haschisch im griechischen Militär, in der Kriegsmarine und der Luftwaffe, stellt ein schwieriges Problem dar, mit dem sich die Militärpsychiater in einer Spezialversammlung in Saloniki (Dez. 1970) befaßten. Dort berichtete JANNOUDAS, daß von den Rekruten, bei stetiger Zunahme der Zahlen in einem Jahrzehnt bis 1964, 1500 Haschischraucher als dienstuntauglich vom Militär entlassen worden sind; die meisten von ihnen seien (mit vollendetem 20. Jahr) bereits süchtig in den Dienst eingetreten (Ref. d. Verf.).

In Saloniki wächst ebenfalls der Haschischverbrauch von Jahr zu Jahr. Die Zahl der Gewohnheitsraucher, die der Polizei bekannt wurden, betrug 1970 etwa 1200 Personen im Alter von 18 Jahren und mehr; es handelt sich um ungelernte Arbeiter, unbeschäftigte Handwerker, Chauffeure, Künstler, Musiker und einige Prostituierte.

Haschisch wird zum Teil durch illegale Cannabiskulturen im Lande hergestellt, größtenteils aber von Libanon und der Türkei, neuerdings sogar über Deutschland in Griechenland eingeschmuggelt. Er kommt auf Schleichwegen im Kleinhandel und in einigen Vergnügungslokalen und Kaffeehäusern zum Verkauf. In einigen Kreisen von „modernen" Jugendlichen der besser situierten Klassen, meist Nichtstuern, kommt gelegentlich das Haschischrauchen als eine Art Extravaganz vor. Trotz dem nachgewiesenen Bestreben der Rauschgifthändler, ihre Ware an die Jugendlichen heranzubringen, scheint es auf Grund meiner Informationen in den Schulen und unter den Studenten bislang überhaupt keine Rolle zu spielen. Doch muß man heute die Gesamtzahl der Haschischraucher auf mehr als das Fünffache der Vorkriegszahl schätzen.

Obwohl ein langjähriger Gebrauch in bestimmten Volksgruppen besteht, bewahrt die Verbreitung des Haschischgenusses in Griechenland den Charakter des Exotischen, und die Haschischwelle in der Form, wie sie im übrigen Europa auftritt, hat das Land noch nicht erreichen können.

3. Sitten und Gebräuche des Haschischgenusses

a) Aufnahmearten des Haschisch

In vielen Traditionsländern des Haschischgenusses wird die Droge gegessen und getrunken. Vor allem in Indien, wie es bereits erwähnt wurde, gibt es zahlreiche Haschischkuchen-Rezepte, die zu Hause zubereitet und bei familiären Festlichkeiten genossen werden. Süße Haschischgetränke, mit oder ohne Alkoholgehalt, sind im Orient und in Mexiko populär. Seltener kommt in Indien und an anderen Orten das Schnupfen der fein pulverisierten Hanfblätter vor. Dies soll einen „leichten Kopf" machen.

Diese Formen der Haschischeinnahme sind in den USA und in den europäischen Ländern sehr selten. Nur in den asiatischen Gebieten der UdSSR wird in Kneipen Haschisch getrunken und in „Lustgrützen" gegessen. Als die meist verbreitetste Form des Haschischgenusses auf der ganzen Welt können wir jedoch das Rauchen ansehen.

b) Das Haschischrauchen. Die Technik des Haschischgenusses

Der Rauch ist mit uralten mystischen Vorstellungen verknüpft. Art und Form des frei in die Luft, im offenen oder geschlossenen Raum, steigenden Rauches, besonders von verbrennenden Opferobjekten, bekommen seit jeher eine metaphysische und wahrsagerische Bedeutung. Zeremonielle Räucherungen mit aromatischen pflanzlichen Stoffen — mit denen auch die ältesten Nachrichten über „Qunabu" in Zusammenhang stehen — in Tempeln und ihren Krypten hatten den Sinn der Vertreibung der bösen Geister und werden noch heute in christlichen Kirchen mit Weihrauch symbolisch angewandt. Das Vermischen mit rauscherzeugenden Kräutern, darunter auch Cannabisharz und -blätter, die beim Verbrennen einen weihrauchähnlichen Geruch abgeben, war naheliegend.

Das Einatmen von frei in der Luft schwebendem Rauch stellt die primitivste Methode des Rauchens dar, die wir auch heute noch bei manchen Stämmen in Afrika finden und die eine Variante der von HERODOT beschriebenen Art bei den Skythen und Massageten ist. So legen die Zulukaffern eine Handvoll Hanf auf die Erde, dazu ein Stück brennenden Mistes, bedecken das ganze mit Erde, bohren von beiden Seiten mit den Fingern Luftlöcher und legen sich einer nach dem anderen auf den Bauch und inhalieren ein paar Züge.

Eng mit der Geschichte und der Verbreitung des Hanfgenusses verbunden ist die Wasserpfeife. Man findet ihren Gebrauch schon zu einer Zeit in Persien vollendet ausgebildet, kurz nachdem der Tabak hatte eingeführt werden können, um das Jahr 1606. Demnach muß sie erfunden worden sein, lange bevor der Tabak in diesen Gegenden bekannt wurde (1626), der seinerseits den Gebrauch des Tschibugh, der eigentlichen Tabakpfeife, entwickelte (HARTWICH). In Griechenland sind die Wasserpfeifen meist aus Glas und werden auf den Boden gestellt, der Rauch wird durch einen 1 m langen Schlauch zum großen, bei luxuriösen Pfeifen aus Bernstein gebildeten Mundstück geführt. Solche Pfeifen dienen dem gewöhnlichen Rauchen von schwerem persischem Tabak (Tumpeki). Die Wasserbehälter werden dagegen aus dem verschiedensten Material hergestellt[1]; für das beste gilt immer noch die Cocosnußschale. Aus welchem Grunde, konnte ich nicht ermitteln, jedenfalls soll es für die Qualität des Rausches von Bedeutung sein. Weiter sind Tongefäße üblich. In Ermangelung einer richtigen Wasserpfeife werden z. B. im Gefängnis oder beim Militär Konservenblechdosen u. dgl. benützt oder Gefäße aus gekneteten Brot hergestellt. Die Zuluneger verfertigen eine Art Wasserpfeife aus Ochsenhörnern zum Haschischrauchen. In Südamerika wird, nach WOLFF, eine Pfeife, ähnlich dem persisch-türkischen Nargiléh, benutzt. Nachdem man gelernt hatte, das Haschisch mit Tabak vermischt zu rauchen, wurden alle Methoden, die zum Tabakrauchen dienten, auch für das Haschisch eingeführt. So sind an vielen Orten, z. B. bei den Rifkabilen und in Marokko, kleine Pfeifen namens „Sibsi" gebräuchlich. Dagegen rauchen die Kongoneger das Haschisch aus einer meterlangen Pfeife, die Pygmäen und Buschmänner aus kurzen oder langen Bambusrohren. In neuerer Zeit sind fast überall, besonders aber in den Expansionsländern, die Haschischzigaretten üblich geworden. Oft dreht man sie selbst, und zwar in der Weise, daß man 2—3 gewöhnliche Zigarettenpapiere an ihren Breitseiten aneinanderklebt; darauf wird eine entsprechende Menge von gewöhnlichem Tabak ausgebreitet und das pulverisierte Haschisch hineingestreut. Dann wird das ganze gerollt, und es entsteht so eine besonders große Zigarette, „Zighariliki" in Griechenland und „Chicharra" in Kuba genannt, die von mehreren geraucht wird. In Amerika und Europa werden fertige Haschischzigaretten verkauft, und in manchen Gegenden soll es auch Haschischzigarren geben. Für die excessiven Haschischraucher in Griechenland gilt

---

[1] Der Name „Nargiléh" soll mit der arabischen Bezeichnung für Cocosnuß „Nargil" zusammenhängen, aus deren Schale die Süchtigen ihre Wasserpfeifen mit Vorliebe herstellen. In Museen für Völkerkunde findet man orientalische Wasserpfeifen zum Haschischrauchen, besonders indische „Hukka's" und persische „Nargiléh's", in luxuriöser Ausführung mit Wasserbehältern aus kunstvoll ausgearbeiteten Edelmetallen und reichverzierten Metallegierungen und mit Mundstücken für Sultane mit Diamanten und Rubinen ausgeschmückt. — Aus dem frühen Altertum sollen pfeifenähnliche Instrumente zum Opiumrauchen gefunden worden sein (KRITIKOS und PAPADAKI).

jedoch das Rauchen der Wasserpfeife als das beste Mittel, den ihnen angenehmen Rausch zu erzeugen. Alle anderen Raucharten werden von ihnen wenig geschätzt und nur als Notbehelf hingenommen.

SKLIAR and IWANOW berichten über die Gebrauchsarten der Anascha: „Die gebräuchlichste Art ist das Rauchen der Anascha, gemischt mit Tabak (‚Machorka‘, die Hälfte oder zwei Drittel davon, die andere Hälfte oder ein Drittel Anascha), in der Form einer Zigarette. Zweitens das Rauchen der Anascha allein. Drittens das Rauchen ‚von der Nadel‘; ein Klümpchen der Anascha wird auf dem Ende einer langen Nadel angebracht und angezündet; indem das glimmende Pulver zum Mund gebracht wird, wird der Rauch eingeatmet. Viertens wird in Mittelasien die Anascha durch einen ‚Tschilim‘, ein besonders komplizierter Apparat in der Art einer Pfeife, geraucht." Die Art des Haschischrauchens „von der Nadel", wie man meist das Rohopium raucht, soll, wie es mir berichtet wurde, auch bei deutschen Jugendlichen gebräuchlich sein, und zwar entweder durch direktes Anbringen des glühenden Haschischstückes an Mund und Nase oder mittels einer leeren Kugelschreiberhülle, und stets so, daß ja kein Rauchteilchen verloren geht; auf diese Weise soll ein besonders „guter" Rausch entstehen.

c) Die Haschischrauchergruppen

Die Hanfraucher sind jedesmal bemüht, den Rausch möglichst angenehm zu gestalten. Sie verwenden viel Sorgfalt und Liebe, die jener der Opiumraucher nicht nachsteht, für die Vorbereitung und die Herstellung ihrer Rauchgeräte. Alte erfahrene „Haschikli" haben ihre bestimmten Methoden für die Zubereitung einer Wasserpfeife, besonders des „Lula", d. h. des Pfeifenkopfes. Die Anfeuchtung des „Tumpeki" (schweren persischen Wasserpfeifentabaks), die Verteilung der Blätter, die Menge des Haschisch, des Wassers im Behälter und zahlreiche ähnliche Kleinigkeiten werden bei solchen Gelegenheiten mit einem zeremoniellen Ernst ausgeführt. Wer einen besonders guten Lula zu bereiten imstande ist, wird in der ganzen Gesellschaft der Haschischgenießer berühmt, und alle gehen zu ihm, um von seiner Wasserpfeife zu rauchen. Die Haschischsüchtigen haben meist auch einen bestimmten Ort, wo sie ihre Wasserpfeifen rauchen. Entweder sind dies geschlossene Räume oder bestimmte Winkel unter freiem Himmel. Mitunter verfügen auch Kaffeehäuser mit einem regen Kundenverkehr über verborgene kleine Zimmer, die sie zu diesem Zwecke einrichten. An diesen Orten verbringen die Haschischraucher viele Stunden des Tages und des Abends, oft verbleiben sie dort tagelang. Manche ziehen es vor, in der Morgen- oder Abenddämmerung zu rauchen, andere in schönen ruhigen Mondnächten. Abgelegene, heimliche Speziallokale zum Haschischrauchen, ein ärmliches Zimmer, ein Hinterhof oder eine provisorische Baracke in einer unbewohnten

Gegend außerhalb der Stadt, deren Besitzer immer alte leidenschaftliche Haschischraucher sind, heißen „Dekes".

Ein solcher „Dekes" wird von einer 22jährigen Haschischliebhaberin folgendermaßen beschrieben: „Eines Abends fuhr ich allein im Auto zum Dekes des X... Als ich an dem Fluß entlangging, sah ich die Vögel, die über das trübe Wasser des Flusses flogen, pfiff dabei ein träumerisches Lied und war überglücklich, da ich im voraus den Genuß des göttlichen Rausches spürte. Hinten am Horizont erschienen zwei weiße Bretterbuden, die aus billigen Brettern und altem verrosteten Blech bestanden. Darin nistete die Vergessenheit und Seligkeit. Die Häuser existieren nicht mehr, die Polizei hat sie samt ihrer Einrichtung verbrannt. Die Gattin des Schmugglers empfing mich lächelnd wie immer. Sie heißt Marie, ist eine saubere und ordentliche 40jährige Frau, ein ehemaliger Schmetterling des Trottoirs und nun eine treue büßende Magdalena, die ihren haschischsüchtigen Mann liebt. Sie hat auch ihr schwarzes Lämmchen, ihre beiden Hündchen und ihre Katze gern, die, von den Rauchwolken des Haschisch berauscht, dauernd schläft. Ringsherum in der Bude waren etwa 10 Vogelbauer mit Singvögeln aufgehängt. Diese trillern ihre ruhigen Weisen und erheitern das Herz. Die Haschischvagabunden haben eine angeborene Liebe für Vögel und überhaupt für Tiere. Sie kaufen solche, soviel sie nur können. Ein schöner farbenreicher, stolzer Hahn schlägt seine Krallen auf den Boden und hört die Weisen der Haschischsüchtigen, die ein Phonograph mit einem großen grünen Trichter spielt. Marie fragt mich, ob ich draußen am Tischchen zu sitzen vorziehe, das von Rohrgewächs und Sonnenblumen umkreist ist. ‚Nein‘, sagte ich, ‚ich fürchte mich vor den Dackeln‘ (Jargon für Polizisten). ‚Natürlich‘, ruft jetzt ein Haschischberauschter dazwischen, ‚das Fräulein hat recht, verstehst du, Brüderchen, was für Fallen diese ehrlosen Dackel stellen.‘"

Die Haschischliebhaber rauchen in der Regel nicht gern allein, sondern bilden kleine Freundeskreise, die Haschischrauchergruppen, welche aus 2 bis 5 Leuten bestehen und meist eine Zeitlang die gleiche Zusammensetzung bewahren. Oft ist es ein zufälliges Zusammentreffen, das durch das Rauchen zu einer Freundschaft erhoben wird, oder es sind bereits alte Bekannte, die sich verabreden wie etwa in einem Schachklub. Sie nennen sich sehr bald Freunde, und solange die Gruppe besteht, halten sie fest zusammen, besonders Außenstehenden gegenüber. Trotzdem ist es nicht selten, daß sie sich gegenseitig verfeinden.

Wenn die Wasserpfeife zubereitet oder die große Haschischzigarette gedreht ist, so wird sie angezündet und in Zirkulation gesetzt. Jeder macht einen möglichst tiefen Zug daraus und hält den Rauch lange in den Lungen, „bis ihm die Tränen aus den Augen rollen oder starker Husten ihn befällt". Das Wasserpfeifenmundstück oder die Zigarette reicht er seinem Nachbarn, der ebenso verfährt, bis zum letzten und die Runde geht von vorne wieder an. Gewöhnlich reicht eine Wasserpfeife für 2 bis 4 solcher Züge für jeden Raucher.

Nach den ersten Zügen oder auch erst später setzt der Rausch ein. Die Berauschten unterhalten sich; jemand singt vielleicht ein gedehntes, weinerlich-pathetisches Lied, während ein anderer ihn mit einem mandolinenähnlichen Instrument (Baglamâ) begleitet, dessen Töne tief und dumpf sind und wie ein Stöhnen klingen. Mitunter erhebt sich einer der Raucher und führt einen Solotanz in der Mitte des Kreises auf, während die anderen durch Händeklatschen den Takt angeben. Dies geschieht besonders, wenn zum Haschisch auch Wein genossen wird. An einem Abend habe ich Gelegenheit gehabt, in einem Vorort von Athen beobachten zu können, wie ein junger berauschter Haschischraucher durch dauerndes Singen und Lachen, durch Necken und andere Manipulationen, wobei er sich dauernd in Bewegung befand, seine Kameraden quälte, die mehr apathisch und still einen ruhigen Rausch genießen wollten. Vielleicht war ihnen sein Benehmen auch angenehm, seine Lebhaftigkeit störte ihre Ruhe nicht; jedenfalls ertrugen sie seine unermüdlichen Quälereien, ohne zu protestieren, nur von Zeit zu Zeit sagte einer träge und langsam „laß doch!". Ähnliches erzählte ein Mann, daß ältere Haschischraucher ihn gern berauschten, als er noch ein kleines Kind war, um sich dabei zu amüsieren.

Über die gleichmäßige Verteilung des Haschisch an die einzelnen Mitglieder der Gruppe führt der Älteste bzw. der Kräftigste oder Frechste die Aufsicht. Er hält auch die Ordnung aufrecht und weist jeden, der sich widersetzt, zurecht, geht in schweren Fällen sogar bis zur körperlichen Züchtigung. Jedenfalls herrscht nach ungeschriebenen Gesetzen strenge Disziplin innerhalb der Gruppe der Haschischsüchtigen. Sie bildet ihren Kern und sie fördert die Verbreitung des Haschischgenusses. Wenn ein junger Mensch durch seinen Beruf oder durch sein unstetes Leben mit einem Haschischraucher zusammenkommt, wird er von ihm unweigerlich zu seiner Gruppe geführt, wo er ihn seinen Freunden vorstellt. Er wird von der Gesellschaft freundlich empfangen. Bald wird er aufgefordert, eine leichte Haschischzigarette zu versuchen. Er darf frei und gratis rauchen, es wird ihm Mut zugesprochen und er wird mit Ratschlägen, wie man es anfangen muß, versehen; sie gleichen den Gebrauchsanweisungen, die STECKEL zum Haschischrauchen und „High"-Werden in seinem Buch „Bewußtseinserweiternde Drogen" erteilt. Dieses Zureden ist gar nicht so unverbindlich; auf den Neuling wird ein gewisser Druck ausgeübt — etwa wie Nichttrinker zum Trinken genötigt werden: „Trink doch ein Gläschen mit uns!" — Verweigert der Neuling das Rauchen, so wird das nicht so gutmütig hingenommen, wie es die Verfasser des La Guardia-Reports präsentieren. Die anderen können sich tief beleidigt fühlen; sie werden mißtrauisch gegen den Neuling und können ihn als einen Polizeispitzel betrachten. Zumindest gilt er als feige. Wenn er wiederkommt, wird er genötigt, wieder einen Zug zu tun. Schließt er sich dieser oder später ähnlichen Gesellschaften an, so bleibt er Haschischraucher. Darüber wissen wir Näheres aus der Affäre, die sich 1930 im griechischen Kriegshafen unter den Matrosen ereignete und vor das Marinegericht kam, dessen Akten einen interessanten Einblick in die Art der Verbreitung und die Gewinnung von Proselyten gestatten:

Der Unteroffizier G. berichtete darüber, daß er auf Grund eines Befehls die Nachforschung nach Haschischsüchtigen und deren Überwachung übernommen hatte.

Er konnte feststellen, daß eine Anzahl von Matrosen nicht nur selbst rauchte und das Haschisch besorgte, sondern dies auch andere Matrosen lehrte. Einer dieser „belehrten" Zeugen sagte: „Ich gebe zu, daß ich an einem Sonntagabend, als ich mit dem Schreiben eines Briefes an meine Angehörigen beschäftigt war, die Matrosen P. und L. sah, die eine große Zigarette drehten, deren Inhalt ich nicht kannte. P. kam zu mir und forderte mich wiederholt auf, an dieser Zigarette zu rauchen. Ich tat einen Zug, worauf es mir bald schwindlig und vor den Augen trübe wurde. Mein Hals brannte. Seitdem habe ich dies nie mehr versucht. Ich wagte keine Meldung zu machen, weil ich befürchtete, daß mich P. deswegen mißhandeln würde." Ein anderer berichtete von der Zeit, als er im Marinegefängnis zugleich mit P. war und auch von ihm zum Rauchen von Haschisch genötigt wurde. „Ich tat es, damit ich von meinen Mitgefangenen nicht als Spion verdächtigt wurde." Der von den anderen als „Hauptverderber" bezeichnete P. schob trotzdem die Schuld auf die anderen, gab aber zu, daß er — sooft er Haschisch hatte — davon rauchte und berichtete folgendes: „Als ich vor 5 Monaten nach Y kam, sah ich einige, die auf den Berg stiegen, etwa eine Stunde dort blieben und dann wieder herunterkamen. Dies geschah täglich. Nach einigen Tagen wurde ich mit einzelnen von diesen bekannt und befreundete mich mit ihnen. Eines Tages stieg auch ich hinauf und beobachtete, daß der eine dem anderen die gleiche Zigarette zum Rauchen gab. Als sie mich sahen, verbargen sie die Zigaretten. Da ich mich nach einiger Zeit zu ihnen setzte, nahmen sie eine große Haschischzigarette heraus und gaben sie mir zum Rauchen. Ich wollte es nur aus Neugier versuchen. Als ich etwas rauchte, wurde ich schlapp, und sie gaben mir Karamellen." (Habt ihr dort häufig geraucht?) „Sooft wir Haschisch hatten, gingen wir zum Rauchen. Jeden Mittwoch und Samstag gab S. Geld, und es wurde Haschisch für die übrigen Wochentage angeschafft. Wenn wir nichts hatten, ging S. und holte Haschisch von einem Matrosen ... (er nennt einige Namen von Haschischsüchtigen). Alle diese kamen nicht zu unserer Gruppe zum Rauchen. Ich sah in unserer Nähe andere Matrosengruppen, die ebenfalls in ihren freien Zeiten rauchten. Wir rauchten nur Haschisch. Niemals nahmen wir etwas anderes, jedenfalls solange die Gruppe beisammen war."

Das war ein charakteristisches Beispiel für die Art, wie der Haschischgenuß sich weiter verbreitet. In Gefängnissen, in die Haschisch hineingeschmuggelt wird, entstehen durch die Gruppenbildung eigenartige Verhältnisse. Nach den Angaben eines Falles hielten die Mitglieder jeder Gruppe in einem solchen Gefängnis besonders zusammen und waren aufeinander angewiesen. Dagegen herrschte unter den Leuten der verschiedenen Gruppen Mißtrauen und heimliche Feindschaft. Die Gegnerschaft verschärfte sich manchmal derart, daß Prügeleien, Attentate, Körperverletzungen und selbst Morde vorkamen. Stritten sich zwei Gefangene, so teilten sich alsbald sämtliche Gefängnisinsassen in zwei Lager, die blind und wahllos aufeinander losschlugen, wobei selbstgefertigte Waffen ans Tageslicht kamen.

Solche Gruppen, die Stützpunkte der einzelnen Haschischsüchtigen bilden, sind vielfach auch von anderen Autoren beobachtet und erwähnt worden (WARNOCK, MARIE, CONOS). Wie sehr sich die Sitten der Haschischraucher in den verschiedenen, weit voneinander entfernt liegenden Ländern ähneln, zeigt ARTBAUERs Schilderung der Rifleute: „Mit 3 bis 4 Zügen ist die Sibsi geleert, sie wird wieder gefüllt und dem Nachbar gereicht; dieser raucht, stopft sie dann vom eigenen Vorrat und reicht sie seinem Nachbarn, bis die Runde um ist. Da sitzen die bärtigen Männer gern abends um das rauchende Feuer und erzählen Sagen oder Räubergeschichten, einer schneidet unverdrossen dürres Hanfkraut für die kleinköpfige Sibsi, während alle anderen andächtig lauschen. Der eine singt mit unterdrückter Stimme uralte Liebeslieder oder zupft auf zweisaitiger Audd oder Rimbi (Mandoline)."

HESNARD erzählt, daß „die Raucher sich in kleinen Gruppen von Eingeweihten zusammenfinden, meist abends. Die Ecke eines kleinen dunklen Hofes, eine stinkige Bude genügt ihnen. Die Dekoration hat nichts für die Phantasie Anregendes. Hier ergeben sich Lastträger, Schuhflicker, Cafetiers und Vagabunden einem schweren, groben, unästhetischen Rausch". KERIM berichtet mehr über die Sitten der Raucher. Nach ihm „wird das Haschisch genau so wie Opium in Gesellschaft in Haschischgruppen genossen. Diese Gruppen sammeln sich in von der Organisation zur Verfügung gestellten geheimen, verbotenen Kaffeehäusern. Um besser der Aufsicht der Polizei zu entgehen, bleiben diese Kaffees für das Gesamtpublikum geöffnet, während bestimmte Kunden sich im reservierten Abteil berauschen. Einige chronische Haschischsüchtige gehen so weit, unter sich eine brüderliche Sympathie zu verspüren dank der langen Zusammengehörigkeit und des gleichen Genusses und Vergnügens. In den Haschischlokalen ersetzt eine Sektendisziplin das Gesetz. Die Mitglieder der Gruppe verständigen sich durch konventionelle Zeichen. Bei der Versammlung führt der älteste Haschischsüchtige den Vorsitz; man nennt ihn den sorgenfreien Sultan. Die Neulinge und die jungen, frisch in den Zirkel eingeführten Leute dürfen nichts zahlen, weil auch sie zu begeisterten Eingeweihten werden und dem Haschisch verfallen sollen. Die Einführungszeremonie wird festlich begangen. Der Neuling darf in Gegenwart des Sultans nur einen leichten Zug aus der Zigarette machen, weil, wenn die erste Dosis zu stark ist, der augenblickliche Tod herbeigeführt werden kann".

WOLFF berichtete, daß auch in Brasilien, Mexiko und Kuba Marihuana kollektiv geraucht wurde. In Kuba hießen Gruppen von 4—6 Marihuanarauchern „cofradia" oder „bonche". Die große „Chicharra" wurde nach jedem Zug dem Nachbarn weitergereicht. „Sie neigen ein wenig den Kopf nach hinten und inhalieren lang und tief das größtmögliche Quantum Rauch und halten ihn in den tiefsten Atmungspartien für die längstmögliche Dauer, die sie können." In Mexiko sitzen sie im Kreis und rauchen eine große Marihuanazigarre, jeder nimmt davon einen Zug und reicht sie dem Nächsten, bis sie 13 Züge gemacht haben — eine Zahl mit religiöser Bedeutung. Sie stellen auch eine Eidechse in der Mitte des Kreises, die eine Inkarnation Gottes darstellen soll und welche das Ende des Rauchens anzeigt, wenn auch sie berauscht niederfällt.

In dem La Guardia-Report wird erwähnt, daß die Marihuanaliebhaber sich in den „Teestuben" treffen und dort ihre Zigarette in der Runde rauchen, indem sie jeder nach ein oder zwei Zügen dem Nachbarn weiterreicht. Eine

„Teestube" auf der Terrasse eines Hauses in Harlem bestand aus Zelten, worin man rauchte; war der erwünschte Rausch eingetreten, dann krochen alle ins Freie und unterhielten sich „über die Sterne und die Schönheit der Natur". Nach den Feststellungen der britischen Beratungskommission wird in ganz England das Haschisch „mehr in Gesellschaft als einzeln gerau007. Der Freund wird vom Freund eingeweiht". Es handelt sich meist um Gruppen von jungen Leuten, teils von einfachen Arbeitern, die sich zum Wochenend-Vergnügen zusammentreffen. Das Haschisch wird als „a gregarious drug" bezeichnet.

Dasselbe gilt auch für die deutschen Haschischraucher, die wohl auch einmal einzeln ihre Haschischzigarette rauchen, meist aber den Haschischgenuß in Gesellschaft vorziehen, da sich dabei der Rausch „viel besser" gestaltet, wie es mir von solchen Jugendlichen versichert wurde. In allen größeren Städten sind Vergnügungslokale bekannt, wo sich die „Hascher" versammeln, gewöhnlich abends bis tief in die Nacht hinein. Manche Lokale werden von der Polizei wegen der blutigen Episoden geschlossen, die darin oder vor ihnen auf der Straße zwischen rivalisierenden Rauschgifthändlern vorkamen. In den Schulen wird Haschisch in Hofwinkeln oder vornehmlich in den Toiletten geraucht. Auch in Deutschland spielen die Haschischrauchergruppen, so locker sie auch zu sein scheinen, eine wichtige Rolle für die wachsende Verbreitung der Droge.

d) Die gerauchten Mengen

Die Dosen der aktiven Haschischsubstanz, die zur Erzeugung eines Rausches gebraucht werden, sind bei der Art der Präparate, die nicht einheitlich hergestellt und auch nicht gleichförmig und gleichwertig sind, nicht feststellbar. Selbst die Größe der Quanten, die geraucht werden, sind durchaus nicht zu bestimmen. Man bedenke nur, daß aus einer Pfeife, in die z. B. 1 g Haschisch getan wird, 3 oder 4 Leute rauchen, und daß ein Teil des Rauches unbenutzt aus dem Gefäß ausgepustet wird. Schon die Methode des Rauchens an sich erlaubt keine genaue Dosierung. Außerdem erwiesen sich meine Bemühungen, bei den Haschischsüchtigen zu erfahren, wieviel Haschisch sie in einer bestimmten Zeit verbrauchen, als erfolglos. Weder die Einzel- noch die Tagesdosis konnten einigermaßen von ihnen geschätzt werden, was die ungenauen und widersprechenden diesbezüglichen Angaben in der Literatur erklärt. Dies steht im Gegensatz zum Verhalten anderer Süchtiger, etwa der Morphinisten und Heroinisten. Die Haschischsüchtigen rechnen nicht nach Gramm, sondern nach unbestimmten „Haschischstücken" oder häufiger nach Wasserpfeifen und Zigaretten. „Ich rauche soundsoviele Wasserpfeifen und Zigaretten täglich", sagen sie. Nach den Ermittlungen des La Guardia-Reports unter den New Yorker Marihuanarauchern konsumieren die leich-

ten Raucher 1—2 Zigaretten wöchentlich, die starken 1—10 Zigaretten täglich. Wenn man die Unzuverlässigkeit der Haschischsüchtigen gerade in ihren
Angaben über die gerauchten Mengen berücksichtigt, so sind auch diese Angaben höchst zweifelhaft, denn sie sagen niemals die Wahrheit; vielleicht
wissen sie sie selbst nicht mehr. Manche behaupten, meist täglich zu rauchen,
manchmal auch nicht oder ein anderes Mal weniger oder mehr. Ein Haschischraucher in Deutschland versicherte bei unserem Treffen, daß er eine Woche
zuvor drei Tage lang „viel" Haschisch geraucht habe, bis es ihm übergenug
wurde, und daß er seitdem keine Lust wieder zum Rauchen verspürt hätte.
Tatsächlich sind unwillkürliche (wenn sie kein Haschisch beschaffen können),
aber auch willkürliche und spontane Abstinenzzeiten von Tagen bis selbst
Wochen hindurch bei den Haschischrauchern durchaus nichts Seltenes. Sie sind
wie in ihrem ganzen Wesen, so auch im Rauchen unbeständig. Wenn sie
rauchen, tun sie es so lange, bis sie das „Gefühl" haben, daß sie das Maß erreicht haben, das einen angenehmen Rausch erzeugt; dann hören sie auf
(selbst bei den Experimenten von DONTAS und ZIS weigerten sich die
Haschischsüchtigen, mehr zu rauchen, als sie für gut hielten). Nun ist dieses
„Gefühl" von der momentanen Situation und Stimmung des Haschischsüchtigen und von der Schwere und Ausgiebigkeit der vorangegangenen Räusche
sowie von dem bis dahin getriebenen Mißbrauch abhängig, also durchaus
nichts Konstantes. Schließlich sei noch darauf hingewiesen, daß das Haschisch
im Gegensatz zum Morphium, Heroin und Cocain nicht eine ständige Erhöhung der Dosis erfordert, um das gleiche angenehme Gefühl des Rausches zu erzeugen. Zwar werden bei Beginn des Gebrauches kleinere Dosen
besser vertragen als große. Das ist aber nicht das gleiche wie das erzwungene
Steigern und Vermehren der Dosen anderer Narkotica. Aus der oben angeführten Unregelmäßigkeit resultiert vielmehr, daß die Einzel- und Tagesdosis von der jeweiligen Lust und Laune der Haschischgenießer abhängt. Das
Gegenteil bemerkt SKLIAR für die Anaschagenießer, obwohl er annimmt, daß
die Anascha schwächer als das gewöhnliche Haschisch wirkt. Es ist in diesem
Zusammenhang von Interesse, daß sich wahrscheinlich alle *Rausch*mittel, also
auch Alkohol und Cocain, darin ähnlich verhalten; d. h. daß das Erzeugen
des Rausches nicht nur von der eingenommenen Dosis abhängt. Auch findet
man bei diesen Rauschmitteln solche Genießer häufiger, die wenig zu sich
nehmen, als bei den Opiaten, bei denen die Notwendigkeit, das Quantum zu
steigern, viel größer und unvermeidlicher zu sein scheint. Am eindrucksvoll-
sten sehen wir es beim Heroin, bei dem das Minimum der eingenommenen
Tagesmengen lediglich dazu dient, das Auftreten der Entziehungserscheinungen zu verhindern, es also nicht mehr zu Genußzwecken, sondern als „Medizin" dient. Von diesem Quantum ausgehend müssen die Heroinisten entsprechend mehr nehmen, um eine euphorische Stimmung bei sich zu erzeugen.

Über bestimmte Entziehungserscheinungen nach längerem Haschischmißbrauch konnte ich bei den Fällen, die ich untersuchte, *nichts* erfahren. Die bei

den Heroinisten und den Konsumenten anderer Opiate vorkommenden charakteristischen und konkreten, oft heftigen Störungen als unmittelbare und gesetzmäßige Folge der Entziehung treten jedenfalls bei den Haschischsüchtigen nicht auf. Das Haschisch scheint sich in dieser Hinsicht wie etwa der Alkohol, das Cocain und der Tabak zu verhalten. Allerdings sind schon beim letzteren die Abstinenzerscheinungen für starke Raucher recht unangenehm. Ein Haschischraucher verglich auch die Gefühle, die er bei Abstinenz empfand, mit denjenigen des gewöhnlichen Tabakrauchers. Im ganzen klingen die übereinstimmenden Angaben der habituellen Haschischraucher über die Geringfügigkeit der Symptome bei Aussetzung des Gebrauchs recht glaubhaft. Viele gehen soweit zu behaupten, daß das Fehlen des Haschisch ihnen nichts ausmache, daß sie, wenn sie wenig Haschisch hätten, eben nicht regelmäßig oder gar nicht rauchten. Nur wenn sie gerade Lust dazu verspürten, brennen sie sich eine Haschischzigarette an. Sie entschlössen sich demnach gewissermaßen jedesmal freiwillig, sich zu berauschen. Sie könnten unter Umständen auch anders, sie könnten, wenn auch ungern, ohne das Mittel auskommen. Dann aber greifen sie nach irgendeinem Ersatz. Griechische Militärpsychiater erzählten mir von einer eigenartigen „Mode", die bei haschischsüchtigen Soldaten in den letzten Jahren in allen Lazaretten beobachtet wird; sobald sie kein Haschisch auftreiben können, zerreiben sie Aspirintabletten oder kratzen von den Wänden Kalk ab, mischen das so gewonnene Pulver mit gewöhnlichem Zigarettentabak und rauchen dann dieses Gemisch. Sie behaupten, daß sie auf diese Weise auch einen guten Rausch bekämen. Vielleicht werden sie dabei etwas schwindelig, vorwiegend handelt es sich aber eher um die Genugtuung, daß sie doch etwas anderes geraucht haben.

Jedenfalls stimmen in diesem Punkt fast sämtliche Angaben in der mir bekannten Literatur überein, daß eine organische Gewöhnung mit ihren Folgen, der Dosissteigerung und den Entziehungsphänomenen, bei den Haschischsüchtigen nicht nachgewiesen werden kann.

Neben dem Haschisch wird nicht selten Wein getrunken, vorzugsweise süßer Wein; das wird auch im „La Guardia-Report" erwähnt, mit dem Zusatz, daß Whisky vermieden wird, weil er den guten Marihuanarausch verhindere. Einige jugendliche Haschischraucher wenden sich gegen den Genuß des Alkohols in einer Art Trotzreaktion, weil er, obgleich schädlicher, erlaubt sei, oder weil ihn die ältere Generation gebraucht. So gänzlich vermeiden sie ihn aber nicht. Auch sonst bleiben die Haschischraucher dem Haschisch nicht immer treu; wenn ihnen Gelegenheit geboten wird, greifen sie leicht zu anderen Rauschmitteln wie Cocain, LSD, Mescalin u. a. Es ist bezeichnend, daß von den 237 ermittelten Fällen von BSCHOR u. Mitarb. 50,9% LSD, DOM/STP und Mescalin, 16,4% verschiedene Opiumalkaloide und einige andere die verschiedensten Drogen außerdem benutzten. Darin liegt auch z. T. die Gefahr, daß sie einmal Heroin probieren. Die rasche Gewöhnung an Heroin entfernt sie dann vom Haschisch. Rauchen sie es auch weiterhin, so geschieht es meist nur bei besonderen Anläßen und aus bestimmten Gründen, entweder wenn sie die Entziehungserscheinungen bei einer erzwungenen Abstinenz mildern oder ihren abnehmenden Appetit bessern wollen. Jedenfalls hört das Haschisch auf, die Rolle eines Genußmittels für sie zu spielen und sie zu befriedigen. In der Jugendpsychiatrischen Klinik der Universität Marburg wurden im Jahre 1960 20 süchtige Jugendliche beobachtet und behandelt, von denen 12 mit Haschisch begonnen, aber nur 2 nicht/noch nicht gewechselt hatten. In 16 Fällen waren Drogenwechsel zu verzeichnen, und zwar ausschließlich in Richtung stärker wirksamer Mittel (SUTTE et al., zit. nach EHRHARDT).

4. Die Intoxikationsformen der direkten Haschischwirkung

a) Klinische Einteilungsversuche

WARNOCK unternahm 1903 eine systematische Einteilung der Formen der psychischen Störungen, die bei den Haschischintoxikationen beobachtet werden, und zwar auf Grund der beim Alkohol gewonnenen Erfahrungen. Er stellte das Haschischproblem überhaupt dem Alkoholismus gegenüber, zog eine Parallele zu den durch den Alkohol hervorgerufenen Intoxikationsformen und unterschied beim Haschisch 1. eine *temporäre Intoxikation:* der Haschischsüchtige zeigt dabei Symptome der geistigen Störung mit Verwirrtheit bei einer ausgesprochen subjektiven Euphorie und fröhlicher Stimmung der Welt gegenüber, mit vergnüglichen Träumen im halbwachen Zustand, die denen des Opiumrauchens nicht unähnlich sind. Außerdem wird bei dieser Kategorie die Neigung zu Größenideen und leichter Reizbarkeit angegeben; 2. das *Haschischdelir,* wobei optische, olfaktorische, haptische Halluzinationen, Verfolgungs-, Besessenheits-, Größenideen, Erregung, Ruhelosigkeit, Schlaflosigkeit, Schwanken bei aktiver und schneller Beweglichkeit beobachtet werden; 3. eine *Haschischmanie,* welche Tobsucht, Vergiftungs-, Größen- und religiöse Ideen, Verfolgungswahn, Aggressivität, Ruhelosigkeit, zerfahrenes Reden, amoralisches und ordinäres Schimpfen, akustische und haptische Halluzinationen mit Angst, depressive Verstimmungen und mitunter tödlichen Ausgang aufweist; 4. eine *chronische Haschischmanie.* Viele dieser Fälle sollen von den gewöhnlichen Fällen von chronischer Manie nicht zu unterscheiden sein; 5. die *chronische Haschischdemenz,* die das Endstadium aller vorübergehenden Formen bei allgemeiner geistiger Reduktion, Energielosigkeit, Gedächtnisschwäche, Apathie darstellt; 6. eine *Cannabinomanie,* die als Zustand zwischen den Attacken der vorübergehenden Formen oder als Dauerzustand mit Charakterveränderungen des Haschischsüchtigen auftritt.

MARIE versucht auf Grund von Mitteilungen WARNOCKs, eine Einteilung der Störungen je nach der Höhe der genommenen Haschischdosen und des davon abhängigen verschiedenen Wirkungsgrades zu geben. Die Veränderungen selbst fangen beim euphorischen Zustand an und gehen über das „echte, hartnäckige, traumhafte Delir" in die Zustände über, die durch Zerfahrenheit, Verbigeration, Ermüdung, Erschöpfung, Schlaflosigkeit, falsche Orientierung der Sinnesfunktionen, Illusionen und Halluzinationen und Verfolgungsideen charakterisiert sind. Außer diesen wird ein „akutes tödliches

Delir" angeführt und die Möglichkeit erwähnt, daß die „traumhafte Verwirrtheit in die chronischen Zustände" übergeht. Für diese wird eine hereditäre degenerative Veranlagung angenommen, bei welcher früher oder später die Dementia praecox einsetzen kann.

HESNARD beschreibt die direkte Haschischwirkung und meint, daß eine starke Dosis bei bereits durchgifteten Leuten ein echtes halluzinatorisches Delir, psychische Asthenie, depressive Verworrenheit usw. erzeugen kann. Die Haschischdemenz ist die extreme Form der chronischen psychischen Asthenie bei psychischer Schwäche der Süchtigen, die besonders bei den Älteren mit bereits vorhandenen Abbauerscheinungen angetroffen wird.

Nach KERIM wird durch die Haschischwirkung Bewegungsverlangsamung und Inkoordination der Bewegungen, mitunter affektive Erregung, häufig tiefe Depressionen, heftige Kopfschmerzen, Schwindel, Erbrechen, Sensationen des Ertrinkens, schwere Halluzinationen aller Sinnesgebiete und unter Umständen Herztod hervorgerufen. Er unterscheidet einen chronischen Haschischmißbrauch, der durch eine Charakterveränderung im Sinne der Demoralisierung, Streitsucht, Impulsivität und Arbeitsscheu charakterisiert ist, von den psychischen Krankheiten der Haschischsüchtigen. Letztere bestehen in cerebraler Reizung, subakuter Melancholie, Dementia praecox, Schizoidie, akustisch-halluzinatorischem Delir und Verwirrtheit.

BROMBERG versucht eine Reihenfolge der Rauscherscheinungen aufzustellen. Nach ihm wird der Rausch von einer Angstphase mit Rastlosigkeit und Überaktivität eingeleitet. Danach tritt eine Beruhigung ein, gefolgt von Euphorie, Mitteilsamkeit, beschleunigtem Ideenfluß und eventuell visuellen Halluzinationen. Zum Schluß tritt Schläfrigkeit und traumloser Schlummer ein.

Nach BERGMARK läßt sich der Haschischrausch in 3 Stadien einteilen: 1. das euphorische Stadium, 2. das Halluzinationsstadium und 3. der langandauernde tiefe Rausch, in dem das Bewußtsein zeitweise schwindet oder sich der seelenlose Zustand der Katalepsie einstellt.

ZUNIN beschreibt fünf Hauptcharakteristika der subjektiven psychologischen Effekte der Marihuanawirkung: 1. Ein Gefühl der Euphorie, manchmal geschildert als eine Sensation der Freude, der Wonne oder der Erleichterung, gelegentlich als ein Gefühl der Schwerelosigkeit und der Bewegtheit. 2. Die häufige individuelle Erfahrung einer wachsenden Empfindung des Wohlseins, der Superiorität, und einer Steigerung des Mutes und des Selbstvertrauens, die nicht der Realität entspricht. 3. Die Sinnesempfindungen werden intensiviert in einer ungleichmäßigen und unsteten Weise. Insbesondere handelt es sich um eine Steigerung der akustischen und visuellen Empfindungen, manchmal auch des Tastsinns. 4. Häufig wird ein wachsender Hang nach Geselligkeit und Redseligkeit beschrieben, auch Liebesaffekte und ein Verlangen, mit anderen Menschen zusammen zu sein. 5. Ein durchdringendes und stilles Gefühl der Entspannung und der Seelenruhe ohne Ermüdung.

b) Die akute Form: der Haschischrausch

Im wesentlichen ruft der zu experimentellen sowie der zu Genußzwecken erzeugte Haschischrausch die gleichen psychologischen Phänomene hervor. Selbst wenn verschiedene Präparate oder verschiedene Aufnahmearten benutzt werden, läßt sich stets die Eigenart der Haschischwirkung erkennen. Im einzelnen heben sich gewisse Unterschiede ab: das per os eingenommene Haschisch braucht mehr als eine Stunde, um zu wirken, was STRAUB auf die verlangsamte Resorption der Droge zurückführt; dagegen tritt der Rausch beim Rauchen schnell und fast unmittelbar nach den ersten Atemzügen ein, was auch experimentell nachgewiesen wurde (ALLENTUCK, WEIL u. Mitarb. u. a.). Dabei gestalten sich die Rauscherlebnisse flüchtiger und oberflächlicher, als wenn das Haschisch gegessen wird. Im großen und ganzen sind aber feinere quantitative und qualitative Differenzen der Räusche durch individuelle Faktoren, z. B. durch Qualität und Art des Präparates, durch die Absicht, mit der die Droge genommen wird und wahrscheinlich durch Gewöhnung bestimmt.

Der experimentelle Rausch. Selbstversuche mit Haschisch sind seit ANGE DE SAINT-JOSEPH (1681), KAEMPFER (1712), THÉOPHIL GAUTIER (1843) u. a. bekannt. Berühmt und viel zitiert sind die Schilderungen der eigenen Haschischerlebnisse von BAUDELAIRE. Solche Beschreibungen der Selbstversuche durch ein- oder mehrmaliges Hanfgenießen, die heute häufiger als früher vorkommen, bieten uns trotz der Neigung zu sensationeller Übertreibung wertvolle Informationen über die Haschischwirkung. Und obwohl die Exaktheit fehlt, haben diese Versuche den Vorzug, daß die Rauscherlebnisse sich ungezwungener und freier gestalten.

Wie jedes Experiment auch, setzt das eigentliche Haschischexperiment einen Arbeitsplan mit vorbestimmten Bedingungen, exakte Untersuchungsmethoden und die objektive Beobachtung durch Fachleute voraus. Vom Standpunkt der Versuchsperson aber wird die Rauschsituation um so mehr eingeschränkt, je mehr man sie Untersuchungsapparaturen und -eingriffen aussetzt, selbst oder gerade wenn es sich um Gewohnheitsraucher handelt. Dadurch können die Rauscherlebnisse in ihren verschiedenen Komponenten beeinflußt, abgelenkt, provoziert, abgeschwächt oder gar der ganze Rausch abgebrochen werden.

Außer der Qualität der Präparate und der Persönlichkeitsstruktur spielt im allgemeinen die Dosierung eine wesentliche Rolle für die Gestaltung des Rausches und die Intensität der Veränderungen der seelischen Vorgänge. Bei den Experimenten von ISBELL wurden verschiedene Dosen von synthetischem Tetrahydrocannabinol an chronische Marihuanaraucher verabreicht. In Dosen von 120 μg/kg oral bzw. 50 μg/kg inhaliert, erklärten die Versuchspersonen, daß die Droge ähnlich wie Marihuana wirke. Bei höheren Dosen von 300—400 µg/kg bzw. 200—250 µg/kg inhaliert, wurden bei den meisten von ihnen „psychotomimetic effects" beobachtet.

Aus den Selbstschilderungen und den experimentellen Feststellungen kann man sich ein Bild von der Mannigfaltigkeit der seelischen Veränderungen durch die Haschischwirkung machen. Diese wird subjektiv als neuartiger, unbekannter Zustand empfunden, der abrupt einbricht.

Ein primärer Wirkungseffekt liegt in der Alteration des Bewußtseins, die sehr geringfügig und unmerklich oder sehr stark und auffallend sein kann. Sie führt bei schwerer Intoxikation zu völliger Aufhebung des Bewußtseins, ähnlich einem komatösen Zustand. Besonders charakteristisch für die Haschischwirkung ist ein eigentümliches gegenseitiges Ablösen von Bewußtseinslagen und -helligkeiten, ein ungleichmäßiger, aber doch irgendwie rhythmisch-beschleunigter Wandel in der Bewußtseinsrichtung.

„Von Zeit zu Zeit verfiel ich in einen Zustand der Bewußtlosigkeit. Der Zeitsinn verringerte sich dermaßen, daß ich bisweilen glaubte, jedesmal, wenn das Bewußtsein zurückkehrte, es seien inzwischen 10 Minuten vergangen, obwohl die Zeitintervalle realiter nicht mehr als 5 Sekunden betrugen ... Manchmal kam ich zu mir selbst und es schien mir, als ob ich von einer furchtbaren Irrfahrt ins Jenseits zurückkehrte. Dieser Gedanke war für Momente sehr stark; ich glaubte tatsächlich, daß ich auferstanden war, und die Lebensfreude befiel mich mit solcher Wucht, daß ich weinte. Dies dauerte einen Augenblick. Die Geistestrübung überfiel mich erneut, und ich wurde wieder in eine finstere und furchtbar kalte, schmutzige Welt versetzt" (Selbstschilderung von N. LANGE, Psychologieprofessor in Odessa, nach SKLIAR und IWANOW).

„Nun tritt auch eine Veränderung des Bewußtseins ein, die meine Aufmerksamkeit ganz in Anspruch nimmt. Es ist, als wenn ich immer wieder aus einer Bewußtlosigkeit zu mir kommen würde, um nach einiger Zeit aus der jeweiligen Situation und dem Gedankengang wieder in sie zu verfallen. Es sind kurzdauernde Absencen, die zunächst vollkommen erlebnislos sind und nur als störende Unterbrechungen des Gedankenganges empfunden werden ... Die Bewußtseinsveränderung ist inzwischen weiter fortgeschritten. An Stelle der erlebnislosen Absencen ist jetzt etwas wie ein zweites Bewußtsein getreten, so daß also das normale, ichzugehörige Bewußtsein mit einer zweiten, zunächst völlig undifferenzierten Bewußtheit alterniert. Erlebt wird dieses zweite Bewußtsein zunächst als eine andere eigene Zeitdauer. Subjektiv scheinen sich zwei voneinander getrennte Erlebnisabläufe abzulösen (Versuchsperson BERINGERs).

„Selbst wenn mir keine Fragen gestellt werden, geht diese andauernde Abwechselung weiter ... Jeden Augenblick lebe ich in einem bestimmten Zustand, der in keinem Zusammenhang mit dem gleich vorausgehenden oder nachfolgendem zu stehen scheint — Jeden Augenblick glaube ich aus einer Art Schlaf aufzuwachen, daß ich gerade in diesem Moment nur wirklich wach bin. Diese Abwechselung bricht zuweilen mit solcher Geschwindigkeit ein, daß ich das Gefühl habe, alles drehe sich im Kreis herum ..." (Versuchsperson in BERINGERs Experimenten).

Der Bewußtseinswechsel nimmt eine phasische Form mit einer raschen Schlaf-Wach-Ablösung. Es scheint, daß der Rausch sich um so weniger produktiv gestaltet, je mehr die Bewußtseinsschwankungen ausgeprägt sind, was mit einer relativen Überdosierung von Haschisch zusammenhängt. Hand in

Hand gehen damit die Beeinträchtigung der Antriebe, die von der Trieb-haftigkeit bis zur Antriebslähmung schwingen, und die Aufmerksamkeits-störung, die wechselweise hierhin und dahin, mal nach außen, mal nach innen gerichtet wird.

„Wenn ich meine Aufmerksamkeit auf mich richte, vergesse ich sofort alles, was um mich geschieht — dann kommt als etwas Drittes der Raum — als ob ich wo anders wäre, ich kann nicht sagen wo — das Bewußtsein, daß ich mich hier befinde, schwindet nicht" (Stenogramm im Rausch, nach dessen Ablauf der Sachverhalt wie folgt geschildert wird): „Meine Aufmerksamkeit wechselte von dem einen zum anderen, von der Außenwelt zu mir selbst. Kaum hatte ich mich wiedergefunden, nahm ich plötzlich meine Umgebung wahr; so vergaß ich mich sofort. Ich möchte die-sen Richtungswechsel meiner Aufmerksamkeit näher zu erläutern versuchen: In diesem Zustand sah es so aus, als ob drei gesonderte und voneinander unabhängige Dinge existierten, d. h. ein Raum, ein ‚empfindendes' Ich und ein ‚beobachtendes' Ich. Sobald das letztere sich nach außen, auf den Raum richtete, hörte die eigene Person quasi auf zu existieren; die Empfindung des Ich-Verlustes wendete die Auf-merksamkeit nach innen, und das eigene Ich wurde seiner selbst bewußt, und dieser Richtungswechsel wurde vom Bewußtwerden des Wachseins begleitet; im nächsten Augenblick, automatisch, oder mit dem Eindruck eines eigenen Willenimpulses, oder durch einen äußeren Anreiz richtete sich die Aufmerksamkeit nach außen und dieses rapide Hin und Her wiederholte sich unendlich von Neuem weiter" (Versuchsperson von BERINGERs Experimenten).

Bei einigen Haschischräuschen treten besonders deutlich Denkstörungen hervor. Von diesen behandelt BERINGER „3 prägnante Formen gestörten Denkens im Haschischrausch", die „immer wieder verhältnismäßig rein ... bei den verschiedenen Versuchspersonen faßbar waren". Zunächst handelt es sich um die Unfähigkeit, den Sinn einer Gesamtsituation, eines Gespräches als Ganzes zu erfassen. „Es gelingt zwar noch vorübergehend ... das Neben-einander in ein Miteinander zu überführen ... Nach kurzem wird wieder auf die Teilinhalte abgeglitten, die — quasi auf Kosten des Ganzen — über-mächtig werden." Während in dieser Form bemerkenswerterweise die Teil-inhalte im Gedächtnis bleiben und nachträglich reproduziert werden, besteht in einer anderen Form eine Störung der „mnestischen Speicherungsfähig-keit". In der dritten Form handelt es sich um eine Störung im Denkablauf, um ein abruptes, momentanes Gedankenabreißen, wobei „der Faden mit dem Material verlorengeht", nach einer Formulierung nach BÜRGER-PRINZ für den Gedankenentzug Schizophrener, die BERINGER hier anwendet.

Das Gedankentempo wechselt in den verschiedenen Räuschen und im Verlauf eines Rausches; es kann sehr beschleunigt oder bis zum Erlebnis der Gedankenstarre verlangsamt sein. Mannigfaltige Veränderungen der Vor-stellungs- und Wahrnehmungswelt werden vielfach beschrieben. Vorstellungs-bilder gewinnen dermaßen an Schärfe und Plastizität, daß sie echten Hallu-zinationen gleichen. Manche meinen im Rausch, daß sie willkürlich solche Phantasiespiele lenken und gestalten können. Sinneswahrnehmungen werden häufig stark verändert, Farben und Formen scheinen übermäßig leuchtend, kräftig, scharf oder verschleiert, so daß das Ich in Staunen, Ergriffenheit und Ekstase versetzt wird.

„Rings um mich war ein Rieseln und Einstürzen von Steinmassen in allen Farben und in stetem Wechsel, das nur mit dem Spiel des Kaleidoskops verglichen werden kann. In manchen Augenblicken sah ich meine Kameraden, jedoch verändert, halb Mensch, halb Pflanze ... Diesmal waren die Visionen sehr viel komplizierter und ungewöhnlicher. Milliarden von Schmetterlingen, deren Flügel wie Fächer rauschten, flogen mit dauerndem Summen in einer merkwürdig erleuchteten Luft umher" (GAUTIER).

„Ich hatte ein weißes Tuch in den Händen, und als mein Blick auf dasselbe fiel, sah ich durch die Falten desselben die prachtvollsten Figuren gebildet und eine kleine Veränderung genügte, um sogleich eine andere Erscheinung hervorzurufen. Bald bemerkte ich, daß ich willkürlich sehen konnte, was ich wollte: bärtige Männerköpfe, Frauengesichter, Tiere aller Art, daß es genügte, nur einige Falten zu verändern, und ich hatte das gewünschte Bild vor mir" (BIBRA).

Die Größe der wahrgenommenen Gegenstände verwandelt sich, sie bekommen gigantische Ausmaße oder werden winzig klein und entfernt oder ihre Form wird verzerrt. Töne dringen in den eigenen Seelenbereich, unterschwellige Geräusche werden überlaut, gewöhnliche Geräusche wie Explosionen gehört. Das musikalische Erlebnis wird verändert, einfache Töne nehmen einen hohen ästhetischen Wert an, Melodien werden wie unangenehmes und störendes Getöse empfunden. Zugleich oder gesondert stellen sich Störungen im Zeit- und Raumerleben ein.

„Der Lärm um mich (im Tanzlokal) wächst. Mein Gehörsinn scheint, daß er sehr empfindlich ist. Das Getümmel und der Musikrhythmus nehmen eine schmerzliche Form an. Aber andere Geräusche auch verdrießen mich ... Ich befinde mich wieder auf der Straße, ich fühle, daß ich mich in einer anderen Welt befinde, in einer Welt der Farben und Wunder. Ich fühle, daß ich größer werde, daß ich zusehends wachse. In mir tanzen Funken, Blitze aus einem leuchtenden Veilchenblau und Grün ... Gräßlich violetter Glanz strahlt aus meinen Händen ... Plötzlich stehe ich am Neckar, der in einem schrecklichen Smaragdgrün phosphoresziert ... Die Landschaft ist bekannt und doch so exotisch, so afrikanisch und traumhaft ... Wie Gespenster tauchen die Autos auf und kriechen mit einer unvorstellbaren Schwerfälligkeit vor mir. Ich höre wie ihr Getriebe ebenso langsam arbeitet: tack—tack—tack ... Wieder sitze ich in einem Tanzlokal ... Man spricht mich mit unendlich langen Sätzen an, die ich unmöglich verstehen kann aus dem Grund, daß ich, wenn sie zu Ende sind, ihren Anfang vergessen habe. Aber warum sprechen alle so langsam? Inzwischen spielt die Musik in einem lächerlich langsamen Tempo. Jeder Ton und jeder Akkord ist buntfarbig, verschieden der eine vom anderen; sie schwingen wie farbige Kreise im Raum, die Musikinstrumente vergrößern sich und nehmen phantastische Formen an ..." (Selbstschilderung eines unbeabsichtigten Haschischrausches von einem Pharmakologiestudenten).

„Mein Gehör hatte sich merkwürdig gesteigert, ich hörte das Geräusch der Farben. Grüne, blaue, gelbe Töne kamen in scharf unterschiedenen Wellen zu mir. Ein umgeworfenes Glas, ein Ächzen des Stuhles, ein leise ausgesprochenes Wort vibrierten und widerhallten in mir wie Donnergetöse. Meine eigene Stimme schien mir so laut, daß ich nicht zu sprechen wagte, aus Angst, die Mauern umzuwerfen oder selbst wie eine Bombe zu explodieren ... Jeder gestreifte Gegenstand tönte wie eine Harmonika oder eine Äolsharfe. Ich versank in einem Ozean von Wohllauten, in dem wie Inseln einige Bruchstücke aus ‚Luzia' oder dem ‚Barbier' auftauchten … ich war ja durchdringbar geworden, und bis ins Letzte hinein nahm ich die Farbe der phantastischen Umgebung auf, in die ich versetzt war. Töne, Düfte, Licht kamen durch unzählige schmale Kanälchen, so fein wie Haare, zu mir, in denen ich die magnetischen Ströme pfeifen hörte" (GAUTIER).

Gelegentlich werden eigenartige Kälte- und Wärmeempfindungen beschrieben.

„Leichte Kälte machte sich bereits in den Fingerspitzen fühlbar, um bald sehr heftige Kälte zu werden, als hätte ich die Hände in einen Kübel eisigen Wassers getaucht … Die Kälte wurde immer spürbarer … mir wurde so durch und durch kalt, daß mein ganzes Denken förmlich erstarrte. Ich war ein denkendes Eisstück, ich erachtete mich als eine Statue aus einem Eisblock gehauen" (BAUDELAIRE).

„Ich falle meinen Nachbarn auf, daß ich vor Kälte zittere … Wenn es nur möglich wäre, daß ich nicht so friere … Plötzlicher Blutandrang im Kopf macht, daß die Blutgefäße sich erweitern. Das Herz schlägt, ebenfalls die Schläfen, und das Ohr merkt ein mächtiges Brausen. Ein warmer Strom erfüllt den Schädel, der Riesendimensionen anzunehmen scheint … In mir fühle ich eine große Wärme. Ich muß trinken, um diese Hitze zu löschen" (Pharmakologiestudent).

Ideen und Wahrnehmungsobjekte bekommen auf einmal eine außerordentliche Bedeutsamkeit; dabei handelt es sich meist um ganz banale Inhalte oder belanglose Gegenstände. Gefühlsbetonte Denkakte werden subjektiv überschätzt und als großartige eigene Leistungen bestaunt. Daraus resultiert als Schlußfolgerung eine maßlose Selbstüberschätzung, die bis zur Bildung von traumhaften Größenideen führt und mit Ich-Gefühlsänderung einhergeht.

„Die Fülle seines Jetzt gibt ihm grenzenlosen Hochmut ein. Eine Stimme spricht zu ihm, und sie sagt: ‚Du hast nun das Recht, dich allen überlegen zu erachten … Du bist der Gebieter, den die vorüberflutende Menschenmenge verleugnet und der dahinlebt in der Einsamkeit seiner Überzeugung' … Unser Mensch betrachtet sich als den Mittelpunkt der Welt … Kein Wunder, wenn als erhabenes Finale … ihm der Gedanke aufkommt: Ich bin Gott geworden!" (BAUDELAIRE).

Regelmäßig beschrieben, beachtet und hervorgehoben werden die mannigfaltigen Veränderungen der Gemüts- und Affektsphäre. Eindeutige, gemischte oder diffuse Stimmungen und Gefühlsregungen steigen gesondert auf, vermengen sich mit den Bewußtseins-, Vorstellungs- und Wahrnehmungsstörungen oder begleiten bzw. provozieren solche Phänomene. Gefühle des Wohlseins, des Behagens, der Freude, der Liebe, des Glücks, der Wollust, des Staunens, der Verzückung, der wunschlos-ruhigen Seligkeit, des Erwartens, der Scham, der Angst, der Dysphorie, der Depression, zu denen noch häufig die Gefühle der Schwerelosigkeit und Durchsichtigkeit des eigenen Körpers hinzukommen, die als völlig neu, nie gekannt, leise oder wuchtig auftreten und zuweilen den Charakter des Übernatürlichen und Transzendenten annehmen, führen in Verbindung mit zeit-räumlichen Bewußtheiten, von einer blitzschnellen Erleuchtung begleitet, zu einer tiefen subjektiven Erkenntnis des Unerkannten, zu einzigartiger Offenbarung, manchmal ohne konkrete

Inhalte. Man könnte hier auch an durch Helligkeitsschwankungen bedingte Momente von „überwachem Bewußtsein" (Zutt) denken. Daraus erklärt sich, daß solche Erlebnisse nach ihrem Abklingen eine Erinnerung von etwas Großartigem hinterlassen, das sich nicht in Worte fassen läßt. Von hier aus ziehen wieder nicht immer sichtbare Fäden zu den wahnhaften Konstruktionen der Berauschten.

„Ein dumpfes Ahnungs- und Beklommenheitsgefühl, daß etwas Fremdes, Unentrinnbares naht. Die Aktivität schwindet, ein Gefühl der Ohnmacht und Angst kann Platz greifen. Überläßt sich der Berauschte dieser neuen Macht, so merkt er bald noch mehr, wie sehr er gefangen, gehetzt und gepreßt ist von Vorstellungen, Gedanken, Worten, Handlungen, Gefühlen, Gefühlsausbrüchen, die er nicht will, die ihm gar nicht zu gehören scheinen. Bilder und Bilderreihen, längst versunkene Erinnerungen treten auf, ganze Szenen und Situationen werden gegenwärtig, sie erregen zuerst Interesse, zuweilen Genuß, schließlich, wenn es kein Abwenden von ihnen gibt, Ermüdung und Pein" (Joel und Fränkel).
„Es besteht ein seltsames Wohlwollen, sogar Fremden gegenüber ... eine Art Philanthropie, die sich bis zur Furcht steigert, daß man irgendjemanden betrüben könnte ... Wie ein magischer Glanz überströmt das Haschisch das ganze Leben und erstrahlt bis ins innerste mit feierlichen Farben, deine ganze Existenz entsteht neu vor dir, glorreich, nie geahnt ... Ich hatte noch das Glücksgefühl, zu denken, mein Nachbar habe nicht die leiseste Ahnung von meinen wundervollen Sensationen" (Baudelaire).
„Niemals hatte mich ein solches Glücksgefühl durchströmt. Ich löste mich auf und bekam einen so weiten Abstand von mir selbst ... daß ich zum erstenmal die Existenz der Elementargeister verstand, der Engel und der vom Körper getrennten Seelen. Ich war wie ein Schwamm mitten im Meer. Jedes Moment durchzogen mich Wellen des Glücks, die durch all meine Poren ein- und ausströmten — denn ich war ja durchdringbar geworden, und bis in mein Innerstes hinein wurden alle Farben der phantastischen Umgebung aufgenommen" (Gautier).

In diesen komplexen Erlebnissen werden die Grenzen zwischen Ich und Umwelt verwischt, das Ich identifiziert sich mit den Gegenständen, mit einem Baum, mit der eigenen Pfeife oder mit dem aus ihr steigenden Rauch, Menschen erscheinen seelenlos, ihrer Persönlichkeit beraubt, Gegenstände bekommen Leben oder werden bildhaft unexistent, verzerrt, bizarr. Der Berauschte bemerkt ALLES wie ein Unbeteiligter oder wird in einen Strudel mit hineingerissen und findet sich und das Geschaute lächerlich, komisch. Dadurch regt sich in seinem Inneren ein leises Lachen, das in Bewegung gesetzt wird, schnell anschwillt und plötzlich in einer lauten Lachsalve ausbricht, die nicht immer von euphorischer, häufig von ärgerlicher und dysphorischer Stimmung begleitet wird. Überhaupt ist das Lachen ein besonders kennzeichnender Zug des Haschischrausches, das oft unabhängig von der Gefühlssituation als ein unmotiviertes Zwangslachen auftritt.

„Alles um mich ist fremd und die Menschen verändert. Der Kapellmeister, der Kellner, die tanzenden Paare sind verwandelt und gleichen den sonderlich entstellten Abbildern in einem Zerrspiegelkabinett. Es lacht, es lacht, alles lacht in mir, jede Muskelfaser meines Leibes lacht mit. Dieser Zustand ist abscheulich und schmerzlich und weicht nur bei neuen Eindrücken" (Pharmakologiestudent).

„Ich brachte es fertig, mich ins Bett zu legen; ich weiß nicht, ob ich halbwach dalag, ob ich tief schlief, und wie lange ich schlief. Plötzlich begann ich, grundlos zu lachen; zunächst lachte ich, wie jemand im Traum lacht oder weint, lautlos. Dieses Lachen wurde nach und nach stärker. Den Beginn des traumartigen Lachens spürte ich wie einen Anreiz dazu, bis ich plötzlich noch schlafend in ein lautes Lachen ausbrach und dadurch vollends wach wurde. Dieser Zustand war mir sehr unangenehm, und ich kam mir lächerlich vor. Von einer anderen Seite wieder fand ich die Szene komisch, und ich bemühte mich zu beruhigen. Ein Gedanke fiel mir ein, daß vielleicht das Haschisch bei mir eine unheilbare Geisteskrankheit zum Ausbruch bringen könnte. Dies beunruhigte mich stark. Trotzdem lachte ich immer weiter, und es war mir unmöglich, das Lachen zu unterdrücken" (Versuchsperson von Beringers Experimenten).

Mit dem Zwangslachen kommen wir zu den psychomotorischen Antriebsstörungen, die dem Haschischrausch eigentümlich sind. Nach v. Baeyer, der sich näher mit diesem Phänomen befaßte, „handelt es sich um hyperkinetische und akinetische Zustände, ausdruckshafte und rein neurologische Bewegungsbilder... die gleichsam verschiedenen motorischen Schichten angehören und in mannigfaltigen Beziehungen zur rauschbetroffenen Persönlichkeit stehen". Er hebt 3 Gruppen von Bewegungserscheinungen heraus, zunächst solche, „die den normalen Ausdrucksbewegungen gleichen und die Entäußerung eines gehobenen, exaltierten, ekstatischen oder auch ängstlichen Gesamtzustandes darstellen". Dann sind es Bewegungen, „die aus einer primären Veränderung, einem Impulsüberschuß oder einer Hemmung des motorischen Apparates hervorgehen und erst nachträglich mit Sinn und Ausdruck erfüllt werden", wobei „ein eigentümliches Rückwirken des Motorischen auf das Seelische" bemerkt wird. „Außerordentlich stark und beinahe in jedem Fall konstatierbar ist die Anregbarkeit der gesamten Rauschsphäre und speziell der Motorik durch Musik... Die Vp. liegt ruhig, ermattet, initiativlos auf dem Sofa. Nun bläst man einige Töne auf der Mundharmonika, da geht nach kurzer Zeit eine Regung durch ihren Körper, die Gesichtszüge bekommen einen verzückten Ausdruck, die Füße beginnen, sich im Takte zu bewegen, die Hände erheben sich und vollführen tänzerische Gesten im Rhythmus der Töne." Als dritte Gruppe werden Bewegungen genannt, „die weder einen Ausdruckscharakter trugen, noch von der Vp. als ich-verbunden erlebt wurden", zu denen Zuckungen einzelner Muskelgruppen, eine ich-fremde Muskelunruhe oder Hyperkinesie und das seltenere Phänomen der „Pseudokatalepsie" im Haschischrausch gehören. Schließlich erwähnt v. Baeyer die ebenfalls selten beobachtete „Dissoziation der motorischen Funktionen vom seelischen Geschehen", welche „manchmal zu geradezu paradoxen Erscheinungen" führt.

Je intensiver, bildreicher und tiefer die Rauscherlebnisse sind, um so deutlicher hinterlassen sie nach Ablauf des Rausches sowohl eine gute Erinnerungs- und Reproduktionsmöglichkeit, obschon m. E. nach jedem Haschischrausch mehr oder weniger ausgedehnte Erinnerungslücken für äußere Begebenheiten und innere Vorgänge bestehen, als auch eine Art Restwahn für die Bedeutungserlebnisse. Im ganzen betrachtet ruft die Haschischwirkung eine allgemeine Veränderung des Erlebnisses hervor im Sinne einer ungleichmäßigen und wechselnden Intensivierung, Steigerung, Hemmung, Herabsetzung oder Abschwächung. BERINGER meinte, daß „das Gesamt des Haschischrausches vorstellungsreicher, gegenständlicher, handlungserfüllter, szenischer, kurz viel konkreter wie beim Meskalin" ist. Im Gegensatz aber zum Haschisch und Meskalin, unter deren Wirkung nur kurze szenische Erlebnisse wegen des schnellen Wechsels zustande kommen, hebt LEUNER in seiner vortefflichen Monographie über „Die experimentelle Psychose" hervor, daß das Erlebnisgesamt in der quasi-normalen Verlaufsform der LSD-Wirkung eine kontinuierliche Aufeinanderfolge besitzt und die Person zu sinngemäßen Reflexionen und Reaktionen anregt.

Der erstmalige Rausch. Die Gestaltung des ersten Rausches zu Genußzwecken wird durch die besonderen Umstände, in die der Erstling gerät, durch die Geheimtuerei, das Zureden und die Ratschläge der Erfahrenen beeinflußt. Bei einem Teil der Fälle äußert sich die Wirkung der Droge durch Sensationen im Kopf und Hervortreten von somatischen Erscheinungen. Ein meist hochgradiger Schwindel und Druck im Kopf treten auf, begleitet einerseits von Schwankungen, Neigung zum Fallen, andererseits von Schläfrigkeit, die dann in einen tiefen Schlaf übergeht; ein brennendes Gefühl im Hals, Eintrocknen der Schleimhäute, Reizhusten, Durstgefühl, Aufstoßen, Neigung zum Erbrechen, starkes Herzklopfen kommen hinzu. Der ganze Zustand wird subjektiv als besonders unangenehm empfunden, trotz der zugleich häufig vorkommenden Lachausbrüche. Der Berauschte wünscht von diesem Zustand befreit zu werden. Bei bereits vor dem Haschischrauchen durch Alkohol berauschten Individuen — das kommt häufig vor — nimmt das ganze das Bild eines an schwere Benommenheit grenzenden Schlaftrunkenheitszustandes an, dem nachträglich eine teilweise oder vollständige Amnesie folgt. Das von manchen Autoren (KERIM u. a.) berichtete Auftreten von schweren Intoxikationen bei Überdosierung mit letalem Ausgang bildet die extreme Form dieses Zustandes.

Je mehr der erstmalige Haschischrausch sich nach der unangenehmen Seite hin gestaltet, um so mehr nimmt der Neuling enttäuscht und beängstigt davon Abstand und weigert sich, es von neuem zu versuchen.

Im Gegensatz dazu verläuft der erste Rausch bei einer Reihe von Fällen subjektiv angenehm. Somatische Erscheinungen, die niemals ganz zu fehlen scheinen, besonders das Austrocknen und Kratzen im Hals, das von allen berichtet wird, treten bei diesen Personen in den Hintergrund. Auch die Sensationen im Kopfe sind in diesen Fällen ausgesprochener und erfüllen das Individuum. Ein einfaches, inhaltloses euphorisches Gefühl, gefolgt von starker Lachlust mit häufigen Lachausbrüchen oder ein angenehmes Sinnen und Ruhen, Sichgehenlassen mit Müdigkeit und Neigung zum Schlummern oder Träumen in halbschlafendem Zustand sind die Wirkungen, die von den Leuten meist angegeben werden. Auch visionäre Erlebnisse mit häufig sexueller Färbung kommen bei solchen Fällen nicht selten vor. KERIM erwähnt bei diesen, „daß in einer von Gift geschaffenen, veränderten und mysteriösen Atmosphäre ein Hauch von ätherischer und platonischer Liebe ruht, zuweilen aber ein Gewitter von Eifersucht und Heftigkeit" einsetzt. Eine besondere motorische Entfaltung scheint hier nicht häufig zu sein, eher herrscht bei ihnen das bewegungslose Verharren in einem bequemen ruhigen Liegen. Derartige Fälle kommen kaum jemals in direkte psychiatrische Beobachtung, meist erfährt man davon durch nachträgliches Erzählen.

Ein 35jähriger Lehrer berichtete von seinem einmaligen Rausch folgendes: „Der Geruch des brennenden Haschisch ... rief zunächst bei mir Widerwillen und Neigung zu Nausea hervor. Doch setzte ich das Rauchen auf Zureden meines Begleiters fort und verspürte bald eine starke Austrocknung des Mundes und leises Summen in den Ohren. Dann fühlte ich eine Art Vakuum im Kopfe und die Stimme des Nachbars erreichte mich wie ein lauter Schrei. Ich begann die Farben in besonderem Glanz zu sehen, den Sinn des Gesprächs nicht mehr zu begreifen und meinen eigenen Gedanken nicht mehr folgen zu können, als wäre ich zwei Ichs, von denen das eine stand und das andere lief ... Zugleich verspürte ich große Eßlust und sexuelle Begierden, doch alles nur von kurzer Dauer. Gegen Ende des Rausches waren meine Lider schwer und meine Glieder, besonders die Knie, eingeschlafen. Bald folgte ein starkes Schlafbedürfnis, und sobald ich nach Hause zurückkehrte, schlief ich bis zum nächsten Morgen und erwachte mit schwerem Kopf und trockenem Mund in einer Katerstimmung wie nach starkem Alkoholgenuß."

Verschiedene Übergangsformen zwischen den dysphorisch gefärbten und euphorischen Räuschen kommen vor. Für die Entstehung der Rauschart spielt die zugeführte Haschischmenge eine besondere Rolle, zumal wenn man bedenkt, daß es sich gewöhnlich um jugendliche Individuen handelt. Die Dauer dieser Räusche kann nicht mit Bestimmtheit angegeben werden; doch scheinen sie eine Nacht anzuhalten.

Nach dem Bericht über „Junge Rauschmittelkonsumenten in Berlin (West)" von BSCHOR u. Mitarb. (1970) sind von 164 männlichen und 70 weiblichen Fällen, die seit einiger Zeit gelegentlich oder regelmäßig Haschisch gebrauchen, als Wirkungen bei ihrem erstmaligen Konsum nachträglich folgende Angaben gemacht worden: *Häufig:* nichts empfunden, Intensivierung der Sinnesreize, Fröhlichkeit, Lachzwang, Intensivierung der Phantasie, Übelkeit, Brechreiz. *Gelegentlich:* Schwindelgefühl, Schwebegefühl, Wohlbefinden, Müdigkeit, Entspannung, Steigerung der Konzentration, Euphorie, sexuelle Stimulierung, gesteigerte Kommunikationsbereitschaft. Die Seltenheit der Angaben über unangenehme Wirkungen im ersten Rausch reiht diese Fälle in die zweite Kategorie ein und erklärt zum Teil die Fortsetzung des Gebrauchs.

Der Einzelrausch nach wiederholtem Gebrauch von Haschisch. Der an Haschisch gewöhnte Raucher steht in einem besonderen Verhältnis zum Mittel. Er sieht nicht, wie häufig der Erstling, in dem zu erwartenden Rausch ein außerordentliches und mysteriöses Erlebnis und erwartet nicht etwas Unbekanntes. Er kennt den Rausch, er entschließt sich dazu und wünscht sogar einen bestimmten, möglichst angenehmen Rausch. Denn er hat schon Erfahrung darin, sowohl in der Art der Wirkung des Haschisch als auch in der Gestaltung eines besonders gearteten Rausches. Diese eigentümliche Einstellung des an Haschisch gewöhnten Rauchers darf bei der Symptomatologie des Einzelrausches nicht außer acht gelassen werden.

Die Haschischsüchtigen beobachten sich, entsprechend ihrem Bildungsgrad und ihrer Intelligenz, genau und kennen die Rauschsymptome gut. Trotzdem gilt ihnen der Rausch nicht als Studienziel, wie etwa bei den Versuchspersonen, sondern sie leben darin und erleben wenig. Was sie kennen, wird nicht mehr in den Vordergrund der Beobachtung gerückt, sie abstrahieren gern. Bei der Exploration wird man oft von Verallgemeinerungen über die Rauschwirkung überrascht („der Haschisch macht verrückt ... führt zu Verblödung"), während die Berichte von konkreten Rauscherlebnissen sehr spärlich sind, obwohl man in jedem Fall mehr vermuten darf. Das liegt zum größten Teil wohl daran, daß für sie manche Erscheinungen derart zu einer Selbstverständlichkeit geworden sind, daß sie es nicht für nötig halten, sie zu erzählen. Sie wollen nur das Besondere und nach ihrer Meinung Eindrucksvolle berichten. Auf manche Erlebnisse stößt man nur zufällig. Ich kam aber auch bei der Untersuchung mancher Fälle zu der Auffassung, daß gerade das Sich-dem-Rausch-Hingeben die Erlebnisse ärmer gestaltet. Es ist dies aber eine Vermutung, die für einen Teil der Fälle zutreffen mag. Das kann nur so erklärt werden, daß inhaltlose Erlebnisse des Rausches hinterher schwer reproduziert werden können, zumal wenn es sich dabei um ungebildete Leute handelt.

Viele Süchtige äußerten sich mit der Überlegenheit des Erfahrenen: „Wer zum erstenmal Haschisch zu sich nimmt, kann von dem eigentlichen Haschischgenuß nichts verstehen." Sie behaupten, daß erst beim wiederholten Rausch das erreicht wird, was dessen eigentlichen Genuß ausmacht. Doch keiner war imstande, eine einigermaßen befriedigende Erklärung für dieses „Eigentliche" zu geben; sie begnügten sich mit unbestimmten Ausdrücken: der Rausch werde dauerhafter und ausgeglichener, man werde in einer bestimmten Art berauscht, der Rausch sei gut oder schlecht, man werde „high".

Die euphorisierende Wirkung des Rausches tritt besonders während der Zeit der Eingewöhnung hervor. Von Lachlust und Heiterkeit wird von allen berichtet. Manche haben Freude an vielen Bewegungen, an Tanz und einfachen Spaziergängen, andere wieder bevorzugen das ruhige stille Genießen.

„Es ist ein ganz eigenartiger Spaß — wenn man das geringste sieht, erscheint es einem eigenartig, und man kann darüber in ein starkes Gelächter ausbrechen. So, wenn ich diese Blume sehe: sie erscheint mir auf einmal komisch, und ich fange an zu lachen; ich lache und lache dann weiter" — „Im Haschischrausch werden die Worte mit Bedacht, gemessen und wohlüberlegt ausgesprochen. Du denkst lange, bevor du etwas sagst, um nicht aus dem Rahmen zu fallen. Wenn ich durch Haschisch berauscht bin, werde ich ernst. Mein Geist ist voll von Schönheit. Ich ging gerne in die Umgebung spazieren und ließ mich in Träumereien ein. Ich kam in lustige Stimmung, ich war ganz Freude und lachte viel. Alle Dinge erschienen mir schön. Es gefiel mir, zu singen, in Vergnügungslokale oder ins Theater zu gehen" — „Das Haschisch macht mich ernst. Ich möchte im Rausch Ruhe haben, viel Unterhaltung gefiel mir nicht ... Viele Gedanken hat er mir nicht gebracht."

So werden einige Süchtige im Rausch apathisch, gleichgültig, schläfrig und benommen. Sie werden depressiv, beschäftigen sich mit ihren Erinnerungen, grübeln über ihre eigenen Verhältnisse und die ihrer Familie, sehen ihr Leben als verfehlt an und spüren ein tiefes Mitleid mit sich selbst, verlieren sich in traurige Analysen ihrer Taten oder stellen Pläne auf, um aus dieser Lage herauszukommen. Sie lassen sich nicht stören, vermeiden Bewegungen, sehen auch solche nicht gern, mögen keine Musik hören, nur ihren Gedanken überlassen sein.

Der Haschischrausch der verschiedenen Süchtigen und die verschiedenen Räusche eines Süchtigen, bei theoretisch gleichbleibender Drogenqualität, äußern sich nicht immer in gleicher Weise. Das sieht man z. B. auch bei den wiederholten experimentellen Marihuanaräuschen, die ALLENTUCK bei Gewöhnten und Ungewöhnten durchführte. Die von ihm als „Psychosen" bezeichneten sechs ersten Fälle sind gewöhnliche Rauschzustände mit einer vielleicht etwas intensiver ausgeprägten Symptomatik. Der Grund zu solchen Unterschieden der Effekte ist bei jedem einzelnen Rausch nicht immer ersichtlich. Bei einer Reihe von Fällen ist es sicher, daß der Rausch die ursprüngliche Stimmung noch mehr betont. Finanzielle Sorgen, Unannehmlichkeiten des Lebens und zufällige Angelegenheiten können die Grundlage zu einer depressiven Verstimmung und zu Grübeleien im Rausch geben und umgekehrt. Erinnerungen werden in allen Einzelheiten vorgenommen, durchdacht und beurteilt.

„Du bekommst einen Gedanken von früher, eine Erinnerung. Du tastest an dem Gedanken herum, detaillierst, du nimmst eine Art chemische Analyse am alten, früher Erlebten vor, und manches Mal wirst du beengt, beunruhigt und verstimmt durch alte dysphorisch betonte Erinnerungen. Die Wirkung ist stets verschieden ... Wenn ich allein bin und rauche, komme ich in eine Art Verblödung, Gefühllosigkeit und Gleichgültigkeit. Sind wir mit anderen zusammen und rauchen, kommt es nicht so leicht vor. Man unterhält sich, Wort bringt Wort, man wird lebhafter, Musik und Lustbarkeiten sind im Rausch angenehme Dinge. Du hast das Verlangen, mehr zu stehen oder herumzugehen. Denn sobald du dich hinlegst, schläfst du leicht ein, und nach kurzem Schlaf ist der Rausch fort, der leichte Dusel und alles. Im Freien ist es besser, am Meeresstrand, auf einem Berg. Man unternimmt große Ausflüge und geht an schöne Orte, um dort zu rauchen."

Bei anderen Fällen handelt es sich um eine veränderte Wirkung durch die Droge selbst. Man kann an eine Änderung derselben durch den fortgesetzten Gebrauch denken. Manche behaupten, daß sie eine bestimmte Art von Räuschen nach entsprechenden Quanten von Haschisch bekommen. Wenn sie zu stark auf einmal geraucht haben, werden sie verstimmt bzw. euphorisch. Auch die Beziehung der gerauchten Menge zur vorhandenen Disposition des Organismus scheint nicht belanglos für die Qualität des Rausches zu sein. Es gibt Haschischsüchtige, die so viel rauchen können, wie sie wollen. Die meisten aber meinen, daß der „gute" Rausch durch die erste Wasserpfeife oder Zigarette erzeugt wird und daß die weiteren im Laufe eines Tages gerauchten Mengen nur die Fortdauer des Rausches bedingen. Der „gute" Rausch wird auch von den zu sich genommenen Süßigkeiten abhängig gemacht; stehen solche nicht zur Verfügung, aus Geldmangel etwa, so trübt sich die Stimmung des Süchtigen, und der Rausch ist nicht mehr „gut".

Ein auffallendes Phänomen im Verlaufe eines Rausches ist der außerordentlich häufige, rasche und leichte Wechsel im gesamten Wesen des Berauschten. Seine Gemütslage, die Auffassung von Dingen, seine Überzeugung und Beschlüsse schwanken, sein ganzes Verhalten kann in der nächsten Sekunde anders sein. Solche Wechsel können objektiv feststellbar oder auch nur subjektiv vorhanden sein, durch geringfügige Anlässe hervorgerufen sein oder ohne ersichtlichen Grund auftreten. Beispielsweise kann ein Berauschter in einer glückseligen, freudigen Stimmung, heiter und ausgelassen sein, fortwährend singen und tanzen. Er macht dabei eine freundliche, spaßhafte Bemerkung zu einem anderen, und dieser reagiert nicht darauf — oder er bietet ihm eine Zigarette an, die jener ablehnt. Diese Tatsachen, daß der andere seinem Spaß gegenüber gleichgültig war oder daß er sein Anerbieten nicht annahm, genügen, um ihn zu verstimmen, ihn zornig zu machen, seinen Mißmut zu erwecken, ihn zu beängstigen, aus der Fassung zu bringen; er kann aus einer hyperkinetischen Phase in eine bewegungsarme übergehen. Alle möglichen und für jeden Augenblick unerwarteten Kombinationen zwischen Vorkommnissen und Reaktionsweisen können auftreten. Es muß aber nicht etwas besonderes geschehen, um den vorhandenen Zustand aus einer für den Beobachter und den Berauschten selbst unbekannten und unergründlichen Ursache in den entgegengesetzten umzuwandeln.

Denkstörungen im Gewohnheitsrausch werden oft subjektiv und objektiv beobachtet. Die Süchtigen kennen solche Denkschwierigkeiten und bezeichnen sie als „Verblödung", die sie dem Haschisch, solange es unmittelbar wirkt, zuschreiben. Sie versagen bei der Lösung einfacher Aufgaben, verlieren beim Erzählen den Faden, führen einen Gedanken nicht zu Ende oder halten mitten im Satz inne.

Einem berauschten Gewohnheitsraucher wird die Aufgabe gestellt, von 100 fortlaufend 7 abzuziehen: „93—84—81 ... Ich soll von 100—9?" (Aufgabe wird wiederholt.) „84—80—81, wie gesagt, das kommt mir nicht in den Sinn —75—69—63—63

—68 — nein, nein, halt! Kann mich nicht mehr erinnern. Du hast mich durcheinander gemacht, Donnerwetter." (Wundert sich sehr, lacht.) „Jetzt werde ich es aber bestimmt finden. Wollen mal sehen ..." (Schweigt, überlegt lange.) (?) „Von —" (kommt nicht weiter, Aufgabe wird wiederholt) „93—86— nur daß du mich nicht wieder durcheinanderbringst. Wir hatten 84—92—86—80—69 — 86—7, 69 — das stimmt nicht — 86—7 — 69, nein, 79—74—72 —." (Aufgabe: Wiederholen einer vierstelligen Zahl): Er wiederholt die Zahl, doch scheint er in einen schläfrigen Zustand überzugehen. Plötzlich reißt er sich zusammen und sagt: „76—7 —."

„Das Haschisch bringt mein Hirn zum Stillstand. Ich kann stundenlang nichts denken. Ich verstehe nicht, was man mir sagt. Wenn jemand etwas fragt, bin ich imstande, nach einiger Zeit ihn wieder zu fragen, ob er gesprochen hat. In dem Augenblick, wo mein Gehirn stillsteht, fahre ich plötzlich zusammen." „Mitunter vergesse ich alles. Mein Kopf wird ganz leer."

Ein Fall von Scouras formulierte das folgendermaßen: „Du vergißt, dein Hirn arbeitet, du willst etwas sagen, und du vergißt es, du kommst auf ein anderes Thema, du hältst plötzlich an; wer dich hört, kann unmöglich dein Gespräch verstehen."

Man kann in der Tat auch für den Einzelrausch des Gewohnheitsrauchers die Ausdrucksweise Beringers anwenden: „Für den Beobachter bekommt der Verlauf des Haschischrausches durch diese fortgesetzten Unterbrechungen etwas außerordentlich Zerhacktes und Uneinheitliches."

Aus dem Verhalten und aus den Äußerungen der Süchtigen wird eine Störung des Gegenstandsbewußtseins im Rausch wahrscheinlich. Eigenartige Wahrnehmungsanomalien kommen vor. So wird wie im Experiment die Größe der Gegenstände verändert wahrgenommen. Ein Haschischsüchtiger erzählte, daß ihm die Wasserpfützen auf der Straße so groß vorkamen, daß er einen Anlauf nahm, um darüber zu springen, oder daß er längere Zeit mit dem Eimer am geschlossenen Wasserhahn stand im Glauben, daß der Eimer sich füllen würde.

„Wenn du Haschisch genommen hast, dann erscheint es dir als ob du nicht auf der Erde gehst. Es erscheint so als ob du in der Luft schwebst, du hältst dich für einen Gummimenschen, du fühlst dich sehr leicht. So z. B. gehst du auf einen bestimmten Ort zu. Du hast vor, nur bis dahin zu gehen. Trotzdem gehst du daran vorbei, gehst weiter. Dann erst merkst du, daß du den Ort, zu dem du hingehen wolltest, schon hinter dir gelassen hast und kehrst wieder um" — „Mir ist es einmal so gewesen, daß ich im Rausch meinen Schatten zu beobachten anfing. Ich hatte den Eindruck, daß ich hin- und herschwankte, und das erschien mir eigenartig."

Die Empfänglichkeit für Geräusche und Töne wird verfeinert und verschärft. Auf solche Veränderungen in Zusammenhang mit psychomotorischer Anregbarkeit und Euphorie beruht die bei einfachen Haschischsüchtigen häufig beobachtete Freude am Musikhören und am Tanzen. Von Musikern und musikalisch gebildeten Gewohnheitsrauchern wird oft berichtet, daß sie unter Haschischwirkung ein tieferes und verfeinertes Verständnis für Themen und Rhythmen einer Komposition entfalten, über ein größeres Unterscheidungsvermögen im Verfolgen des Spiels der einzelnen Instrumente in einem Orchester verfügen und einen erhöhten Musikgenuß empfinden. Von ähnlichen musikalischen Erlebnissen im Haschischrausch wurde mir von deutschen Jugendlichen berichtet. Ein Student versicherte sogar, daß er diese erhöhte Empfänglichkeit für Musik noch nach einer Woche merkte, ohne inzwischen Haschisch geraucht zu haben. Zuvor allerdings hatte er ein paar Tage lang mehr davon geraucht.

Ebenfalls scheint das Erleben des Zeitablaufs verändert zu sein. Von Interesse ist hier der Bericht eines haschischsüchtigen Chauffeurs, daß die gefahrene Strecke von ihm nicht empfunden wurde und daß Abfahrts- und Ankunftspunkt zeitlich verschmolzen. Dabei wurde der Zeitablauf nicht etwa als rasch erlebt. Es war eher ein langsames, ruhiges Gleiten, wobei der Zeitbegriff aufgehoben war. Einem anderen kam während der Arbeit die Zeit unendlich lang vor, dagegen empfand er sie nicht, während er beschäftigungslos im Rausche lag.

Die Mitteilungen von Sinnestäuschungen erwecken selten den Eindruck von echten Halluzinationen. Meist handelt es sich um eine Kombination von wahnhaften mit traumhaften Erlebnissen und Illusionen. Ein Fall sagt z. B., daß er sich in einem tiefen Brunnen wähnte, wobei er das Gefühl des Stürzens verspürte, was an manche Träume von Normalen erinnert. Doch mögen auch echte Halluzinationen vorkommen, die sich meist auf optischem Gebiet abspielen. Leider konnte ich keine genauen Angaben über derartige Erlebnisse erhalten. Manche berichten allgemein von Visionen, Gestalten usw., andere sprechen nicht gern darüber, und manche leugnen überhaupt das Vorkommen solcher Erlebnisse im Haschischrausch und verweisen ähnliche Angaben anderer in den Bereich der Märchen, womit nur naive Menschen zum Haschischrauchen gelockt werden. In diesem Punkt waren die Angaben derselben Süchtigen oft recht widersprechend.

„Hören Sie auf die nicht, die da sagen, daß man durch das Haschisch verrückt wird ... Ich kenne viele alte Haschischraucher und alte Paschas, die noch völlig normal sind, die seit vielen, vielen Jahren Haschisch rauchen, ja es gibt wohl welche, die selbst in ihren guten Zeiten (er meint *vor* dem Haschischgebrauch) etwas ‚depp‘ gewesen sind, und wenn sie natürlich Haschisch nehmen, dann machen sie erst Verrücktheiten. Wir hatten hier (im Gefängnis) in letzter Zeit einen, der, wenn er Haschisch rauchte, stocksteif stehen blieb wie eine Statue und sich nicht rührte. Er blieb gereckt mit ganz steifen Armen. Er begeht noch viel mehr Dummheiten, aber nur solange der Rausch anhält.“

Paranoische Ideen treten im Rausch regelmäßig auf. Das Vorbeigehen eines Menschen wird auf sich bezogen, darin liegt Absicht und Berechnung. Zwei Leute sprechen an einem benachbarten Tisch der Spelunke, andere lachen; das ist auf den Haschischsüchtigen gemünzt. Kinder spielen auf der Straße; der Berauschte meint, sie laufen hinter ihm her und lachen ihn aus. Jeder Unbekannte auf der Straße weiß von seinem Laster und daß er augenblicklich berauscht ist. Manchmal tritt auch Furcht hinzu, er wittert überall Todesgefahr. Der geringste Anlaß, etwa nahende Schritte, ein gleichgültiges Geräusch, kann den Berauschten in Panik versetzen. Wird in solchen Augenblicken eine noch so geringfügige Anforderung, eine harmlose Aufgabe an ihn gestellt, dann können inadäquate Konsequenzen daraus gezogen werden in Form von Furcht oder rücksichtsloser Aggressivität.

„Wenn jemand in einiger Entfernung an mir vorübergeht, dann springe ich auf, weil ich glaube, daß der Betreffende absichtlich an mir vorübergeht und mir etwas Böses antun will. Wenn er stehen bleibt, dann werde ich aufgeregt und frage mich: ‚Warum geht er nicht weiter, der Bösewicht?‘ Ausgerechnet in meiner Nähe ist er stehengeblieben und hat mich so erschreckt. Dann aber merke ich, daß es von meinem Rausch kommt und mißtraue dem Manne nicht weiter und will nichts von ihm. Im Haschisch bin ich ängstlich und nicht zu Streitigkeiten geneigt, denn ich glaube, daß ich nicht dazu fähig bin. Ich werde feig, ich habe keinen Mut.“ Ein anderer Haschischraucher, der eines Tages berauscht nach Hause ging, hörte hinter sich Schritte. Es ging ihm durch den Kopf, daß er verfolgt würde; er sprang sofort davon, lief was er konnte; nur der eine Gedanke, fortzulaufen, beherrschte ihn. Ein Dritter berichtete: „Du bist zu jedem Streit bereit und veranlagt, weil du sehr leicht mißverstehst, mißtraust und mißdeutest. Nur daß einer an dir vorübergeht, seine Nähe, wenn er dich zufällig ansieht oder gar lacht, selbst wenn dir im Augenblick klar ist, daß er mit einem anderen oder über etwas anderes lacht, macht dich glauben, daß er dich meint, daß sein Lachen dich angeht, daß er es tut in der Absicht, dich zu ärgern und dich zu uzen. Die rasende Wut, die deinen Kopf sofort trübt, läßt in dir einen Wunsch auftauchen, dem sofort das Verlangen, ihn zu töten, beigemischt ist. Leicht kommt man so zum Schimpfen, und wenn der andere die Schimpfereien nicht in Ruhe und ohne Protest hinnimmt, dann werdet ihr euch in die Haare kriegen und wohl auch gegenseitig töten. Das Haschisch macht dich wild.“

Viele erklären derartige Verhaltensweisen durch ein eigenartiges Gefühl der *Scham*, das sie befällt: „Wie komme ich jetzt den Menschen vor?“ Sie fühlen sich im Rausch bloßgestellt und wehrlos und fürchten sich vor dem Lächerlichwerden.

„Du schämst dich, weil man über dich spricht — du meinst, daß es alle wissen, daß du Haschisch genommen hast“ — „Im Haschischrausch hast du den Eindruck, daß alle auf dich achten, wenn es auch nicht tatsächlich der Fall ist. Wenn du auf einer Straße gehst, glaubst du, daß die ganze Straße, alle Leute dich ansehen, obwohl es nicht so ist. Dabei wirst du nicht etwa böse, sondern du schämst dich, daß die Leute dich ansehen (er betont wiederholt gerade dieses Schamgefühl im Rausch). Wenn neben deiner Gesellschaft eine andere sitzt, sich laut unterhält und lacht, glaubst du, daß sie über dich spricht und lacht. Das ist aber nicht wahr. Das kommt eher vor, wenn du viel geraucht hast und deine Augen vom vielen Rauchen rot geworden sind. Du glaubst, daß die Leute wissen, daß du Haschisch genommen hast und daß sie gerade darüber sprechen und sich über dich lustig machen“ — „Mit dem Wort Scham meinte ich, daß man den Eindruck hat, daß die Leute einen ansehen. So glaubte ich etwa, daß mich die ganze Welt eigenartig ansah. Ich glaubte auch, daß vielleicht etwas an meiner Kleidung nicht in Ordnung sei. Um ruhig zu sein, daß nicht Unstimmigkeiten an meiner Kleidung die Aufmerksamkeit auf sich zogen, achtete ich darauf, daß sie stets in bester Ordnung war.“

Um ihren Mitmenschen also möglichst unauffällig zu erscheinen, lenken sie ihre Aufmerksamkeit auf die Kleidung. Sie trachten danach, möglichst „schön“ gekleidet zu sein. In Wirklichkeit sieht ihr Geschmack darin freilich recht eigenartig geziert, manieriert oder bizarr aus und entspricht nicht dem Herkömmlichen oder Modernen. Vornehmlich sind die Schuhe Gegenstand besonderer Aufmerksamkeit und Pflege. Selbst die zerlumpten Vagabunden kommen auf solche Ideen. Nur wird hier die Unmöglichkeit des Besitzes einer gewünschten Kleidung durch möglichst herablassende, hochmütige und dünkelhafte Haltung ersetzt. Diese Kompensation soll den Eindruck eines heldischen Gebarens bei tatsächlich ängstlicher Stimmung vortäuschen. Die Schamhaftigkeit der Haschischberauschten ist im Grunde genommen der Ausdruck einer paranoischen Bereitschaft, wie sie oben beschrieben wurde. Diese paranoische Einstellung in Verbindung mit der Rauscheuphorie und mit dem erhöhten Selbstvertrauen und der Selbstbewertung führt oft zur Bildung paradoxer Größenideen, welche jedoch zugleich mit dem Rausch wieder verschwinden. Selten findet man nachträglich im nüchternen Zustand eine Art Restwahn. Ein von mir beobachteter Fall hielt sich im Rausch für einen General und befahl den Anwesenden, unsinnige Befehle auszuführen; er glaubte, daß er fähig sei, Parteichef im Parlament zu werden. Der Haschischesser von Tausendundeiner Nacht sieht sich als Wesir, von Sklaven, Mameluken und schönen Jungfrauen im Bade bedient. MALZAN beobachtete bei seiner Algierreise drei Eseltreiber im Haschischrausch, von denen sich der eine für einen reichen Kaufmann, der andere für einen Häuptling und der dritte für einen adligen Haremsbesitzer hielt, worüber sie im Gespräch stritten. Ein Anascharaucher von SKLIAR und IWANOW hielt sich im Gefängnis für Napoleon, den man aus der Haft befreit hätte, und meinte, daß jetzt alles anders, besser gehen werde. Natürlich sind Wunschphantasien an der Bildung solcher Ideen beteiligt. So sah sich einer meiner Fälle als großzügigen und altruistischen Wohltäter und Weltbeglücker, während er wegen Raubes im Zuchthaus saß. Jedenfalls wurzeln solche Ideen selbst während des Rausches nicht so tief, daß der Süchtige sie nicht korrigieren könnte. Und trotzdem kann er mitunter, durch solche Ideen geleitet, diesen entsprechende Handlungen vornehmen.

Die Unterhaltung unter den berauschten Freunden ist häufig angeregt; sie erzählen sich erfundene Geschichten, renommieren gegenseitig oder entwickeln ihre durch das Haschisch eingegebenen Ideen, die sie mit Fanatismus vortragen und verteidigen. Sie sehen alles andere als nichtig an, obwohl sie wissen, daß diese Ideen oft nur als ein vorübergehendes Spiel der durch das Haschisch beeinflußten Phantasie auftauchen. Diese Ideeninhalte sind meist ichbezogen und stets bedeutungsvoll. Das sie begleitende Gefühl der Geborgenheit verführt sie zu einer extremen Überschätzung des Wertes der eigenen Persönlichkeit; „ich bin alles, und alles andere ist nichts" — „du bildest dir ein, daß du allein existierst, daß du alles bist und alle anderen Menschen nichts gelten"; dies ist ein oft wiederholter und vertretener Standpunkt.

„Im Rausch kam ich mir vor wie ein anderer Mensch. Es erschien mir, als ob ich allein existiere und niemand sonst. Wenn du berauscht bist, meinst du, der andere sei eine Null. Wie soll ich mich ausdrücken? Du meinst, daß du alles bist, daß du alles am besten weißt." Ein Süchtiger bedauerte, daß er sich an diese Ideen, die ihm das Haschisch eingab, nicht erinnern konnte, um sie nachträglich auf dem Papier festzuhalten: „Das Haschisch bringt mir bedeutende und wichtige Dinge, worüber ich nachdenke. Ich bin dann traurig, daß ich mich nicht an alles erinnern kann und dieses auf Papier aufschreibe. Das sind Gedanken über das Leben, über die menschliche Gesellschaft, über besonders ernste Dinge, sage ich dir! Daß ich mir selbst vorhalte, wie das überhaupt möglich ist, daß ich über solche wichtigen Dinge nachdenke!"

Die Berauschten lassen sich leicht durch ihre Ideen fortreißen. Eine Idee dominiert auf einmal ohne ersichtlichen Grund und beherrscht sie ganz. Stellt sie ein bestimmtes Ziel dar, so gehen sie ihm mit Hartnäckigkeit und Ausdauer nach. „Wenn du dir ein Ziel vorgenommen hast, dann wirst du es verfolgen, selbst wenn du keinen Atem mehr hast." Diese Einstellung mag zum Teil ihre außerordentliche Verleitbarkeit erklären. Ein zufälliger Vorschlag, den der Berauschte zunächst verständig ablehnt, wird glatt ausgeführt, sobald er ihn sich zu eigen gemacht hat. Meist handelt es sich um Kleinigkeiten. In gleicher Weise werden aber auch Taten ausgeführt, die zuweilen verhängnisvolle Folgen für ihn haben (Schlägereien, Gewalttaten, Attentate, Diebstähle usw.). Der Berauschte verliert sich in einem Gestrüpp unproduktiver Gedankengänge, die in ihrer inhaltlichen Art, etwa philosophischer Herkunft, oft seinem normalen Zustand ganz fremd sind, die aber eine besondere Heftigkeit und Bedeutsamkeit für ihn haben, an denen er innerlich in einer eigenartigen Weise engagiert ist. Das ganze Niveau der Denkleistung steht dann in einem grotesken Gegensatz zu der hohen Einschätzung und der Meinung, mit der er sie vorträgt. So ist eine Verständigung mit dem Berauschten schwierig. Er erträgt weder Ratschläge noch Meinungsverschiedenheiten noch Widerspruch; er reagiert darauf unverhältnismäßig stark mit maßlosem Zorn, dem eine erhöhte Reizbarkeit und Empfindsamkeit zugrunde liegt. So läßt sich sagen, daß die Ideen im Haschischrausch eine krankhafte Intention annehmen.

Die Gedankengänge des Berauschten entwickeln sich oft auf diesem Wege zu einer eigentlichen Grübelsucht, die ihm selbst unbehaglich wird. Überhaupt können komplexe seelische Abläufe den Charakter von Zwangsmechanismen annehmen. So erzählte ein Süchtiger folgende Rauschepisode von sich: Er ging eines Tages in ein Kino, um dort im Dunkeln einen angenehm ruhigen Rausch zu genießen. Es war ihm unmöglich, dem Film zu folgen, er spürte kein Interesse an der Handlung und schlief fast ein. Plötzlich sah er vor sich einen offenen Sarg, in dem er selbst lag. Das rief bei ihm Bestürzung und Verwunderung hervor. Er begann zu *zweifeln*, ob der im Kino sitzende oder der im Sarge liegende Tote er selbst war. Der Sarg und der Tote wurden von einem blaßgelben Licht beleuchtet, und die Leiche schien echt zu sein. Er betastete seine Glieder, um sich zu überzeugen, daß er lebte. Er bemühte sich, dem Film zu folgen, aber sein Blick richtete sich *gegen seinen Willen* wieder auf den Sarg. Erst beim Hellwerden der Lichter des Kinos konnte er sich von diesem Anblick *befreien;* ganz beruhigte er sich erst, als er das Kino verlassen hatte und wahrscheinlich inzwischen auch die Haschischwirkung nachließ.

Hier haben wir nebst dem wahnhaft-träumerischen Erlebnis einen Zwangszustand, wie man ihn aus gewissen Träumen kennt. Außerdem treten unter der Haschischwirkung verschiedene Zwangsideen und Zwangsantriebe auf. Der gleiche Süchtige erzählte von einem Spaziergange, den er im Rausch in der Nähe der Küste machte. Plötzlich kam ihm die Idee, bis zu einem Kriegsschiff zu gehen, das in der Mitte der Bucht vor Anker lag. Er konnte sich von diesem Vorhaben erst im letzten Augenblick zurückhalten, sonst wäre er ins Meer gestürzt.

Je nach dem Hervortreten einzelner Symptome oder Symptomgruppen kann man also im großen und ganzen drei Kategorien von Rauscharten unterscheiden: den vorwiegend *euphorischen* Rausch, wobei auch die Zustände gemeint sind, die in einer stillen Heiterkeit und Glückseligkeit verlaufen, den ausgesprochen *depressiven* Rausch und den *dysphorisch-paranoisch* gefärbten Rausch.

Von den körperlichen Begleiterscheinungen des Haschischrausches ist zunächst die bereits angeführte Appetitsteigerung, besonders nach Süßigkeiten, zu erwähnen. Manche berichteten nur von der Fähigkeit, im Rausch große Quantitäten davon vertilgen zu können, ohne daß ihre Geschmacksrichtung verändert sei. Dann wurde eine trotz erhöhtem Appetit stets vorhandene Abmagerung bei blasser, fahler oder dunkler Gesichtshaut beobachtet, die für den chronischen Haschischraucher charakteristisch sein soll. Allen jenen, die mit Süchtigen zu tun haben (Polizeibeamte, Offiziere) ist ferner die Rötung der Augen und der matte, trübe und verschwommene oder scharfe und glänzende Blick bekannt. Die Herzfunktion ist oft beeinträchtigt; die Berauschten klagen über Herzklopfen, raschen Puls oder über Leibbeschwerden und Obstipation.

Die Einstellung der Gewohnheitsraucher und ihre zunehmende Einsichtslosigkeit dem Rauschzustand gegenüber ist für die exakte Aufstellung der psychopathologischen Phänomene und deren genaue Kenntnis nicht geeignet. Die Angaben der Haschischraucher lassen darin große Lücken.

Demgegenüber tritt die Mannigfaltigkeit der Rauscherscheinungen bei gewöhnten Haschischrauchern aus den Ergebnissen der Erkundungsstudien in West-Berlin (1969/70), von Bschor und Mitarbeitern, eindrücklicher hervor und weicht etwas von den oben angeführten Erfahrungen ab; das kann z. T. so erklärt werden, daß die Berliner Fälle aus anderen Kreisen stammen und eine mehr oder weniger gute Ausbildung haben als die griechischen

Fälle, die meist eine geringe Schulbildung besaßen oder Analphabeten waren. So machten jene über ihre Rauscherlebnisse folgende Angaben: *„häufig:* Intensivierung von akustischen, optischen und taktilen Sinnesreizen, Fröhlichkeit und Ausgelassenheit, Wohlbefinden, Leichtigkeit und Schwebegefühle, Konzentrationssteigerung, verändertes Bewußtsein, erhöhte Kommunikationsbereitschaft, sexuelle Stimulierung, Intensivierung der Phantasie, Selbstreflektion, Euphorie — Glück, Entspannung — *gelegentlich:* Evidenzerlebnisse, Introvertiertheit, Passivität, Konzentrationsverminderung, Müdigkeit, Angst, Unruhe, Zeitverschiebung, Intensivierung der Grundstimmung, Wachwerden der Erinnerungen, Verlust von Hemmungen — *selten:* Herzschlagbeschleunigung, Schwindelgefühl, Konzentrationseinschränkung, illusionäre Verkennungen, verminderte Kommunikationsbereitschaft, Reaktionsverlangsamung, Kreativität, Übelkeit — Brechreiz, Kreislaufschock, unsicherer Gang, Körperprickeln, Frieren, Muskelzucken, Zittern, Erbrechen, gerötete Augen, Aktivität, Meditation, Trance, Realitätsverlust, Redezwang, Einsamkeit, Aggressivitätsverlust, Tiefschlaf, Husten, Schweregefühl, motorische Unruhe, Raumverschiebung, Augenflimmern, depressiv-euphorisch, Gespaltensein, Betäubung.“

Es ist von Interesse, daß bei diesen statistischen Daten gewisse Unterschiede zwischen beiden Geschlechtern in den vorgebrachten Haschischeffekten zum Vorschein kamen. So wurden nach Haschischgenuß von den Frauen häufiger angegeben: Hunger und Durst, tiefer und traumreicher Schlaf, Intensivierung von Kontaktbedürfnissen und sexuelle Stimulierung — und von den Männern: Veränderungen im Denken, „verändertes Bewußtsein“, Evidenzerlebnisse, „Selbstreflexion“.

Der protrahierte Rausch. Zuweilen befällt die Gewohnheitsraucher eine ausgesprochene Rauchwut. Sie rauchen den ganzen Tag ununterbrochen, um nur während des Schlafes eine Pause zu machen. Wenn sie das mehrere Tage hintereinander getrieben haben, entsteht der protrahierte Rausch, ein Zustand, bei dem man einzelne Räusche nicht mehr auseinanderhalten kann. Es handelt sich hier um eine Steigerung und Verlängerung aller jener Symptome, die bereits im Einzelrausch besprochen wurden. Die gesamte Motorik verändert sich in charakteristischer Weise. Es entstehen eine Anzahl von manierierten apachenartigen Ausdrucksbewegungen. Die Berauschten entwickeln eigenartige verschrobene Ideen und beschäftigen sich gern mit philosophisch-metaphysischen Fragen, was dem Haschisch den Namen „poison de l'intelligence“ eintrug. Sie produzieren eine durch einen gewissen Jargon charakterisierte, wort- und bildreiche, ideenflüchtige Zerfahrenheit, deren Sinn man wie hinter einem farbigen Schleier sieht. Eine enorme Empfindsamkeit, die an das „noli me tangere“ mancher Schizophrener erinnert, und eine stark ausgeprägte paranoische Einstellung gegen ihre Umgebung ergänzen dieses Zustandsbild, das je nach Grad und Dauer des excessiven Mißbrauchs und je nach Persönlichkeitsstruktur variiert. Die Leistungsfähigkeit im Beruf bleibt bei einigen von ihnen erhalten, gewöhnlich ist sie aber durch Ruhelosigkeit, Reizbarkeit und Streitsucht gestört. Wenn diese Rauchwut nach ein paar Tagen nachläßt, dann kehrt der Raucher allmählich in sein gewöhnliches seelisches Befinden zurück. Der ganze Zustand ist grundsätzlich nichts anderes als ein protrahierter Rausch infolge unmittelbarer Wirkung der Droge. Solche seelischen Veränderungen hat auch BROMBERG beobachtet, wenn große Mengen Marihuana genossen wurden; er nennt sie „akute Vergiftungen" mit psychotischen Anzeichen; sie sollen einige Stunden dauern.

Ähnliche Zustände werden von anderen Rauschmitteln nicht berichtet. Die dipsomanen Anfälle der periodischen Alkoholiker erinnern im äußeren Verlauf etwas daran. Beim Haschisch scheint aber die Periodizität zu fehlen, ebenso die in der freien Zeit vorhandene vollkommene Abstinenz und Nüchternheit. Dagegen tritt hier die Rauchwut während des chronischen Gebrauchs aus äußeren Anlässen auf, z. B. wenn die Leute mehr Haschisch kaufen können oder überhaupt mehr Gelegenheit zum Rauchen finden. Oder innere Anlässe werden wirksam: endogene Schwankungen oder ein Gifthunger, der vielleicht durch das Mittel selbst erzeugt wird. Das eingenommene Quantum im Zusammenhang mit der verlängerten Wirkung der Droge verursacht unter diesen Umständen einen eigenartigen Rausch, welcher im wesentlichen nur eine Verlängerung und Steigerung der Symptome des einfachen Rausches darstellt. In einem gewissen Sinne bedingt er aber auch ihre qualitative Veränderung, was allerdings auch einmalige starke Dosen bewirken können. Bei schwer Haschischsüchtigen steht der Dauerzustand dem protrahierten Rausch nahe, ohne daß überhaupt bestimmte Grenzen zwischen ihm, dem einfachen Rausch und den in den rauschfreien Zeiten konstatierten Charaktereigentümlichkeiten der Süchtigen gezogen werden können.

c) Die chronische Haschischintoxikation. Der Haschischsüchtige

Menschen, die etwa monate- oder gar jahrelang Haschisch in sehr kleinen Mengen regelmäßig oder unregelmäßig rauchen, sind nicht leicht zu ermitteln. Derartige Fälle kommen nur zufällig zur Untersuchung. Ich habe den Eindruck gewonnen, daß es „milde" Haschischfreunde gibt, die den Rausch kennen und nur von Zeit zu Zeit danach verlangen, sich eine Haschischzigarette oder eine Wasserpfeife zu gönnen. Sie sind wohl am zahlreichsten in den Traditionsländern des Haschisch. Wenn sie nicht gerade einen Rausch haben, sind sie wenig beeinträchtigt, bleiben sozial eingestellt und in ihrem Beruf leistungsfähig. Sie lassen es nicht zu einem schweren Haschischmißbrauch und auch bei ihren gelegentlichen Räuschen nicht zu schweren Zuständen kommen. GARDIKAS teilt ähnliche Erfahrungen mit. Auch sämtliche Berichte, wie der allerdings weniger zuverlässige La-Guardia-Report, oder

der britische Cannabis-Report und alle Autoren, die sich in den letzten Jahrzehnten mit dem Haschischgebrauch in den Expansionsländern befaßten, von BROMBERG bis BSCHOR und Mitarbeitern, kennen solche laue Haschischfreunde, die gelegentlich 1—2mal pro Woche oder noch seltener eine leichte Haschischzigarette im Freundeskreis rauchen und sich einen kleinen Marihuanaschwips erlauben. Diese Leute kann man nicht als Haschischsüchtige im engeren Sinne bezeichnen.

Hierher gehören auch die Fälle von chronischem Haschischgebrauch, die sich dem Gift gegenüber resistent erweisen und weder auffallende psychische Störungen noch die Charaktereigentümlichkeiten der Süchtigen entwickeln, sondern nach vielen Jahren noch geistig frisch, sozial und berufsfähig sind.

Nach MAYERHOF steht es fest, „daß mancher sein Leben lang täglich Hanf rauchen kann, ohne wesentlichen Schaden an seiner Gesundheit zu nehmen". Um ähnliche Behauptungen zu beweisen, führen die Haschischraucher als Beispiel an, daß reiche Ägypter regelmäßig Haschisch zu sich nehmen, dabei aber körperlich und geistig gesund bleiben, weil sie sich daneben die zum Haschischgenuß nötige Nahrungszufuhr leisten können. Für sie scheint neben den überhaupt genossenen Mengen die Art der Aufnahme, die Zusammensetzung der Präparate und die Qualität der Droge wichtig zu sein. So heißt es, daß getrunkenes oder gegessenes Haschisch viel weniger schade als gerauchtes, daß Marihuana und Anascha schwächer als das gewöhnliche Haschisch wirke, daß das Produkt einer Gegend in verschiedener Hinsicht „besser" als das einer anderen sei u. ä. m.

Von den leichten Gelegenheitsgenießern zu den ausgesprochen habituellen Haschischrauchern führen allmähliche Übergänge. Aber bei der Bewertung ihrer Angaben über die gerauchten Mengen, die Dauer des Gebrauchs, die Beziehungen zum Mittel, muß man stets vorsichtig sein. Darin widersprechen sie sich oft, machen absichtlich falsche Angaben, verschönern oder bagatellisieren, übertreiben oder reden nach dem Munde. Ihr Verhalten der eigenen Sucht gegenüber ist ebenfalls wechselnd; einmal sind sie einsichtig und entwickeln eine erstaunliche Selbstkritik, ein anderes Mal können sie mit ihrer Sucht direkt prahlen und stolz darauf sein.

Bei anhaltendem Gebrauch und Mißbrauch der Droge tritt allmählich eine Charakterveränderung auf. Diese ist auch außerhalb des Rausches zu konstatieren und selbst in der Zeit kurzer Abstinenz erkenntlich. Solche Haschischraucher werden läppisch-heiter, kindisch, empfindsam, reizbar, streitsüchtig, furchtsam und menschenscheu. Dies ist vielleicht erklärlich, weil sie tatsächlich wegen Haschischgebrauchs gesetzlich verfolgt werden. Sie sondern sich ab und geben sich Wunschträumen hin oder halten sich an ihresgleichen, vermeiden unbekannte Menschen und sind für sie nicht leicht zugänglich. Ihr autistisches Verhalten tritt zudem in einer feindseligen Einstellung gegen die Gesellschaft überhaupt hervor. Dies wird durch das im Rausch sich immer wiederholende Gefühl erklärt, in sich selbst eingesperrt zu sein und wenig Möglichkeit für den freien Kontakt mit den Menschen zu haben, den sie sich eigentlich wünschen. Sie fühlen sich unbedingt zurückgesetzt und werden rechthaberisch, verfallen in das andere Extrem und bewundern sich bis zum Narzißmus. SKLIAR spricht in solchen Fällen vom chronischen Anaschismus und findet bei ihnen gedrückte Stimmung, hypochondrische Ideen, seltener lustige Stimmung und Schwatzhaftigkeit.

Der eigentliche Haschischsüchtige läßt sich nicht durch Vernunftgründe lenken. Der Rat eines Freundes oder Angehörigen wird als Angriff auf seine „Freiheit" empfunden, und Freiheit bedeutet ihm, freies Spiel zu haben und alles nach Lust und Laune zu treiben. Ein noch so gut gemeintes Wort kann ihn zum stärksten Widerstand verleiten; sein stets lauerndes Mißtrauen sieht hinter allem Fallen.

Die Ausdrucksmotorik der chronischen Haschischraucher äußert sich in einer Reihe von stereotypen Bewegungen, die sie sich mit der Zeit aneignen und welche eigentümlicherweise fast bei allen wiederzufinden sind. Bei halb vorgeneigtem Körper, halbgeöffneten, ironisch oder hämisch blickenden Augen, mit fratzenschneidendem Gesicht, schief auf der Seite und nach vorn sitzendem Hut zeigen sie ein anmaßend arrogantes Auftreten unter ruckweisen, hampelmannartigen Bewegungen der Glieder mit etwas eingebogenen Knien und watschelndem Gang. Bestimmte Bewegungen und Bewegungsgruppen haben für sie eine feststehende Bedeutung, z. B. eine horizontal gehaltene Hand, die am steifen und geraden Arm um den Schenkel einen Halbkreis beschreibt, stellt den endgültigen Abschluß, eine erledigte Sache dar. Das Zusammenspielen der Motorik mit der ganzen Haltung und dem eigenartigen, verschrobenen und bildhaften Jargon dieser Personen bildet ein eindrucksvolles Ganzes. Die gelungene Wiedergabe und humoristische Nachahmung dieses Typs schuf die erfolgreiche Nummer des Haschischsüchtigen in den Varietés von Athen. Doch ist das Gesamt ihrer Motorik nicht allein auf die Wirkung des Haschisch zurückzuführen, sondern stellt wohl auch ein Fixieren von allgemein üblichen oder zu geheimer Verständigung notwendigen Bewegungen dar. Ebenso wie zwischen dem gesprochenen Deutsch und der Sprache der Landstreicher stets Wechselbeziehungen bestehen (WILMANNS), so bereichert auch die Verbreitung dieser motorischen Bewegungen bei nicht Haschischsüchtigen die Ausdrucksmöglichkeiten, so daß man nicht mehr die spezifische Wirkung des Haschisch erkennen kann. Trotzdem ist ein typischer Haschischsüchtiger in seinem Äußeren eine Art „Original", der für Leute, die sich mit ihm beschäftigen, ohne weiteres erkenntlich ist, genau so wie ein Alkoholiker ohne weiteres auffällt. Diese Motorik ist nicht immer lebhaft und bewegungsreich; sie kann auch langsam und träge sein.

Ein besonderes Kennzeichen der habituellen Haschischraucher ist die ausgesprochene Unbeständigkeit in all ihrem Tun und Treiben, in ihren Beziehungen zu den Menschen. Das dauernde Abgleiten von der Wirklichkeit in das Traumleben, der beim Rausch vorkommende Wechsel in der Stimmung und die damit verbundenen Gemütsschwankungen sind auf die Dauer die Ursache dieser Unbeständigkeit. Geselligkeitstendenz, Freude an Unterhaltung, Geschwätzigkeit wechseln mit autistischer Verschlossenheit und Schweigsamkeit, Arbeitslust und gute Leistungsfähigkeit mit Ungeschicklichkeit, Arbeitsscheu und Faulenzen, Furchtsamkeit und Mutlosigkeit mit rasendem Draufgängertum, hastiges Wesen mit Trägheit ab. Besonders in ihrem „Freundes"kreis wirkt sich diese Eigenschaft unliebsam aus. Leichte Meinungsverschiedenheiten, ein geringfügiger Grund zur Unstimmigkeit, das unvorsichtige oder nicht ganz rücksichtsvolle bzw. achtungsvolle Betragen eines „Freundes", Eifersüchteleien um die Gunst einer Frau, gepaart mit der stets lauernden Empfindsamkeit und Verletzbarkeit des hochgespannten Ehrgefühls führen zum Auseinandergehen bzw. zur Entzweiung von Freunden, ja selbst zu Gewaltakten, schweren Körperverletzungen, die allerdings meist im berauschten Zustand begangen werden. Solche Reaktionsweisen hängen natürlich weitgehend auch von der ursprünglichen Persönlichkeitsstruktur ab, so daß man, je nach dem vorliegenden Material, selbst zu entgegengesetzten Erfahrungen kommen kann. Während eine Reihe südamerikanischer Autoren (WOLFF, CASTELLANOS, MANDONÇA u. a.) der Meinung sind, daß durch den Haschischgebrauch eine Steigerung der Aggressivität erzeugt wird, vertreten BROMBERG, ALLENTUCK und BOWMAN, SIGG u. a. die Ansicht, daß kein kausaler Zusammenhang zwischen beiden besteht. Die britische Cannabis-Beratungskommission führt an, daß eine beträchtliche Mehrheit ihrer Zeugen nicht der Meinung war, „daß Cannabis zu unvorhergesehenen Ausbrüchen von Gewalttätigkeiten führen könne". Und BSCHOR spricht von „Dämpfung aggressiver Zuspitzungen" durch das Haschisch.

Ebenso wie „Freiheit" sind auch „Ehre", „Schönheit", „Wahrheit" bei den Haschischsüchtigen viel gebrauchte und beliebte Schlagworte. Sie kompensieren damit tieferliegende Unzufriedenheit und Minderwertigkeitsgefühle und begründen damit ihre fehlende Einsicht gegen sich selbst; sie schwelgen darin und bekunden durch hochtrabende Gemeinplätze ihre dünkelhafte Wichtigtuerei. Allgemeingültige und philosophisch-metaphysische Probleme, die über ihre Geisteskräfte und Kenntnisse gehen, beschäftigen sie intensiv im Rausch, aber auch außerhalb desselben. Sie debattieren darüber, interessieren sich für die führenden Persönlichkeiten von metapsychologischen Gesellschaften: „Sage mir, du, der du viel studiert hast und alles weißt, was wird der Mensch, wenn er stirbt? Hast du es je gesehen? Da, mein Bruder, er wird eine Spinne, eine Art Spinne ..." „Die Neugierde brachte den Menschen vorwärts, d. h. sie erzeugte seine kulturelle und geistige Entwicklung, und die Habsucht zerstörte diese erworbenen Güter."

Freilich ist dieses Bild von niedrigstehenden ungebildeten Leuten genommen. Es paßt nicht für Gewohnheitsraucher, die einer gehobenen Gesellschaftsschicht angehören. Aber auch bei ihnen merkt man bald die Präferenz für tiefgründige Themen über endgültige Wahrheiten, Erkenntnisse und Lösungen. Ich hatte Gelegenheit an einem Abend in einem Kreis von an Haschisch gewöhnten, aber nicht berauschten deutschen Studierenden solchen, mit Vehemenz geführten Gesprächen beizuwohnen, die bis spät in die Nacht andauerten. Auch Bschor berichtet von jungen Haschischkonsumenten, die erwähnen, „daß sie dadurch den Weg zu einer höheren Bewußtseinsstufe gefunden hätten, die es ihnen gestatte, die strukturellen Mängel sowohl konventioneller gesellschaftlicher Strukturen als auch extremer politischer Richtungen weit klarer als früher zu erkennen".

Das Sexualleben der habituellen Haschischraucher weist eine Steigerung seiner psychischen Bestandteile auf, die sich hauptsächlich in einer lebhaften Tätigkeit der sexuellen Phantasievorstellungen manifestiert und in einem Bedürfnis, sich in der Nähe von Frauen aufzuhalten. Sowohl im Rauschstadium als auch außerhalb desselben schwelgen die Süchtigen direkt in sexuell gefärbten wollüstigen Tagträumereien, die sie sich, mit derben Ausdrücken gewürzt, gegenseitig erzählen und sich so geschlechtlich aufpeitschen. Solche Phantasietätigkeit führt oft zu zügelloser Selbstbefriedigung oder Häufung der Pollutionen, wie es von vielen Fällen zugegeben wird. Dies kann nicht schlechtweg einer Steigerung der Potenz gleichgesetzt werden. Vielmehr scheint es, daß die Wirkung der Droge jener des Cocains ähnelt, wo auf die anfänglich tatsächliche Verstärkung der Potentia coeundi ein Zurückgehen derselben im chronischen Cocainismus der Männer zugunsten der Libido konstatiert wird. Anders ausgedrückt: der Haschischsüchtige ersetzt die aktive Sexualbetätigung durch Phantasieprodukte, die ausreichen, seine erotischen Wünsche zu erfüllen, was vielleicht eine Herabsetzung der normalen Potenz bedeutet. Doch will dies kein Hanfraucher für sich und seine Bekannten zugeben; wobei es sein mag, daß von dem einen oder anderen ein Erhaltenbleiben der normalen Potenz bei der angeregten sexuellen Phantasietätigkeit als Steigerung derselben angesehen wird. Andererseits sollen gewisse Haschischpräparate eine besonders kräftige und sexuell reizende Wirkung besitzen, wie die von Mayerhof erwähnten Haschischelectuarien, die in Ägypten nach geheimen Rezepten hergestellt wurden.

Der regelmäßige Haschischgenuß bei Frauen ist überall gering, aber die Zahl der Beteiligten wächst überall. Meist handelt es sich um gelegentlichen oder schwachen Gebrauch. Die Wirkung ist im allgemeinen nicht anders als bei Männern. Einer meiner Fälle berichtete von einer stärkeren Steigerung der sexuellen Reizbarkeit bei Frauen. Ähnliches wurde von deutschen jugendlichen Konsumenten erwähnt, daß nämlich in der Intimsituation „vor allem der weibliche Partner durch die Dämpfung gröberer aggressiv-genitaler Triebkomponenten mit der damit einhergehenden Möglichkeit einer Verlängerung und Ausgestaltung subtilerer erotischer Kontakte die Haschischwirkung als bereichernd" empfindet, „sowohl unter dem hedonistischen Aspekt, als auch im Hinblick auf die Möglichkeit einer Anbahnung und

Vertiefung persönlicher Partnerbildung" (Bschor). Eine Steigerung des sexuellen Verlangens liegt jedenfalls vor, wie auch aus folgender Selbst-schilderung hervorgeht:

„Ich fange an, berauscht zu werden, es schwindelt mir, ich hebe mich bis zum Himmel, ich falle auf einen Teppich von Rosenblättern, während Engel schöne Weisen, Lieder für den Eros singen, für die wollüstigen Liebesspiele, Umarmungen — alles verlangt nach der Sünde. Ich glaubte, daß ich Georg in meinen Armen hielt und ihn kräftig umklammerte, während ich ihn rasend auf den Mund küßte, bis wir beide schwindelnd auf einen Diwan fielen ... Das Haschisch fing bereits an, meine Gedanken zu beherrschen und meine Zeit auszufüllen. Nichts mehr war ge-eignet, mich davon zurückzuhalten. Die Entwürdigung fing an, meinen Körper und meinen Geist mit dickem, ehrlosem Arm zu umklammern. Mein Körper brannte vom Fieber der Leidenschaft ... Liebesspiele, wollüstige Küsse, enge Umklammerungen, unerfüllbare Wünsche, Genüsse!"

Darin aber fallen bei beiden Geschlechtern die Feststellungen eindeutig aus: daß das Haschisch niemals dermaßen auf die sexuelle Tätigkeit herab-setzend wirkt wie etwa das Heroin, welches sowohl bei Männern wie auch Frauen jede sexuelle Regung aufhebt und jedes Verlangen zum Erlöschen bringt und bei den Frauen gesetzmäßig nach der Gewöhnung zu Amenorrhöe führt.

Die meisten meiner Fälle waren vor ihrer Gewöhnung an das Haschisch mit dem Tabakrauchen und Alkoholtrinken vertraut. Sie hören auch nach der Gewöhnung an das Haschisch nicht auf, weiterhin Zigaretten zu rauchen und, sobald ihnen Gelegenheit geboten wird, Alkohol zu trinken. Beides, Alkohol und Haschisch, vertragen sich anscheinend gut und verstärken sich gegenseitig in ihrer Wirkung. Ausgesprochene Alkoholiker fand ich aber nicht unter den Haschischsüchtigen, obwohl starke Trinkexzesse nicht selten bei ihnen sind. Dies hängt mit ihrer leichten Verführbarkeit und Neigung zu extremen Handlungen und mit ihrer Maßlosigkeit in jeder Form zusam-men. Dadurch wird auch die bereits erwähnte Leichtigkeit erklärt, mit der sie zu anderen gefährlicheren Betäubungsmitteln und besonders zum Heroin greifen. Bei älteren echten Haschischsüchtigen allerdings ist das nicht üblich. Im Gegenteil, sie bleiben dem Haschisch und außerdem höchstens noch dem Alkohol treu und verachten, als ihrer unwürdig, die anderen Mittel und ebenso deren Genießer.

Haschisch und Heroin werden stets als Gegensätze geschildert. Die von einem Fall gemachte Bemerkung „durch Heroin wird man wie gelähmt, während man durch das Haschisch wie verblödet wird", ist eine Formulie-rung, die die hauptsächlichsten Kennzeichen für beide Mittel enthält und auch von anderen Toxikomanen in ähnlicher Weise vorgebracht wurde. Der Satz wird von den Leuten etwa so verstanden, daß durch den chronischen Mißbrauch des Heroins die Aktivität und Spontaneität, wie auch die ur-sprüngliche psychische Energie „wie gelähmt" werden. Dabei denken sie wohl auch an die Gleichgültigkeit, Gefühlskälte und Interesselosigkeit ihren wichtigsten Angelegenheiten gegenüber, ebenfalls als Folge des Heroins. Außerdem soll diese Bezeichnung noch den Zustand selbst charakterisieren, in den die Heroingebraucher während der stärksten Wirkung des Mittels verfallen; sie dösen vor sich hin, in irgendeine Ecke gekauert, sei es in einem dunklen, schmutzigen Raum oder in irgendeiner Gasse. Dann scheint auch der Ablauf der Ideen langsamer und deren Inhalte langweilig, geistlos und fade zu sein. Dabei verändert sich die reale Welt nicht im subjektiven Betrachten und in der Erlebensweise des Heroinisten. Auch er selbst kommt sich während der Heroinwirkung nicht wesentlich anders vor, jedenfalls nicht in der Art wie im Haschischrausch.

Dagegen „verrücke" das Haschisch die Persönlichkeit, führe sie in eine andere Existenz über, solange der Rausch besteht. Durch das Aufeinanderfolgen der Räusche und das an und für sich lange Anhalten der Haschischwirkung kann diese Veränderung auch subjektiv kontinuierlich werden. Wenn aber der Hanfraucher abstiniert und die Rauscherlebnisse nüchtern betrachtet, muß er sich sagen, das sei „blöd", das sei nicht zu der eigenen Person gehörig, sei ihm fremd, was er da erlebt habe, obwohl oder gerade weil er sich von ihnen hinreißen ließ. Die Bezeichnung „Verblödung" bildet somit die kritische Einstellung des Betreffenden gegenüber diesen Erlebnissen.

5. Die Haschischpsychosen

a) Die Sonderstellung der Haschischpsychosen

Mit der Besprechung der Haschischpsychosen kommen wir zu einem recht komplizierten und umstrittenen psychiatrischen Thema. Obwohl die meisten Erfahrungen auf klinischen Beobachtungen beruhen, divergieren die Ansichten darüber stark, weil einerseits diese Zustände eine große Mannigfaltigkeit aufweisen, andererseits die Standpunkte, von denen aus die verschiedenen Autoren an das Material herangehen, weit auseinander liegen. So ist man sich immer noch nicht im klaren, welche Fälle man zu den echten, d. h. durch die Droge verursachten Haschischpsychosen rechnen kann, und die Frage selbst, ob es überhaupt solche Psychosen gibt, ist noch unbeantwortet.

In diese Rubrik sollen lediglich solche psychische Störungen eingereiht werden, welche durch das Haschisch hervorgerufen werden aber nicht die Manifestation seiner üblichen Wirkung darstellen, also nicht zu den Räuschen gehören. Als Prototyp gilt hier das Delirium tremens der Alkoholiker. Beim Haschisch wird eine Unterscheidung schwieriger, weil die von ihm produzierten mannigfaltigen Räusche an sich schon recht komplizierte seelische Störungen darstellen.

Im Indian-Report ist bereits davon die Rede, daß 7,3% der in den indischen Anstalten behandelten Geisteskrankheiten in einem ursächlichen Zusammenhang mit dem Haschischmißbrauch standen und meist von kurzer Dauer waren. Es wurde darin stets nach langem exzessivem Haschischmißbrauch zwischen einem kürzer dauernden Haschischdelir mit starken psychomotorischen Erregungszuständen und jenen Fällen unterschieden, die wiederholte kürzer oder länger dauernde Erregungszustände aufwiesen und in einer vom Haschischdelir verschiedenen Symptomatologie verliefen. Man bezeichnet dies als Haschischmanie. Sie heilt aus. Zu gleicher Zeit gab IRELAND, Arzt in Britisch-Guyana, eine allgemeinklinische Beschreibung dieser Psychosen: „Die erste offenkundige Manifestation der Geisteskrankheit kann einen mehr oder weniger akuten manischen oder melancholischen Charakter tragen. Der manische Zustand ist der häufigere, begleitet im allgemeinen von Wahnideen und optischen und akustischen Halluzinationen. Der Kranke bewegt sich ununterbrochen, schlägt die Arme um sich, wirft sich von der einen zur anderen Seite, läuft hin und her, schreit und singt. In gewissen Fällen entlädt sich der Zustand in Gewalttaten oder Menschentötung. Manchmal verweigert er die Nahrung und ein anderes Mal bekommt er Freßgier.

Dieser Zustand kann sehr schnell vorübergehen, und der Kranke wird gesund, aber nach 2 oder 3 solchen Schüben läuft er Gefahr, stumpfsinnig oder apathisch zu werden oder eine rapide Geistesschwäche zu entwickeln...
Der akute melancholische Zustand ist seltener, aber der Autor hat Kranke gesehen, die unter dem Einfluß von Wahnideen und Halluzinationen tiefmelancholischer Natur mit Suicidabsichten herumgingen" (zit. nach SIGG).
TULL-WALSH aber ließ nur für einige Fälle die Möglichkeit gelten, daß eine latente Geistesstörung durch die pathogene Wirkung von Ganja und Bhang ausgelöst würde. Trotzdem wurde der Prozentsatz der in der Anstalt von Kairo wegen Haschischpsychose behandelten Fälle von WARNOCK auf 27% geschätzt. Neuerdings sprechen CHOPRA und CHOPRA nur von 1% psychotischer Zustände bei Haschischsüchtigen in Indien und machen bei 600 Anstaltseinweisungen in einem Jahrzehnt das Haschisch für die Geistesstörung verantwortlich.

Die in der Literatur beschriebenen Fälle zeigen deutlich die verschiedenen Voraussetzungen, mit denen sie zu den Haschischpsychosen gerechnet werden. So meinte KERIM, daß man allgemein bei Haschischsüchtigen Symptome von schizophrenem Typ finde, und daß sich aus allen, auf dem von Haschisch vorbereiteten Boden entstandenen Psychosen am häufigsten die Dementia praecox entwickele. Aus seinen Fällen gewährt folgende Auswahl einen Einblick in die angeschnittenen Fragen:

Z. M., 23 Jahre alt, Gendarm. Volksschulbildung, verheiratet. 2¹/₂ Jahre Haschischmißbrauch, Klinikeinweisung. Nach seinem Namen gefragt, antwortet er: „Seine Heiligkeit der Prophet." Als Namen des Vaters gibt er den Geburtsort des Propheten an; er sagt: „Ich lehre und prophezeie zu gleicher Zeit. Ich habe durch die Gnade des Propheten gesiegt." Er nennt den Arzt „heiligen Gabriel", den Wärter „Todesengel" und wird aggressiv gegen die Kranken. Es ist sehr schwer, ihn zu beruhigen. Er ist schlaflos, schreit, macht großen Lärm. 10 Tage nach der Aufnahme wird er gebessert entlassen.

K. S., 28 Jahre alt, höhere Bildung, ledig. Haschischmißbrauch, während dem er Totschlag beging. Aufgenommen, weil er Leute angriff, sie grob beschimpfte, sich zu impulsiven Akten hinreißen ließ, keine reguläre Arbeit aufnehmen konnte. Wird von Geräuschen, Gesang und Frauenstimmen gestört. Tut nicht, was man ihm sagt. Zeitlich und örtlich desorientiert. Kann sich vom Platze, an dem er sich befindet, nicht leicht aufrichten, konnte nichts über die Umstände seines Verbrechens erzählen. Exitus letalis im Krankenhaus.

H. J. erlitt 2 Schübe von Geistesstörung. Der erste dauerte 13 Tage. Er war sich seiner Handlungen nicht bewußt, hatte Visionen. Vor seiner Erkrankung litt er an störenden Ideen und Schlaflosigkeit und war gegen seine Umgebung mißtrauisch. Nach vollständiger Genesung entlassen.

R. S., 23 Jahre alt, Sekretär. Seit 8 Jahren raucht er täglich 20 g Haschisch aus der Wasserpfeife, seit 10 Jahren trinkt er auch Schnaps. Aufgenommen wegen einer Brandwunde am Bein. Syphilitisch. Berichtet von all dem in großer Ruhe. Bleibt in einer Ecke und spricht nicht mit den anderen, kennt Tage und Monate, sowie Vorkommnisse im Lande. 4 Monate später gesund entlassen.

A. L., 30 Jahre, höhere Bildung. Beamter der Eisenbahn. Als Reserveoffizier während des (ersten) Weltkrieges gewöhnte er sich an das Haschisch. Aufgenommen wegen Verfolgungsideen und Gewalttaten, zu denen er sich hinreißen ließ. Der Kranke erzählte, daß er Stimmen hörte, die ihm sagten, sein Vater besitze ein Messer, mit dem er ihn erstechen wolle. Verdächtigte seinen Vater, ihn im Kindesalter mißbraucht zu haben. Verspürte gleiche Ideen der Blutschande in Gegenwart seiner Mutter und Schwester. Die Stimmen störten ihn dauernd und veranlaßten ihn, seinen Vater zu verdächtigen; eines Tages griff er ihn mit einem Messer an, in der Absicht, ihm Angst zu machen und zu bedrohen. „Aber mein Vater starb und ich lief sofort zur nächsten Polizeistation, um mich einsperren zu lassen." Zunächst zeigte er sich in der Klinik kalt und völlig mutistisch gegen die Umwelt. Mimische Bewegungen verschiedener Art belebten sein Gesicht. Nach 2—3 Tagen begann er seinen Kopf an verschiedene Stellen anzuschlagen und sich zu beklagen, nicht schreien zu können. Schließlich erklärte er, sich nicht an sein Verbrechen zu erinnern. Voll Mißtrauen und Angst glaubte er immer, daß man ihn aufhängen werde. Mitunter blieb er stundenlang in der gleichen Haltung und sprach für sich allein. Machte Bewegungen mit den Augenbrauen und Augen. 6 Monate später war der Kranke fast gesund. Einige Zeit darauf aber kamen die Verfolgungsideen wieder. Er sagte, daß man ihm die Knochen zerbreche, daß man ihn quäle und beklagte sich über den Arzt und das Personal. Später, als sein Zustand sich wieder herzustellen schien, ließ seine Affektivität zu wünschen übrig. Verließ das Hospital nach einiger Zeit, fast vollständig geheilt.

N. S., 28 Jahre alt, Offizier, ledig. Raucht Tabak und Haschisch, trinkt mäßig Alkohol; mit 12 Jahren das Rauchen begonnen, schlug seine Mutter und seinen Bruder. Aufgenommen, weil er einen beunruhigenden Zustand zeigte, z. B. verbrachte er ganze Stunden mit dem Betrachten des Meeres, flüsterte vor sich hin, lachte oder weinte grundlos oder zeigte Wut und Gewalttätigkeit. Zunächst bleibt er ruhig, manchmal sieht er so aus, als ob er weinen wollte. Er erklärt, daß er sich beim Haschischrauchen sehr glücklich fühle und daß er, ausgestreckt und mit offenen Augen ausruhend, das Gefühl habe, tot zu sein. Zu Hause höre er Stimmen, die ihm sagten, daß das Trinkwasser vergiftet sei, und verlangte von seiner Mutter, darauf acht zu geben. Dann meinte er, vergiftet zu sein und behauptete, daß aus seinem Mund Rauch entströme. Ein anderes Mal sagte er, er habe den Eindruck gehabt, daß er in einem Kristallsarge zum Himmel gehoben wurde. Dann wieder betrachtete den Himmel und rief laut seine im Kriege gefallenen Kameraden an. Seinem Äußeren und seinem Zustand gegenüber war er ganz gleichgültig.

Diese Fälle, die der Autor zu den von Haschisch verursachten Psychosen zählte und einige von ihnen der Form nach als einfache bzw. paranoische Dementia praecox bezeichnete, sind recht unähnlich untereinander und zeigen vor allem, was Verlauf, Dauer und Ausgang betrifft, große Verschiedenheiten.

Conos ist der Ansicht, daß „in einem vorgerückten Stadium der Haschischintoxikation das klinische Bild ... demjenigen der katatonischen Kranken der Dementia praecox ähnelt, daß die Differentialdiagnose zwischen beiden Affektionen sehr schwierig ist, wenn nicht unmöglich, besonders in den Fällen, wo man keine präzisen Angaben über die Vorgeschichte der Kranken besitzt". Er hebt als charakteristisches Symptom für die psychischen Störungen durch Haschisch die Tendenz der Kranken, zu flüchten und zu gehen hervor. Er glaubt, daß durch den langen Haschischgebrauch ein Teil der Droge im Organismus verbleibt und sich zu einer gewissen Menge ansammelt, wodurch dann als direkte Wirkung des Haschisch diese psychotischen Zustände entstehen. Die Kranken „kommen wieder zu sich, sobald das Gift vollständig beseitigt ist". Von seinen 3 Fällen werden in Auszug die ersten zwei wiedergegeben:

H. W., 23 Jahre, ledig. Seit 8 Monaten 2—3 Wasserpfeifen täglich mit Haschisch geraucht. Er wurde von Tag zu Tag reizbarer und zorniger, verließ plötzlich seine Angehörigen, trieb sich herum und wurde nach 44 Tagen im Gefängnis wegen Diebstahls eines Esels wiedergefunden. Es fiel auf, daß er wiederholt stundenlang unbeweglich blieb, als wäre er in tiefen Gedanken versunken. Er klagte öfters über Herzbeklemmungen, Angstzustände und äußerte ein unbezwingbares Bedürfnis zu wandern. Kopfschmerzen selten, dagegen Gähnen und Lachen häufig. Bei der Exploration zeigt er einen munteren Gesichtsausdruck, war psychisch völlig frei, zeitlich und örtlich orientiert, erzählte genau und humorvoll seine verschiedenen Abenteuer. Auf seiner Flucht kam er am Tag des Bairam in einem Orte an. Er folgte dort ohne weiteres dem Rat eines „Hodscha", zu einem Bauern zu gehen, der ihn mit einem Gebet heilen würde. Einige Geschehnisse der jüngsten Vergangenheit in seinen Erzählungen machten einen traumhaften Eindruck. Er war für seinen Zustand einsichtig und erklärte seine Neigung zum Vagabundieren durch die ängstliche Stimmung, die ihn dazu trieb.

S. B., 29 Jahre, Hirt, ledig. Mit 12 Jahren begann er täglich viele Wasserpfeifen mit Haschisch zu rauchen. Nach und nach trat Verstörtheit auf, zunächst vorübergehend, dann dauernd. Eines Tages sprang er während des Rauchens plötzlich fort und fing zu laufen an, indem er schrie, man habe ihn mit Haschisch gebunden. Er verließ ohne Grund seine Wohnung, um sich auf dem Lande herumzutreiben. Bei seiner Rückkehr konnte er die Geschehnisse aus dieser Zeit nicht wiedergeben. Er war geistesabwesend und verängstigt, vergaß sich oft gänzlich, verharrte unbeweglich in einer eingenommenen Stellung und veränderte sie nur, wenn man ihn dazu veranlaßte oder ihn etwas fragte. Während der Beobachtung sprach er korrekt, gab genaue Antwort, beobachtete sich selbst. Er sagte, seine Zunge sei gefangen, oder eine Stimme befehle ihm, keine Antwort zu geben. Er machte wiederholt Versuche zu entweichen, weil er die Stimme eines Mädchens hörte, die ihm befahl fortzugehen. Einige Minuten später hörte er einen Glockenton, die Glocken zeigten ihm seinen Weg und gaben ihm Befehle; er vernahm und verstand die Sprache der Insekten, Schmetterlinge und Vögel. Optische Halluzinationen waren selten. Er sah z. B. eines Tages einen Onkel, von dem er wußte, daß er tot war. Sympathiegefühle waren erhalten. Er verlangte, eine Freundin wiederzusehen, von der man ihm sagte, sie sei gestorben, doch war er davon überzeugt, daß er sie wieder auferwecken könne. Inadäquates Lachen und Zerfahrenheit wurden beobachtet. Er betonte, daß er den Hang zum Haschischrauchen seit 3 Monaten überwunden hätte, war jedoch bereit, eine Haschischzigarette zu rauchen. Darauf zeigte er während des Haschischrauchens eine Art traumhaftes Delir und delirante Zwischenerlebnisse. Bei einer späteren ambulanten Untersuchung erzählte er, daß er am vorigen Tag das Bedürfnis hatte, spazieren zu gehen und daß er 1 oder 2 Stunden aufs Geratewohl herumlief und sich verirrte. Er traf unterwegs eine Katze und sprach zu ihr: „Ich frage mich, was ich tun soll, und wo soll ich sitzen?" Der Kater war Gott. „Ich glaube, daß es Nacht war, es kann aber auch Tag gewesen sein (lachte) ... Ich habe den Eindruck, daß alle mich beschimpfen (lacht). Ich lache, weil ich denen keine Antwort gab."

Das klinische Bild der Fälle von Conos ist durch eine Art Ausnahmezustand charakterisiert, mit Wandertrieb, Flucht, oneiroiden Erlebnissen und nachträglicher Amnesie nach chronischem Haschischmißbrauch; bei dem zweiten Falle ist dieser Zustand möglicherweise nach 3monatiger Abstinenz eingetreten.

SCOURAS veröffentlichte gesondert 2 Fälle von Haschischpsychose, bei welchen er eine spezifische Symptomatik für ihre Haschischprovenienz herausschälen möchte. Er war der Meinung, daß ein vorangegangener starker Abusus der Droge „intensive psychische Anomalien verursachen und zu Verwirrtheitszuständen Anlaß geben kann, die einen mehr oder weniger chronischen Verlauf annehmen", und sah das „katatonische Syndrom" als die häufigste Form der kurzdauernden, mit Verwirrtheit beginnenden, akuten Haschischpsychosen an.

A. B., vielfach vorbestrafter Soldat, der seit seinem 15. Lebensjahr Haschisch raucht, wird in einem trägen, lässigen, leeren, gleichgültigen, initiativlosen Zustand mit ausdruckslosem Gesicht, gerunzelter Stirn, Befehlsautomatie, Verschlossenheit und anscheinender Verständnislosigkeit vom Gefängnis in das Militärkrankenhaus überführt. Aß nicht, kam nicht in Kontakt, hielt sich gesondert von den anderen Kranken, nahm stereotype Haltung am Fenster an, unentwegt nach außen blickend und ließ sich von ihr nicht abbringen. In den nächsten Tagen traten katatonische Phänomene auf. Vorübergehend unverständliches Vorsichhinflüstern. Der Zustand blieb unverändert etwa 4 Wochen lang. Dann trat Besserung ein, und der normale Zustand stellte sich, bis auf eine gewisse Verlangsamung, innerhalb einer Woche wieder ein. Der exzessive Haschischmißbrauch, dem sich der Kranke angeblich 3 Tage lang vor der Aufnahme hingab, wurde zunächst nicht in ursächliche Beziehung zur Psychose gebracht; man neigte zur Annahme einer Simulation. Der Verlauf überzeugte vom Gegenteil, und man war nahe daran, an das Bestehen einer Schizophrenie zu glauben, als der normale Zustand des Kranken wieder eintrat.

E. Ph., 20 Jahre, Soldat, soll seit dem 13. Lebensjahr Haschisch rauchen. Ohne Beruf und Beschäftigung. Vielfach wegen Einbruch, Schmuggel und Gewalttätigkeiten vorbestraft, zuletzt zu 10 Monaten Gefängnis, in dem er bereits einen pathologischen Seelenzustand von 4 Tagen durchmachte; er nahm nichts zu sich und saß wie versteinert da. Nach seiner Entlassung hat er, wie er selbst angibt, exzessiven Haschischmißbrauch getrieben (10—15 Wasserpfeifen täglich, 5 Tage lang), so daß er im Militärdienst auffiel und in das Krankenhaus eingewiesen wurde. Dort bot er gleich ein katatonisches Bild dar, schien sehr ängstlich, gab keinerlei Auskunft, blickte zerstreut oder erstaunt vor sich hin, blieb wie versteinert stehen, nahm die Stellung des Haschischsüchtigen ein, der Wasserpfeife raucht. Wenn er „Haschisch-Wasserpfeife" hörte, hellte sich sein Gesichtsausdruck auf, dagegen überkam ihn Bestürzung und Schrecken beim Worte „Polizei". Dieser Zustand hielt 12 Tage an, dann verschwanden auf einmal sämtliche Symptome, und der Kranke erwachte plötzlich wie aus dem Schlaf. Für die Vorkommnisse der letzten 15 Tage hatte er angeblich eine teilweise oder vollständige Amnesie.

SKLIAR, der 80 Fälle von Anaschamißbrauch untersuchen konnte (52 Fälle von chronischem Anaschismus und 28 Fälle von Psychosen, davon 21 Fälle akuter Intoxikationspsychosen von wenigen Tagen bis ungefähr 5 Monaten Dauer und 7 Fälle endogener Psychosen), kam zu folgenden Ergebnissen: Unter den Anaschageistesstörungen kommen hauptsächlich „exogene Reaktionsformen" (wie Dämmerzustände, Delirien, epileptiforme Erregungen,

Angstzustände usw.) und die Amentia vor, die auch bei anderen Intoxikationen, bei Infektionen und Psychogenien beobachtet werden. Eine besondere, für die Anascha charakteristische Psychose konnte er in seinem Material
nicht finden. Es kommen aber beim Anaschamißbrauch nicht selten Fälle
depressiver Zustände mit einem stark ausgeprägten Symptomenkomplex der
Angst und Erregung, nicht selten epileptiformer Natur, und Störungen des
vegetativen Nervensystems (verstärktes Herzklopfen, Druck in der Herz-
gegend, starkes Schwitzen, Frieren an den Händen, Füßen, Zittern, Schwanken von einer Seite auf die andere usw.) vor. Diese Symptome der Angst
und inneren Unruhe ziehen als roter Faden durch fast alle anderen Formen
der Geistesstörungen, die beim Anaschagebrauch entstehen. Auch als Folge
der Entziehung entwickeln sich in einigen Fällen sogar Psychosen mit Angst-
zuständen. Chronische, endogene Psychosen werden beim Anaschagebrauch
beobachtet, hauptsächlich die Schizophrenie.

BROMBERG beobachtete Fälle, die er „Marihuana-Psychosen" nennt; bei
diesen sollen zwar die Symptome denen des Marihuanarausches ähnlich sein,
heben sich jedoch wieder von ihnen dadurch ab, daß sie mit Verwirrtheit
einhergehen und schizophrene oder manisch-depressive Züge annehmen.
„Von klinischem Standpunkt aus liegt die Bedeutung dieser Symptomatologie (der direkten Haschischwirkung) darin, daß, wenn sie in einem psychotischen Bild (wie etwa eine Schizophrenie mit toxischen Merkmalen) auftritt, wegen ihrer fast spezifischen Deformation des klinischen Bildes als
solche erkannt wird." Solche psychotischen Zustände dauerten einige Tage
lang, und die Beziehung zwischen der direkten Marihuanawirkung und
ihrem Ausbruch war nicht deutlich. Er bespricht zunächst die Eventualität
eines Zusammentreffens des chronischen Drogenmißbrauchs mit einer beginnenden endogenen Prozeßpsychose und fragt sich, welche Rolle die Canna-
biswirkung dabei gespielt hat, ob die Psychose auch ohne diese Wirkung
zum Ausbruch kommen konnte, und schließlich, ob der Haschischgebrauch
einen Versuch des Kranken darstellt, die sich einsetzende endogene Erkrankung zu bekämpfen. Von seinen 17 Fällen, in denen die Psychosen mit chronischem Marihuanamißbrauch kombiniert waren, kam er bei 10 zur Diagnose Schizophrenie; die übrigen 7 Fälle mit akutem Ausbruch bezeichnete er
als „toxische Psychosen" und führte als häufige Symptome Erregung, Hallu-
zination, Depersonalisation und Wahnideen auf. „Das klinische Bild entwickelt sich oft erst nach vielen Wochen oder Monaten zu einer manisch-
depressiven oder schizophrenen Psychose."

LUCENA, ATAIDE und COELHO beschrieben ebenfalls eingehend Fälle von
Psychosen bei chronischem Maconhamißbrauch; in zwei Fällen fanden sie
ein paranoisches Syndrom mit mehr oder weniger systematisierten Größen-
und Verfolgungswahnideen, unregelmäßigen Halluzinationen und Automa-
tismen bei Bewußtseinsklarheit. Sie schlossen daraus, daß in den schizo-
phrenieähnlichen Reaktionen, die mit wechselnder Häufigkeit bei den

„maconhistas crônicos" beobachtet werden, ein Zusammenwirken exogener und endogener Faktoren besteht, wobei die Rolle des Haschischmißbrauchs besonders unterstrichen werden muß.

Bei den Fällen von ALLENTUCK und BOWMAN, bei welchen sie im Rahmen des La Guardia-Reports über Psychosen sprechen, handelt es sich eigentlich um direkte Marihuanawirkung mit nicht ganz so ungewöhnlicher Symptomenintensität, d. h. also um Räusche, und zwar in experimenteller Situation bei Gewöhnten und Ungewöhnten. Auf solche Erfahrungen gestützt, kommen diese Autoren zu der Schlußfolgerung, daß Marihuana keine Psychose bei einer integren, stabilen Person zu produzieren vermag; sie behaupten weiter, daß eine charakteristische Marihuanapsychose nicht existiert. Eine ähnliche Auffassung darüber vertritt auch SALAZAR VINIEGRA.

Demgegenüber betrachtet SIGG alle Psychosen, die nach vorausgegangenem, längerdauerndem Haschischmißbrauch auftraten, als dessen Folge in dem Sinne, daß „bei ihrer Genese der chronische Cannabismus einen importanten, wenn nicht determinierenden Faktor repräsentiert". Von den 118 beobachteten Fällen, bei welchen der Haschischmißbrauch vor der Anstaltseinweisung nachgewiesen war, wurden 8 ausgeschieden, weil die psychischen Störungen vor dem Mißbrauch oder weil andere organische Ursachen festgestellt werden konnten. Die übrigen 110 Fälle unterscheidet SIGG in 60 chronische Psychosen, meist Schizophrenien verschiedener Formen, und 40 akute Psychosen mit mannigfaltigen Zustandsbildern, davon 5 vom manisch-depressiven Typus. Unter den akuten Psychosen befinden sich wohl Fälle, die auch mit anderen Kriterien zu den „echten" Haschischpsychosen gerechnet werden können.

Interessante Beobachtungen sind bei sonst gesunden, Haschisch konsumierenden amerikanischen Soldaten in Vietnam gemacht worden. So beschreibt TALBOTT einige Fälle von „komplizierten psychotischen Reaktionen" mit akuten paranoischen und organischen Merkmalen; die meisten dieser Zustände dauerten 1—4 Tage, einige aber hielten eine Woche oder noch länger an. Ebenfalls berichtet FIDALEO über paranoische Psychosen mit häufigen organischen Begleitsymptomen, von welchen die meisten in 1—4 Tagen zurückgingen, ein kleinerer Teil jedoch länger dauerte und von paranoischen Schizophrenien nicht zu unterscheiden war. TALBOTT erwägt als Entstehungsursache dieser Zustände eine vielleicht höhere Konzentration des Marihuanaharzes. Auch HEIMAN nimmt bei diesen Fällen an, daß eine hochaktive Marihuana eine Psychose hervorrufen kann im Sinne der Auslösung einer latenten Schizophrenie. Ähnlich KEELER.

Besonderes Interesse verdienen neuere Berichte über kurzdauernde, eigenartige psychische Störungen während einer Abstinenzperiode vom Haschischgebrauch. KELLER und Mitarbeiter beobachteten in 4 Fällen das Auftreten ungewöhnlicher optischer Halluzinationen, somatischer Sensationen und anderer Symptome in einem drogenfreien Zustand. Sie hatten den Eindruck, daß diese Phänomene den Erlebnissen dieser Personen im schweren Marihuanarausch ähnlich waren. Es sei vermerkt, daß keine von ihnen je ein anderes „halluzinogenes" Mittel benutzt hatte. Die Beschreibung eines Falles sei hier als Beispiel angeführt:

21jähriger Mann rauchte zuletzt 4 Marihuanazigaretten nacheinander. Er geriet in Verwirrtheit, Desorientierung und Panik, verlor die Kontrolle über seine Hände, konnte nicht sprechen und halluzinierte farbige Flecken und Muster während der Drogenwirkung. 3 Wochen lang nahm er keine Marihuana zu sich. Dann traten plötzlich wieder Verwirrtheit, Desorientierung, Halluzinationen ein, ähnlich der unter Marihuana erlebten. Diese Zustände ereigneten sich häufiger, wenn er sich zum Schlafengehen vorbereitete. Da sie von intensiven Angstkrisen gefolgt waren, machten sie die Klinikeinweisung nötig. Dort konnten weder Schizophrenie, noch affektive Störungen nachgewiesen werden. Sämtliche Symptome gingen während der nächsten Woche zurück.

KEELER und Mitarbeiter erwägen zwei Erklärungsmöglichkeiten. Einerseits nehmen sie, wie es ungefähr früher CONOS tat, einen persistierenden biochemischen Effekt an, andererseits denken sie an eine Art Anbahnungsmechanismus (learned effect). Die Autoren machen darauf aufmerksam, daß man solche Phänomene stets im Auge behalten soll, da ihr Auftreten nicht ungewöhnlich ist und wegen der erzeugten Angstzustände eine sofortige psychiatrische Behandlung erforderlich machen.

Kürzlich berichteten auch KIELHOLZ und LADEWIG über 3 ähnliche Fälle Jugendlicher, die über ein Jahr im Orient täglich reinen Haschisch geraucht hatten. Nach ihrer Rückkehr nach Basel, als ihnen kein Haschisch mehr zur Verfügung stand, zeigten sie ein über fünf bis sieben Tage anhaltendes Syndrom, das in Schlafstörungen, Hypotonie, Schwitzen, feinschlägigem Tremor sowie gereizt-depressiver Verstimmung bestand. Die Autoren denken bei diesen Störungen an Entzugsphänomene.

Überblickt man das Schrifttum über die Haschischpsychosen, so konstatiert man eine Übereinstimmung in der Auffassung einer Kategorie der vorkommenden seelischen Störungen: psychotische Zustände nach meist exzessivem Haschischgebrauch werden trotz Mannigfaltigkeit der klinischen Bilder als durch das Haschisch hervorgerufen anerkannt, wenn sie von relativ kurzer, nicht über Wochen hinausgehender Dauer sind. Für ihr Zustandekommen macht man die Quantität bzw. Qualität oder die Retention der eingenommenen Droge im Organismus verantwortlich, als eine Art direkter Wirkung derselben. Oder man denkt an ein spontanes Auftreten dieser Zustände durch Einübungs- und Anbahnungsmechanismen infolge der wiederholten toxischen Produktion ähnlicher seelischer Störungen im Haschischrausch. Oder man vermutet schließlich auch hier eine vorübergehende Mobilisierung einer Psychose durch das Haschisch bei dazu prädisponierten Personen.

Sobald aber ein auf ähnliche Weise begonnener psychotischer Zustand über eine gewisse Dauer hinaus anhält und sich eventuell mit einem Wandel der Symptomatik in der Form bekannter „endogener" Muster über mehr oder weniger lange Zeit womöglich chronisch stabilisiert, gehen die Meinungen über seine Herkunft weit auseinander. Manche glauben, daß das Haschisch direkt Schizophrenien oder manisch-depressive Psychosen produzieren kann. Andere vermuten, daß das Haschisch eine vorhandene Anlage oder Disposition mobilisiert und z. T. pathologisch formt oder daß eine bereits im Gang befindliche, aber latente Schizophrenie erst durch das Haschisch manifest wird. Einige verharren schließlich auf dem Standpunkt, daß überhaupt keine ursächlichen Zusammenhänge zwischen Haschisch und Psychose bestehen, sondern daß sie nur zufällig nebeneinander vorkommen. Es sei hier vermerkt, daß solche Probleme in dieser Form und Häufigkeit kaum je bei dem Opiatenmißbrauch auftauchen. Bei anderen Suchtmitteln (Cocain, Barbiturate) werden sie eindeutig erkannt. Im klassischen Fall des Alkohols können sie als prinzipiell gelöst gelten.

b) Die episodischen Verwirrtheitszustände

Bei meinen Nachforschungen über die Formen der Haschischräusche zu Genußzwecken und des süchtigen Verhaltens bei chronischem Gebrauch und Mißbrauch hatte ich Gelegenheit, eine Reihe von Haschischsüchtigen zu untersuchen, die einen psychotischen Zustand durchmachten oder nachweislich durchgemacht hatten. Der größere Teil dieser Fälle gehörte zu den „episodischen Verwirrtheitszuständen", wie ich vor beinahe 40 Jahren die Symptomenkomplexe dieser klinischen Bilder bezeichnete.

Nach längerem Haschischmißbrauch stellen sich nämlich nicht selten eigenartige Zustände von akuter geistiger Störung ein. Diese unterscheiden sich objektiv und subjektiv vom Rausch und treten unabhängig von der unmittelbar im Organismus wirkenden Haschischmenge auf. Der Ausbruch der Erkrankung schließt sich häufig an schwere Haschischexzesse an, erfolgt aber auch in Zeiten geminderter Haschischzufuhr oder selbst nach kurzdauernder Abstinenz.

Der Beginn tritt ganz plötzlich ein, z. B. während einer Unterhaltung oder eines Spazierganges. Der Süchtige wird von dem Zustand gleichsam überrascht, einerlei ob er zur Zeit berauscht oder nüchtern ist. Doch können dem eigentlichen Ausbruch auch Prodromalerscheinungen vorausgehen.

Theodor P., 32 Jahre alt, Pantoffelmacher. Seit etwa 10 Jahren raucht er viel Haschisch, Wein trinkt er nur gelegentlich. Er kam mehrmals zur ambulanten Untersuchung. Er hat wiederholt spontan und offen zugegeben, daß er vor etwa 1½ Jahren „verrückt" geworden sei. Dieser Zustand soll, wie aus seinem ganzen Erzählen hervorgeht, einige Wochen gedauert haben und etwas ganz anderes gewesen sein, als der gewöhnliche Rausch. So lag er einmal im Bett wach und dachte lange darüber nach, wie wohl der Mensch entstanden sein könnte. Er wurde vom vielen Denken fast verrückt. Sein Kopf wurde leer. Dann wieder sah er vor sich verschiedene Ge-

stalten oder schöne Gegenden, schöne Seen und herrliche Bäume. Plötzlich konnte
er nicht mehr weiter. Er wurde von einer fürchterlichen Angst gepackt. Er sprang
aus dem Bett und lief zur Wasserleitung, um seinen Kopf zu benetzen und sich so
zu beruhigen ... Eines Abends ging er in Begleitung eines Freundes an einem felsi-
gen Hügel entlang spazieren. Wie er sich umwendete, sah er einen riesengroßen
Mann, der ihn vom Felsen herunter ansah. Durch seine Angst getrieben, sah er
immer wieder hin. Dann trat der Mann näher und lockte ihn durch Zurufe heran.
Dann wieder tauchte er plötzlich in seiner Nähe auf, lächelte und verschwand. Das
wiederholte sich mehrmals. Dadurch geriet er in eine solche Angst, daß er zur
großen Überraschung seines Begleiters, der von all dem nichts merkte, um den Hügel
herumzulaufen anfing. Er hielt erst mindestens 1 km von der Stelle entfernt an. Th.
ist davon überzeugt, daß er zu jener Zeit verrückt geworden war, daß er einen
„Klaps" gehabt hatte. Zu dieser Zeit soll er auch seinen Angehörigen aufgefallen
sein, besonders durch seine Erregung und durch seine Wutanfälle, in denen er verschiedene Gegenstände demolierte. Auch ging er nicht zur Arbeit, sondern trieb sich
beschäftigungslos in den Vororten herum. Im ganzen macht er aber selbst darüber
nur diffuse und unvollständige Angaben über Aufregungen, Unruhe, Gespanntheit,
Angstzustände, anscheinend nur optische Halluzinationen. So berichtet er in Bruch-
stücken von halluzinatorischen Erlebnissen, von Geistern, von Teufeln, die er gesehen habe. In einem anderen Zusammenhang sprach er fast mit einem gewissen
Stolz davon, daß er durch das Haschisch verrückt geworden war. Er habe sich sehr
zusammennehmen müssen, um wieder zu seinem richtigen Verstand zu kommen.
Das kam daher, weil er ja an und für sich einen starken Geist besitze und gegen die
Verrücktheiten kämpfen konnte. Andere, die er kennt, sind geistig nicht so kräftig
wie er ... Diese seien dem Irrewerden hilflos verfallen. Er hat dagegen gekämpft
und sich seinen besonders stark ausgebildeten Verstand erhalten, obwohl er tatsächlich verrückt war.

P. G. R., 27 Jahre alt, in gutbürgerlichen Familienverhältnissen, ohne Beruf, unstetes Leben, ledig. Seit dem 18. Lebensjahr habitueller Haschischraucher. Im August
1932 kam er wiederholt zur ambulanten Untersuchung und berichtete, daß er nach
einem exzessiven Haschischmißbrauch einen eigenartigen Zustand durchgemacht
hatte, der mehrere Tage anhielt. Er beschreibt ihn folgendermaßen: 1—2 Tage lang
hatte er kein Haschisch mehr zu sich genommen. Als sein Schiff in den Hafen ein-
fuhr (er diente in der Kriegsmarine), kam es ihm vor, als ob alles, was er sah, sich
veränderte. Er verkannte die ganze Situation; es war ihm komisch zumute. Er kann
nicht mehr im einzelnen sagen, woran er die Veränderung feststellte. Er unterscheidet sie von den gewöhnlichen Rauscherlebnissen und bezeichnete selbst das
Ganze als einen Verrücktheitszustand („trella, psychosis"). Er fühlte sich irgendwie
von anderen Leuten beobachtet, fürchtete für sein Leben. Als er zu Hause ankam,
hatte er weiter diese Angstzustände, war stark erregt, tobte und schrie selbst bei
den kleinsten Anlässen, wenn ihm seine Angehörigen irgend etwas sagten oder ihn
beruhigen wollten. Er schloß sich in seinem Zimmer ein, konnte kein Geräusch hören
und war im höchsten Maße reizbar, wenn er gestört wurde. Bei dieser Gelegenheit
hatte er seinen Vater beschimpft und mit dem Revolver bedroht. Dies führte er auch
auf den Zustand zurück. Die ganze Beschreibung ist mehr die Schilderung eines
Delirs mit optischen Halluzinationen, dabei war ihm aber am unangenehmsten das
Gefühl des Verrücktwerdens und besonders lästig seine Selbstkritik und -beobach-
tung. Nach Ablauf dieser Zustände behauptete er, habe er nicht mehr soviel Haschisch
zu sich genommen, sei vorsichtiger geworden. R. meinte spontan, daß der ganze Zustand zwar irgendwie mit dem vorher getriebenen Haschischmißbrauch zusammen-
hing, schloß aber aus, daß es ein Rausch war. Das war es gerade, was ihn am meisten wunderte, und er kam zum Resultat, daß der Haschischgebrauch früher oder

später zur Geisteskrankheit führen könnte. Bei den Untersuchungen war er frei, geordnet, ohne psychotische Phänomene, und gab nach anfänglichem Zögern bereitwillig Auskunft.

Der Fall ist katamnestisch besonders interessant, weil er bis zu den Anfängen der 60er Jahre vom Verfasser verfolgt werden konnte, der Patient stets psychosefrei und sozial blieb und sicher kein Haschisch mehr rauchte.

Es gibt Süchtige, die längere Zeit hindurch am Rande eines psychotischen Zustandes leben, getrieben ängstlich sind und besonders in der Dunkelheit zu panikartigen Reaktionen neigen. Solche Erscheinungen heben sich aber nicht deutlich von den Symptomen des Rausches ab, zumal wenn es sich um exzessiven Mißbrauch handelt.

Chr. 25 Jahre alt, Hirt, 3 Volksschulklassen beendet, guter Schüler, als Kind mehrmals Krämpfe, Nachtwandeln und oft schreckhafte Träume gehabt. Er begann sehr früh, alkoholische Getränke zu sich zu nehmen und mit 16 Jahren sich sehr oft zu betrinken. Als 17jähriger beteiligte er sich an einem Straßenraub und wurde zu 20 Jahren Zuchthaus verurteilt. Im Gefängnis lernte er bald auch das Haschischrauchen kennen und machte seitdem regelmäßig davon Gebrauch. Sieben Jahre später wurde er im Gefängnis auf einmal stark erregt, unruhig, laut, gewalttätig und griff die Wärter an. Man verlegte ihn in die Landesanstalt (August 1932). In den ersten Tagen nach der Aufnahme war er nicht genau orientiert. Trotzdem beurteilte er und faßte seine Umgebung richtig auf. Psychomotorisch war er ruhig, eher etwas gehemmt. Er äußerte sich spontan wenig. Wenn er gefragt wurde, gab er bereitwillig Antwort. Seine Bewegungen waren verlangsamt, auch Auffassung und Ausführung von Befehlen geschah langsam; bevor er einen Befehl ausführte, wiederholte er ihn zuerst. In seiner Sprache fiel ein eigenartiges Zerhacken der Worte, ähnlich dem kindlichen Stammeln, auf. Er zeigte ein etwas lahmes und einförmiges Wesen und Entschlußunfähigkeit. Dieser Zustand ging rasch vorüber und besserte sich in den folgenden Tagen. In der letzten Zeit (Oktober 1932) verhielt er sich ruhig und geordnet und war nicht weiter auffällig. Er berichtete von seinen Erlebnissen einsichtig und frei: „Da muß ich wohl etwas abgekriegt haben." Er begann spontan von seinem Haschischmißbrauch zu erzählen und betonte dann, daß er sich z. Z. durchaus nicht verändert fühle. An den eigentlichen Grund seiner Verlegung in die Anstalt und wann und wie er dorthin gebracht wurde, konnte er sich angeblich nicht erinnern. Es fehlte ihm der zeitliche Zusammenhang. Selbst eine zweitägige Schiffahrt bei seiner Verlegung vom Gefängnis in die Anstalt war ganz aus seinem Gedächtnis verschwunden. Er konnte auch nicht sagen, seit wann er wußte, daß er in der Anstalt sei. Er erinnerte sich an vereinzelte Ereignisse aus dem Gefängnis, die „wahrscheinlich in der letzten Zeit vorgekommen" waren; ob sie sich auch tatsächlich dort abgespielt hatten, war er nicht ganz sicher. Es war, wie wenn er davon geträumt hätte. Er sah Menschen und eigenartige Dinge, auch ganze Szenen, Streitigkeiten, die sich vielleicht zwischen den Gefangenen zugetragen hatten; er muß wohl erregt gewesen sein, da er sich zu erinnern glaubte, gefesselt worden zu sein. „Ich glaube, ich habe das alles nur phantasiert", er müsse doch verrückt gewesen sein, denn er habe mit offenen Augen geträumt. Über seine halluzinatorischen Erlebnisse konnte er nichts Näheres erzählen. Es bestand für den größten Teil dieser Phase eine Amnesie. Die Inhalte seiner Erlebnisse, von denen er noch erzählen konnte, schienen denjenigen aus seinem Gefängnis oder Anstaltsaufenthalt entlehnt zu sein. Die Dauer der Psychose war 4—6 Wochen.

Die Dauer der psychotischen Episoden kann sich auf wenige Stunden beschränken oder einige Tage anhalten, sie kann sich aber, wie bei den angeführten Fällen, auf mehrere Wochen trotz voller Abstinenz erstrecken. Ob der fortgesetzte Gebrauch von Haschisch eine Verlängerung der Störung zur Folge hat, läßt sich nicht sagen. Meist schließt aber die Schwere der Erkrankung den Haschischgenuß von selbst aus.

Allen diesen Zuständen sind starke Affektentladungen und Schwankungen eigen. Die von intensiven Angstgefühlen beherrschten Kranken neigen zur triebhaften Flucht, zum Weglaufen und Sichherumtreiben und zur Absonderung von den Menschen.

Konstantin E., 21 Jahre alt, Schuhmacher. In den letzten 4 Jahren begann er Mißbrauch mit alkoholischen Getränken und dann mit Haschisch zu treiben. Seit einem Jahr veränderte er sich zunehmend. Er wurde gegen seine Angehörigen handgreiflich, begann die Möbel im Hause zu demolieren und seine Kleider zu zerreißen und sinnlose Handlungen zu begehen. So fing er eines Tages an, die Fundamente seines Hauses auszugraben, in der Absicht, sie zu erhöhen. Ebenfalls wollte er einmal das Dach abreißen, damit die Sonnenstrahlen die Mikroben vernichten. In einer Zeit, in der er abstinieren mußte (5monatige Gefängnisstrafe wegen unerlaubten Fischens mit Dynamit) besserte sich sein Zustand. Danach trieb er wieder Haschischmißbrauch. Die gleichen psychischen Phänomene tauchten wieder auf, und er mußte in die Landesanstalt bei Athen eingewiesen werden. Dort äußerte er paranoische Ideen gegen seinen Vater, daß er ihn grob behandle und bösartig allem seinem Tun sich widersetze, weil er ihn als einen Degenerierten und Haschischraucher ansehe. Damit erklärte er, weshalb er zornig und aggressiv wurde und die Möbel des Hauses demolierte. Sonstige Wahnideen äußerte er nicht. Er verneinte akustische und optische Halluzinationen, sagte aber, daß er zuweilen an seinem Körper, und zwar an den Beinen, eine Art Schaudern wie durch Elektrizität verspüre. Er war örtlich genau orientiert, erkannte seine Umgebung. Dagegen war die zeitliche Orientierung mangelhaft. Manchmal schien er sehr zerstreut und in Gedanken versunken. Der Kontakt mit ihm war leicht. Mitunter wurden selbsteingenommene kataleptische Haltungen beobachtet, ebenfalls ein gewisser Autismus. Etwa 3 Wochen nach der Aufnahme in die Anstalt war er weitgehend gebessert, leicht zugänglich, geordnet und gab bereitwillig genaue und ausführliche Auskunft über die Vorkommnisse vor seiner Einweisung. Er berichtete von einem eigenartigen Zustand, den er zuletzt während eines exzessiven Haschischmißbrauchs erlebt hatte: Er hatte sich einige Tage lang in der Gegend zwischen Piräus, Eleusis und Megara auf den Landstraßen und den Bergen ohne Nahrung verirrt. Wie das kam, kann er sich nicht erklären. Er ging vom Hause weg, am Meer entlang mit der Absicht, einen kleinen Spaziergang zu machen. Da fiel es ihm ein festzustellen, ob die Straße nach Athen führe. Er ging deshalb immer weiter. Er kam an eine Straßenkreuzung, in deren Mitte ein Wegweiser ohne Richtungsangabe stand. Das machte ihn konfus. Er verließ die Landstraße, stieg und lief in den Bergen herum, weiß nicht mehr anzugeben, was vorher und was nachher geschah und wo er überall gewesen ist. Er ging an Ortschaften vorbei, sah Menschen, die ihre Arbeit verrichteten oder in Kaffeehäusern saßen. Er ging durch manche Ortschaften zweimal hindurch, auch nachts lief er so herum. Er stieg auf einen hohen Berg und in der gleichen Nacht wieder herunter. Von dort sah er auf der Landstraße Autos vorüberfahren. Sie schalteten ihre Lichter aus und ein, das eine oder das andere Auto blieb einige Zeit stehen und fuhr dann weiter. Da wußte er nicht, was er tun sollte. Es schien ihm, als verhöhnten ihn

die Autos. Er sah eine Windmühle, die sofort stillstand als er sich nach ihr um-
drehte. Ihm schien so, als wolle ihm die Mühle die Richtung zeigen, die er ein-
schlagen solle. Er ging auch in dieser Richtung weiter. Von der Ferne sah er Ortschaften, die ihm bekannt vorkamen. Wenn er aber näher kam, stellte er das Gegenteil fest. Bei dieser Wanderung seien ihm eine Unmenge von Merkwürdigkeiten be-
gegnet. Zuletzt kam er nach Megara. Dort sah er ein Auto, das auf einem Platz
hielt. Er fragte den Chauffeur, ob er ihn mitnehmen wollte. Er hatte kein Geld,
seine Schuhe und Kleider waren sehr heruntergekommen. Er ging in ein Gasthaus,
um ein Glas Wasser zu erbitten. Er fiel dort auf und wurde von einem anwesenden
Schutzmann als Vagabund festgenommen. Er kam wegen Landstreicherei vor Ge-
richt, und schließlich wurde er von seinen Angehörigen aufgefunden und nach Hause
geholt. Wie lange das Ganze gedauert hat, kann er nicht genau angeben. Vorher
und nachher rauchte er täglich eine große Anzahl Zigaretten und Wasserpfeifen mit
Haschisch, soviel er nur bekommen konnte.

Nach außen hin nimmt die Erregung oft hohe Grade an; die Kranken
werden ausfällig, laut, gewalttätig, aggressiv. Den episodischen Störungen
liegt immer eine organisch-toxische Bewußtseinsalteration zugrunde, die in
Form von „verändertem Bewußtsein" oder als mehr oder weniger starke
Herabsetzung desselben (Trübung) auftritt und mit Störungen der Erkennung und Orientierung einhergeht. Zur Erkrankung gehören anamnestische
Ausfälle, welche meist als ausgedehnte Erinnerungslücken an die Vorkommnisse während der Episode manifest werden. Die subjektive Unterscheidung
der als unheimlich, fremd und absolut krankhaft empfundenen episodischen
Erlebnisse fällt eindeutig und scharf gegen die wohlbekannten und gewohn-
ten Erlebnisse des Rausches auf. Die Episode ist als Erlebnis etwas gut Ab-
gegrenztes und bildet eine geschlossene Einheit. Aus diesen Gründen bezeichnen sie die Kranken nachträglich spontan als Verrücktheit; selbst jene, die
exzessiven Haschischmißbrauch treiben und den protrahierten Rausch kennen oder solche Verwirrtheitszustände bei anderen zu beobachten Gelegenheit hatten, führen eine scharfe Trennung durch. Die Angst vor dem Ver-
rücktwerden und -bleiben begleitet solche Kranke selbst nach Überstehen
des Zustandes, begünstigt durch die Grübelsucht in einem erneuten Haschischrausch. Die Umgebung, die an das sonderbare Verhalten der Süchtigen gewöhnt ist, sieht im Eintreten einer Episode nur eine graduelle Verschlimme-
rung ihres Zustandes. So erklärt es sich, daß die kurzdauernden Erkrankungen selten in psychiatrische Beobachtung gelangen.

Die Merkmale der exogenen Schädigung sind bei diesen Psychosen un-
verkennbar; dem Verlauf nach handelt es sich allgemein um:

α) *Stuporös-katatoniforme Zustände*, die sich durch starke psychomotorische Hemmung und Verlangsamung, Kontakt- und Spontaneitätslosigkeit
auszeichnen; die Kranken sehen dabei eigenartig lahm und leer aus.

β) *Oneiroid-halluzinatorische Erlebnisse* mit affektiver Erregung, ängstlicher Stimmung, motorischer Unruhe und Wankelmütigkeit. Die Sinnestäuschungen, die meist mit paranoischen Deutungen einhergehen, erstrecken
sich auf alle Sinnesgebiete; häufig werden optische Wahrnehmungstäuschun-

gen zugegeben, akustische und körperliche oder kinästhetische fehlen nicht. Es handelt sich dabei nicht immer um echte Halluzinationen, sondern eher um komplizierte Illusionen.

γ) *Getriebene, dämmerige Erregungen,* die in diesem Sinne an epileptische Ausnahmezustände erinnern und mit panikartiger Flucht oder ziellosem Herumirren und Aggressivität einhergehen.

Die Besonderheit der episodischen Verwirrtheitszustände, die gar nicht so selten bei schweren Haschischsüchtigen auftreten, liegt darin, daß sie, obwohl sie die sog. „exogenen Reaktionsformen" annehmen, in ihrem klinischen Bild leicht mit beginnenden „schizophrenen" Erkrankungen und besonders mit gewissen schizophrenen Primärerlebnissen oder „Schüben" verwechselt werden können, zumal im jugendlichen Alter.

c) Protrahierte Haschischpsychosen

Man könnte wohl einige Fälle aus dem vorigen Abschnitt mit der Bezeichnung „protrahiert" charakterisieren, da der Ausdruck „Episode" vielleicht nicht mehr so ganz für sie paßt. Doch habe ich diesen Begriff für Fälle reserviert, für die er sich durch ihren besonders langen Verlauf zweifellos eignet. Solche sind ja nicht gerade häufig, ich vermute aber, daß sie in den Ländern mit großer Haschischverbreitung nicht allzu selten sind. Ich habe auch jetzt diese Fälle als „chronisch" zu kennzeichnen vermieden, da man mit Chronizität eines Seelenleidens leicht an stabilisierte und unheilbare Residualzustände im Sinne von JASPERS denkt, was gerade bei den Haschischpsychosen zu Mißverständnissen Anlaß gibt. JASPERS bemerkt sogar, daß man — ganz im Gegensatz zum Sprachgebrauch in der somatischen Medizin — selbst jahrelang dauernde Psychosen noch akut nennen kann, wenn intensive Veränderungen der Symptomenbilder bei einem eventuell noch heilbaren Vorgang bestehen. Mit solchen Voraussetzungen scheinen MAYER-GROSS und Mitarbeiter die Existenz „chronischer" Haschischpsychosen in Frage zu stellen.

Bei Haschischsüchtigen habe ich eine Anzahl länger dauernder Psychosen untersuchen können und durch Anamnese feststellen können, daß vor oder im Beginn der Erkrankung Haschischmißbrauch getrieben wurde. Ich hielt aber die meisten von ihnen für „endogene" Psychosen (s. unten). Doch habe ich 2 Fälle unterscheiden können, die nach dem klinischen Bild, dem Verlauf und dem Ausgang zu den Haschischpsychosen dieser Kategorie gehören.

E. S., 22 Jahre alt, Zeitungsverkäufer, hatte als Kind Dunkelangst, lief oft von zu Hause fort, trieb sich wochenlang vagabundierend herum, kam in Gesellschaft von Erwachsenen, beging kleine Diebstähle, schlief auf der Straße oder in verlassenen Booten, ließ sich nicht in der Schule halten. Bis zum 9. Lebensjahr hatte er nichts gelernt. Er wurde von der Polizei gefaßt und 4 Jahre lang in einem

Kinderasyl untergebracht. Dort erlernte er die Korbmacherei, hatte aber nie rechte Lust zur Arbeit. Später arbeitete er in einer Druckerei, aus der er wegen einer Zurechtweisung entlief. Er führte wieder ein unstetes Leben. Er gewöhnte sich frühzeitig an das Rauchen von Haschisch, von dem er jahrelang starken Gebrauch machte; seine Rauscherlebnisse, über die er später berichtete, unterscheiden sich nicht von jenen der habituellen Haschischraucher. Seinen Angehörigen gegenüber soll er sich gutmütig und liebevoll gezeigt haben.

Oktober 1931 wurde er zum ersten Male den Angehörigen durch schwere Erregung auffällig. Zu dieser Zeit trieb er einen exzessiven Haschischmißbrauch. Er wurde reizbar, zeigte keine Bereitwilligkeit zur Arbeit, war unruhig und verwirrt und äußerte die Ideen, daß die Menschen Geister und Schöpfungen von ihm seien. „Ich werde Gewehre und Kanonen gegenüber dem Parlament aufstellen und mich an allen denjenigen rächen, die mir geschadet haben!" soll er gesagt haben. Schließlich riß es ihn zu Gewalttätigkeiten hin. Er griff seinen Schwager an und zerschmetterte eine Gitarre auf dessen Kopf. Er beschimpfte Angehörige und Nachbarn und wurde deswegen zunächst 8 Tage lang in Schutzhaft genommen und anschließend in das psychiatrische Krankenhaus „Dromokaiton" bei Athen eingewiesen (Dez. 1931). Dort wurde ein heftiger, psychomotorischer Erregungszustand festgestellt. Er lief gestikulierend umher, schien sich eingebildeter Peiniger zu erwehren und akustisch und optisch zu halluzinieren. „Ich höre", sagte er, „in meinen Ohren, daß man zu mir von ferne spricht. Ich kann aber nicht unterscheiden, was sie sagen. Die Stimmen kommen von allen Seiten, von oben und von unten, von hier und von dort. Nachts lassen sie mich nicht in Ruhe. Man gibt mir Fußtritte, man verfolgt mich". Außerdem zeigte er Personenverkennungen, so daß er andere Kranke für den Ministerpräsidenten und dessen Kinder hielt, und war örtlich und zeitlich desorientiert. Für seinen Zustand zeigte er keine Einsicht. Nach etwa 4 Wochen glaubte er, sich schon 5 Monate in der Anstalt zu befinden. Nach 2 Monaten trat eine Besserung mit Wiederkehr der Orientierung und geordnetem Verhalten ein, um im April 1932 wiederum halluzinatorischen Verwirrtheitszuständen Platz zu machen. Schließlich trat im Juli eine erneute zunehmende Besserung ein, in der er ausführlich Angaben über seine reichhaltigen psychotischen Erlebnisse machte. Von diesen werden hier einige in Auszug zitiert:

Der 8tägige Polizeiarrest kam ihm wie 50—60 Tage vor. Entgegen den Tatsachen war er überzeugt, in 2—3 Polizeiwachstationen und dazwischen wieder auf der Straße gewesen zu sein. Seine Erinnerung an die Zeit der Inhaftierung ist ausgesprochen unscharf, die Reproduktion der damaligen Erlebnisse wenig zusammenhängend. Als man ihn in der Haftzelle allein ließ, bemerkte er, daß sich um die Lampe an der Decke etwas herumdrehte. Es konnte ein Flugzeug oder so etwas sein. Er hörte den Motor eines Flugzeuges, das über der Decke herumzukreisen schien. Er hörte von allen Seiten Menschenstimmen, die sich dauernd widersprachen. Von dem Inhalt der Gespräche wußte er jedoch nichts mehr anzugeben. Durch ein Loch an der Tür sah er in ein gegenüberliegendes Zimmer mit Tischen und Stühlen, auf denen Menschen saßen, Karten spielten und rauchten. Einmal fühlte er plötzlich, daß der Boden ganz naß war; seine Füße waren naß bis zum Knöchel. Er stieg auf das Fenster und hielt sich an den Eisenstangen fest. Dann wurde der Boden wieder trocken und erhitzte sich so, daß man nicht darauf stehen konnte. Auch wechselte er die Farbe und wurde braunrot. Er hatte das Gefühl, daß die Wände einstürzen würden. Deshalb kletterte er am Fenster hoch und hielt sich am Gitter fest, um nicht auch mit hinunterzustürzen. Als er oben am Fenster stand, sah er, daß er sich am Rande des Meeres befand und daß sich unter seinen Füßen der Sandstrand erstreckte, wo Männer und Frauen hin und her gingen. In seine Zelle kamen viele Kinder herein, die wie in einem Kinofilm aussahen. „Von der gegenüberliegenden Tür kam durch ein Loch in Gestalt eines Kegels eine Staubwolke auf mich zu. Ich hörte es zischen, und ich spürte es um das Gesicht." Traumhafte Bilder mit Tischen und Menschen spielten in seinen Erlebnissen eine große Rolle. Lebensmittel, die er bekommen hatte, schmeckten ganz anders, Brot und Käse waren wie von Mörtel, und er konnte sie deshalb nicht essen. Er meinte, man hätte etwas hineingetan, vielleicht um ihn zu vergiften. Er sagte, daß er von der Polizeiwache wiederholt zur Anstalt geführt, aber das erstemal nicht aufgenommen wurde. Als er mit dem Auto hingefahren wurde, sah er auf der Straße viele Frauen und Kinder, alle sommerlich gekleidet. „Was ist das?" fragte ihn sein Bruder, und er antwortete: „Geister"; Kinder und Frauen waren leuchtend und trugen farbige Kleider. Die Bilder waren ihm nicht unangenehm, sie schienen ihm schön, aber sie machten ihn traurig. Es waren für ihn außergewöhnliche Erscheinungen, weil er sie zum erstenmal sah.

Als er in die Anstalt aufgenommen wurde, war er in größter Aufregung und Angst. „Jemand sagte mir: ‚Setz dich!', und dann setzte ich mich auf die Bank, um nicht zu fallen. Dann glaubte ich, daß die Welt zusammenstürze. Ich blieb auf dem Platz fast einen ganzen Tag sitzen und guckte gerade vor mich hin, weil die Dinge in dieser Richtung nicht zusammenstürzten, und ich glaubte, daß ich mich an irgend etwas halten könnte. Zu gleicher Zeit hörte ich von allen Seiten eine große Anzahl von Stimmen. Woher sie kamen, wußte ich nicht. Es schien, daß sie von den Menschen waren, die da drin saßen, ich war entsetzlich ängstlich und fürchtete, daß ich diesmal nicht heil durchkäme und man mich hier töten würde ... In meiner Phantasie sah ich über mir etwas wie Sand, das eine graue Farbe hatte und rings um mich etwas wie einen Kranz bildete. Dieser Sand schien sich ins Leere zu verstreuen; damit Sie es verstehen können: ich hatte den Eindruck, daß ich unter der Erde vergraben war ... Oberhalb des Sandes glaubte ich Menschen zu sehen ... Von der anderen Seite kamen andere Menschen von einer Straße herunter. Dort war auch eine Brücke, und oberhalb war Asphalt. Sie kamen von der Straße herauf. Sie hielten so etwas wie Stricke in der Hand und gingen anscheinend, um ein Boot abzuholen und es über die Brücke zu schaffen ... Ich drehte mich dann nach der anderen Seite und sah dort jemanden, der ausgestreckt lag ... Es war wie eine Büste, sein Kopf sichtbar, und oberhalb von ihm und seinem Körper war etwas wie Farbe, wie rot oder grün oder meerfarben, und das hatte einen Gestank, die Farben hatten einen Gestank. Das schien mir merkwürdig. Ich drehte mich wieder nach der anderen Seite und sah jemanden, der auf dem Boden schlief, und der hatte etwas wie Tauben auf seinem Kopf. Ich weiß nicht, ob das auch Tauben waren, sie waren wie falsch, wie puppenhaft, sie waren weiß. Draußen waren viele Menschen versammelt, die laut sprachen. Ich sah sie nicht, ich nahm bloß an, daß sie draußen waren, um mich zu beseitigen. Dann sind diese Leute draußen weggegangen ..." Damals wußte er nicht, wo er sich befand. Als man ihn in den Saal brachte, meinte er, er sei an einem Ort, wo sich große, bedeutende Menschen befanden. Erst später merkte er nach und nach, daß er im psychiatrischen Krankenhaus war. Als er sich beruhigt hatte, gab man ihm mehr Freiheit. Zum erstenmal kam seine Schwester mit einem anderen Mädchen zu Besuch. Obwohl er nicht sagen konnte, wie sie verändert war und weshalb sie ihm verändert vorkam, erkannte er sie nicht gleich und fragte sie, ob sie tatsächlich seine Schwester sei. Später kam dies bei Besuchen von Verwandten und Freunden nicht mehr vor. Er konnte sich besinnen, daß er sich eine Zeitlang wieder in der ruhigen Abteilung befand. Während der zweiten unruhigen Phase erlebte er ähnliches wie vorher. „Dann sah ich etwas wie einen Balkon aus Holz, der auf dicken Pfosten befestigt war. Es schien mir so, als wären darin so etwas wie Flaschen, daneben, darunter. Dort in der Nähe war eine Tür, und dort angelehnt saß ein Mensch, der wohl groß war und neben dem rechten Oberschenkel einen Revolver hielt, den er gegen mich gerichtet hatte ... Ein Mensch, den ich sah, schien so, als sei er nicht wirklich. Er war wie an die Wand gemalt. Auch andere Menschen, die unten saßen, schienen falsch und wie gemalt. Es waren mehr kleine Menschen, nicht farbig. Das, was ich jetzt sah, war tot, ohne Leben. Es waren so falsche Menschen, die aber echte Jacken, Hüte und anderes trugen." Seit der zweiten Verlegung auf die ruhige Abteilung fühlte er sich nach und nach wieder ganz beruhigt, hatte keine solchen Erlebnisse und keine Angst mehr. Trotzdem hörte er noch bisweilen Stimmen, verwaschene Wörter, deren Bedeutung er nicht unterscheiden konnte. Er glaubte manchmal, daß die eine oder andere Stimme diejenige irgend eines Verwandten oder Bekannten sei. Er hörte tiefe und hohe Stimmen, Geräusche, viele Stimmen auf einmal, Volksgemurmel. Optische Halluzinationen hat er nicht mehr gehabt. Auch nahm er an seiner Umgebung nichts Auffälliges mehr wahr. In der ersten Zeit noch sah er manche Kranke als berühmte Persönlichkeiten an. Er hielt sie einfach dafür und dachte nicht viel dabei. Die Stimmen und Geräusche hörte er bis zuletzt.

E. S. blieb seitdem zeitlich, örtlich und über die eigene Person stets genau orientiert. Er zeigte eine gleichmäßige, ruhige Stimmung, war freundlich, zugänglich, aufgeschlossen. Er benahm sich immer der Untersuchungssituation gemäß, machte klare Angaben, konnte mit einer besonders guten Beobachtungsgabe seine Erlebnisse und seine Vorgeschichte schildern. Aufmerksamkeit und Merkfähigkeit waren intakt. Er zeigte keine Tendenz, etwas zu beschönigen oder zu dissimulieren. Er berichtete über eine Fülle von Erlebnissen, die er szenenhaft aneinanderreihte und gebrauchte dabei wiederholt den Ausdruck „wie im Kino". Wiederholungen und Unbestimmtheiten ließen erkennen, daß keine vollständige Erinnerung an das Erlebte bestand. Er war öfters noch davon überzeugt, daß diese Erlebnisse reell waren, doch korrigierte er sich größtenteils wieder. Tatsächliche Vorkommnisse und halluzinatorische Erlebnisse schienen miteinander verflochten zu sein. Für ihn hatten sie etwas Wunderbares, Großartiges und zugleich Merkwürdiges, Unverständliches und Beängstigendes gehabt. Visuelle und akustische Erlebnisse waren sinngemäß miteinander verbunden. Die Größe der halluzinierten Gegenstände wurde nicht als verändert empfunden, jedenfalls nicht deutlich; wenn die Menschen klein waren, dann sah er sie entweder entfernt von sich oder als Kinder. Wahrscheinlich wurden einzelne, vielleicht auch reelle Personen als mehrere oder die gleichen Personen groß und klein wahrgenommen. Die Intelligenzprüfung ergab eine durchschnittliche Begabung und Schlagfertigkeit. Sein Erfahrungswissen und seine Orientierung in den Problemen der Zeit war überraschend gut. Beim Nacherzählen berichtete er sinngemäß und geordnet aber mit einer gewissen Bereicherung und Ausschmückung. Bei Unterschiedsfragen waren seine Antworten genau. Zu dieser Zeit äußerte er den Wunsch nach Entlassung. Für die durchgemachte Erkrankung besaß er vollständige Einsicht, er fühlte sich wieder gesund und in seinem vor der Psychose normalen Zustand zurückgekehrt. Er glaubte, daß er so weit sei, seine Arbeit zu übernehmen, und versprach, nicht mehr Haschisch zu rauchen. Anfang September 1932 wurde er aus der Anstalt entlassen. Ende Dezember wurde er von einem Arzt der Anstalt beim Zeitungsverkaufen angetroffen. Er war sehr aufgeräumt, eifrig und lustig. Er erkannte und begrüßte den Arzt und sagte, es ginge ihm gut. Später hat er sich wieder dem Haschischgenuß ergeben. Er wurde zweimal von der Polizei dabei festgenommen und zu kleinen Strafen verurteilt. Anfang 1934 beging er eine Ruhestörung und bedrohte seine Schwägerin mit dem Messer, um von ihr Geld für das Haschisch zu erhalten. Dann blieb er bis 1940 sozial und beruflich als Zeitungsverkäufer tätig.

Die Psychose in diesem Falle schloß sich an einem protrahierten Rausch und an eine paranoische Einstellung zur Umgebung an, wobei der Kranke absurde Größenideen und verallgemeinerte Verfolgungsideen produzierte, aggressiv und gewalttätig wurde und in Schutzhaft gehalten werden mußte. Den monatelangen Verlauf der Psychose durchziehen amentielle, delirante, halluzinatorische und katatonische Züge, besonders das erste Stadium ist durch Symptomenkomplexe charakterisiert, die exogenᵣ genannt werden können, wie Herabsetzung des Bewußtseins im Sinne einer Trübung, fehlende Orientierung, affektive und psychomotorische Unruhe, Angstgefühle, Erregung und allgemeine Flüchtigkeit des psychischen Geschehens. Bei den Sinnestäuschungen handelt es sich um ein lebhaftes Zusammenhalluzinieren auf mehreren Sinnesgebieten — um Gesichts-, Gehör-, Geschmacks-, Berührungs- und Wärmehalluzinationen — von besonders starkem Realitätscharakter mit szenenhaftem, kinematographischem Verhalten. Man hat auch oft den Eindruck, daß es sich um eine traumhafte Verarbeitung von tatsächlichen Vorkommnissen mit intensiver Vorstellungskraft handelt, welche durch solche ausgelöst wird oder sich an solche anknüpft. Die Persönlichkeit des Kranken wird während dieser Zeit derart von diesen Erlebnissen in Anspruch genommen, daß der Kontakt mit der Umgebung unterbrochen wird und das ganze den Eindruck einer Sperrung macht.

In der Folge nimmt der klinische Verlauf zumindest äußerlich immer mehr das Bild einer Schizophrenie an, wie auch schon zu Beginn der Erkrankung vieles daran erinnert. Schließlich bleiben nebst einer rudimentären Wahnbildung, die wohl in der Hauptsache auf einem gewissen Restwahn beruht, und der Personenverkennung nur noch echte Halluzinationen lediglich akustischer Art.

Nach einem fast einjährigen Verlauf in zwei Schüben ging die Psychose in Genesung über; allmählich traten sämtliche Symptome zurück und zugleich entwickelte sich eine weitgehende Einsicht bei ruhigem und geordnetem Verhalten, das zur Entlassung aus der Anstalt führte. Eine genaue Katamnese nach 8 Jahren bestätigte, daß der Kranke während dieser Zeit stets psychosefrei blieb, obwohl er wieder dem Haschischgenuß verfiel und die Eigenartigkeiten des chronischen Haschischsüchtigen annahm. Für das Bestehen einer „genuinen" Schizophrenie trotz der teilweise „schizophrenen" Symptomatik der Psychose war eindrucks- und verlaufsmäßig kein sicherer Anhaltspunkt gegeben, so daß ich mich zu dieser Diagnose nicht entschließen konnte. Vielmehr schien mir von Anfang an der Zustand des Kranken bei jeder neuen Untersuchung das Gegenteil zu beweisen, wofür wohl auch die 8jährige psychosefreie Zeit spricht.

Ag. Ph., 28 Jahre alt, entwickelte sich geistig und körperlich normal, war ein etwas unruhiges, leicht reizbares Kind. Mit 10 Jahren begann er, Zigaretten zu rauchen, schwänzte oft die Schule, doch konnte er 9 Klassen durchmachen. Später diente er 1 Jahr lang als Lehrling in einer Autoreparaturwerkstatt und wurde schließlich Taxichauffeur. Vor seinem 17. Lebensjahr begann er Haschischzigaretten, später Wasserpfeifen, oft bis zu 10 täglich zu rauchen. Er bezeichnete den Haschischrausch als harmlos, ließ sich aber nicht in nähere Schilderung seiner Erlebnisse ein.

Anfang 1924 entschloß er sich nach einem intensiven Haschischmißbrauch, dem er sich in einer beschäftigungslosen Zeit hingegeben hatte, zu abstinieren. Das war ihm auch 10 Tage lang gelungen. Dann wurde er plötzlich verwirrt und erregt. Er fürchtete, daß er verrückt werde, wurde zu Hause sehr unruhig und ängstlich und wollte immer wieder vom Hause weglaufen; er lief tatsächlich kaum bekleidet auf der Straße herum. Nach 15 Tagen (Februar 1924) wurde er von seinen Angehörigen in das psychiatrische Krankenhaus Dromokaition gebracht. Nach ihren damaligen Angaben litt er an ängstlichen Erregungszuständen und Schlaflosigkeit und hatte akustische und optische Halluzinationen. Nach der Aufnahme bot er folgendes Bild: Er war zeitlich, örtlich und über seine Person desorientiert, war unzugänglich und wortkarg, sein Gesichtsausdruck finster. Zeitweise verhielt er sich gleichgültig, dann wieder verlangte er mit Tränen in den Augen, zu seinen Angehörigen gebracht zu werden, wurde ängstlich, verweigerte die Nahrungsaufnahme und mußte mit der Sonde gefüttert werden. Er litt an hartnäckiger Schlaflosigkeit. Im März verfiel er in einem katatoniformen Zustand; er verharrte wie eine Statue am gleichen Ort längere Zeit. Sein Gesicht war ausdruckslos, der Blick auf einen Punkt gerichtet. Er war verwirrt und ablehnend, Befehle führte er nur nach langem Zureden und erst nach längerer Zeit aus. In den nächsten Monaten blieb der Zustand der gleiche. Erst ab Juli zeigte er eine zunehmende Besserung, in der er über seinen vorherigen Zustand berichten konnte. Er habe viele Erlebnisse gehabt, Gestalten gesehen und Stimmen gehört. Im August 1924 war er psychisch weitgehend hergestellt und konnte entlassen werden.

Nach der Entlassung begann er gleich wieder, große Mengen Haschisch zu rauchen. Er wurde sehr reizbar, vertrug sich nicht zu Hause und lief immer fort. Er glaubte, daß alle Leute gegen ihn wären. Seine Unruhe, Reizbarkeit und Unverträglichkeit erforderten im April 1925 seine Wiederaufnahme in die Anstalt. Dort bot er das Bild eines manischen Zustandes, der im Laufe des Monates Mai in eine besonders starke psychomotorische Erregung von 8monatiger Dauer überging. Er hatte einen starken Rededrang, äußerte Verfolgungsideen in einer zusammenhangslosen Art, sang, pfiff, schimpfte, gebrauchte grobe und gemeine Schimpfworte, gestikulierte, nahm verschiedenartige Haltungen ein, bewegte sich im Kreise, sprang, versuchte, sich Verletzungen an verschiedenen Körperteilen beizubringen, stand unter der Wirkung von akustischen und optischen Halluzinationen. Er war unreinlich, zerriß seine Kleider und litt an hartnäckiger Schlaflosigkeit. Im Januar 1926 folgte darauf eine depressive Phase, die bis Juni 1926 dauerte. Dann besserte sich sein Zustand rasch und er konnte bald wiederhergestellt entlassen werden.

Ein paar Jahre danach arbeitete er als Verkäufer im Geschäft seines Vaters. Haschisch rauchte er wenig und unregelmäßig. Dann lernte er aber das Heroin kennen und wurde Heroinist; seitdem kein Haschischgebrauch mehr. Er kam schnell herunter, arbeitete nicht mehr, verlangte viel Geld für Heroin, wodurch es zu häufigen häuslichen Streitigkeiten kam. Er wurde 4mal zur Entziehung in der Anstalt aufgenommen, das letzte Mal 1932 auf eigene Initiative. Dort war er jedesmal bei der Aufnahme ruhig, freundlich und bereit, sich einer Kur zu unterziehen; während der Entziehung aber wurde er verdrossen, mürrisch, mißmutig, unzufrieden, ablehnend, querulantisch und verlangte, entlassen zu werden. Doch niemals wurden bei ihm irgendwelche psychotische Symptome beobachtet.

Bei diesem Fall setzte die Psychose nach einer angeblichen spontanen Abstinenz mit triebhaftem Drange zum Fortlaufen ein. Der Kranke lief aus dem Hause und raste fast nackend durch die Straßen. Charakteristisch sind halluzinatorische und katatonische Symptome bei intensiv-ängstlichen Erregungszuständen und fehlender Orientierung. Vermutlich lag auch hier eine Herabsetzung des Bewußtseins zugrunde. Der delirante Charakter der Sinnestäuschungen war wahrscheinlich. Die zurückgebliebene Ungenauigkeit, Verschwommenheit und Lückenhaftigkeit der Erinnerung ¡und die Knappheit der damaligen Krankheitsprotokolle gestatteten aber keine exakten Schlüsse. Der ganze Verlauf der ersten psychotischen Phase machte in diesem Falle den Eindruck eines in die Länge gezogenen Verwirrtheitszustandes. Erst nach einer kurzdauernden unvollständigen Remission, in der der Kranke Gelegenheit hatte, wiederum Haschischmißbrauch zu treiben, entwickelte sich die Psychose mehr schizophrenieähnlich. Nach über 1¹/₂ Jahre langer Dauer trat Genesung ein. Interessanterweise wurde später der frühere Haschischraucher Heroinist und befand sich wiederholt zur Entziehung in der Anstalt. Psychotische Erscheinungen wurden bei ihm nicht mehr beobachtet. Er blieb fortan einsichtig für die durchgemachte Krankheit. Die Charaktereigentümlichkeiten, die er nunmehr aufwies, trugen deutlich den Stempel des chronischen Heroinsüchtigen. Zweifellos lassen sich in diesem Falle, mehr als im vorigen, konstitutionelle Elemente erkennen, die am Aufbau der Psychose teilnahmen; doch ist der Beginn, der Verlauf und der Ausgang der Psychose und vor allem die postpsychotische Entwicklung eigenartig oder zumindest ungewöhnlich für eine endogene Psychose. Nur der vorangegangene intensive Haschischmißbrauch kann hier die Besonderheiten der Erkrankung verständlich machen.

In diesen Fällen unterscheiden sich Intoxikationen und Psychose scharf voneinander; hier kann von einer unmittelbaren Wirkung der Droge, d. h. von einem Haschischrausch, keine Rede sein. Die seelischen Störungen treten als etwas Neues auf. Die Krankheitssymptome stellen eine eigenartige Mischung von „exogenem Reaktionstypus" mit schizophrenen Erscheinungsweisen dar. Nebst den bewußtseinsgetrübten, halluzinatorisch-deliranten Zuständen mit Störungen der Affekte, der Orientierung, der Erkennung, der Erinnerung finden sich katatonische Symptome mit echter Wahnbildung, Negativismus, Sperrung, kurzum eine schizophrene Symptomatik. Man hat den Eindruck, daß während des ersten Stadiums die stürmischen und inhaltsreichen Erlebnisse hervortreten und einen mehr exogenen Charakter haben. Allmählich gehen diese Erscheinungen in Zusammenhang mit der allgemeinen Beruhigung in eintönige und inhaltsarme, sich in die Länge ziehende Störungen bei zunehmender Aufhellung des Bewußtseins über. Man könnte meinen, daß die Abschwächung der Noxe das klinische Bild schizophrenieähnlicher gestalte. Schließlich stellt sich nach einem langen Verlauf bei gesicherter Haschischabstinenz eine weitgehende Wiederherstellung ohne die eigentümlichen schizophrenen Persönlichkeitsveränderungen ein.

d) Haschischdemenz

Wiederholt wird in der älteren Haschischliteratur als ein Abschluß des langjährigen schweren Mißbrauchs eine allgemeine Abnahme der geistigen Fähigkeiten erwähnt (WARNOCK, POLAK). Eine solche Störung würde ebenfalls zu den Psychosen gehören. Denn man kann sich diese Erscheinungen, ebenso wie die Alkoholdemenz, als eine allmählich zunehmende, meist irreparable Schädigung und Beeinträchtigung der Gehirnfunktionen vorstellen. Diesen Eindruck einer Abstumpfung, Einengung der Interessensphäre, Trägheit, Gleichgültigkeit und Urteilsschwäche für den eigenen Zustand hatte ich bei älteren Süchtigen. Man kann aber doch nicht mit Bestimmtheit von einem irreparablen Abbau sprechen. Jedenfalls hängt das eventuelle Vorkommen einer Haschischdemenz mit den Problemen der chronischen Intoxikation, d. h. mit der eigentlichen Haschischsucht und den auffallenden Charakterveränderungen zusammen; man kann sich gewiß fragen, wie weit die durch sie bedingte Persönlichkeitsdestruktion fortschreiten kann und wie weit die durch die chronische Vergiftung gesetzte Schädigung irreparabel ist, womit man schon zumindest von einem beginnenden Abbau sprechen kann. Entsprechende klinische Probleme beim Alkoholismus, die schon im Sinne der Alkoholdemenz als gelöst gelten, haben anscheinend früher zu analogen Vorstellungen für die Haschischsucht geführt. Die Mitteilungen über die Demenz als Folge des langjährigen Haschischmißbrauchs beruhen bisher auf eindrucksmäßigen Beobachtungen. Genaue Untersuchungen solcher Zustände einer bewiesenen Demenz, die eher in den Traditionsländern des Haschisch durchgeführt werden können, wo Leute mit jahrzehntelangem Haschischmißbrauch leichter zu finden sind, liegen immer noch nicht vor.

e) Zusammentreffen von Haschischintoxikation mit endogenen Psychosen

In den meisten Fällen einer länger dauernden Psychose, die ich untersuchen konnte, bei denen ein mehr oder weniger langer Haschischgebrauch dem Ausbruch der Psychose vorangegangen war, ließ sich die Diagnose „Prozeßschizophrenie" stellen. In ihrem Beginn und ihrem ganzen klinischen Verlauf, in der Symptomatik der Zustandsbilder waren sie von schizophrenen Psychosen nicht zu unterscheiden. Sie zeigten auch eindrucksmäßig keinerlei Besonderheiten gegen die „genuinen Schizophrenien".

A. Z., 22 Jahre alt, Matrosenrekrut; Schulbildung bis zur ersten Gymnasialklasse, blieb in den letzten 2 Klassen sitzen, lernte schlecht, schwänzte die Schule oft, erlernte keinen Beruf, trieb sich beschäftigungslos herum. Mit 18 Jahren fuhr er nach Paris in der Absicht, dort zum Film zu gehen, blieb 1—2 Monate, kam aber zu nichts, verbrauchte das ganze Geld und kehrte wieder heim. Seit dieser Zeit (An-

fang 1928) regelmäßiges Haschischrauchen, zuerst Zigaretten, später auch Wasserpfeifen, bis zu 30 täglich. Im April 1931 trat er, um seiner Militärpflicht zu genügen, in die Marine ein. Er entfernte sich oft auf unerlaubte Weise vom Dienst
und wurde deshalb zu Gefängnisstrafen verurteilt. In dieser Zeit trieb er weiter
exzessiven Haschischmißbrauch, besonders in der Zeit vor der Aufnahme in die Anstalt, wohin er im April 1932 aus dem Marinekrankenhaus verlegt wurde.

Bei der Aufnahme bot er folgendes Bild: Er war örtlich, zeitlich und über die
eigene Person genau orientiert. Der Kontakt war möglich. Er äußerte verschiedene
Wahnideen und gab akustische und haptische Halluzinationen zu. Er führte selbst
seine „Neurasthenie" auf den Haschischmißbrauch zurück. Dabei erklärte er, daß
er „übernatürlichen Einwirkungen" und elektrischen Strömen unterlegen sei. Er
glaubte, daß seine Großmutter in der Anstalt sei und verlangte, sie zu sehen. Er
wähnte sich als einen Propheten Gottes. Er besitze die Fähigkeit geistiger Beziehungen zu Gott, die ihm das Haschisch verleihe, und zwar durch die Eröffnung bestimmter Gehirnfunktionen. „Übrigens", erklärte er, „wenn meine Sendung zu Ende
gehen wird, werde ich mich auch in meinen ursprünglichen Zustand zurückversetzen.
Ich bin aber genötigt zu gestehen, daß ich dem Haschisch zur Dankbarkeit verpflichtet bin". „Ich glaube, daß es zwei Verbindungen gibt; die einen sprechen von
dieser Seite und die anderen von der anderen." Er hört „schwarzes Herz", damit sei
der Arzt gemeint. Er kommt in einer Art Selbstgespräch: „Wer? Der Christus? Der
Christus befindet sich auf dem 20. Planeten ... ja, weil man aber sagte, daß ich
Christus sei ... ja, es ist wahr, ich bin etwas degeneriert (lacht) ... ja, es ist auch
wahr, daß ich eine Reise nach dem Mars gemacht habe ... Ach, alles, was ich zu
leiden hatte von diesen Kreuzigern, wie man sagt ... Jetzt sehen dich zuweilen die
Menschen als Christus an, und da sind sie noch stolz darauf, daß sie sozusagen den
Christus sehen. Ist das die Degeneration, die das Haschisch bringt? Es gibt merk-
würdige Gedanken ein, bringt eine Überspannung der Nerven ... das ist nicht eine
Philosophie, das ist Überspannung der Nerven ... endlich einmal, meinetwegen
mag ich Christus sein, und trotzdem, ich wiederhole, daß Christus kein Verbrechen
begangen hat."

Während der ganzen Zeit war er dauernd läppisch-heiter, gefühlskalt, autistisch,
zerfahren, verworren, redete vorbei, sprach unverständliche Worte vor sich hin,
lachte unmotiviert und grimmassierte viel. Sein Blick war leer und ausdruckslos. Er
zeigte die Neigung zu dissimulieren und dem Arzt nach dem Mund zu reden. Sein
Verhalten war nicht ausgesprochen negativistisch. Sein Bericht über die Haschischerlebnisse stimmte mit den Angaben anderer Haschischraucher überein. Er zeigte
Gleichgültigkeit für seinen Aufenthalt in der Anstalt und für seine persönlichen
Interessen und Familienverhältnisse. Für seinen Zustand besaß er nur insoweit Einsicht, als er seine Krankheit als Folge des Haschischmißbrauchs betrachtete. Im
Juni 1932 wurde er in das psychiatrische Krankenhaus Dromokaition verlegt. Dort
blieb er im wesentlichen unverändert. Meist war er ruhig und erklärte, daß er ein
unehelicher Sohn des Königs sei; vorübergehend hatte er Erregungszustände. Dieser
Zustand zog sich bis 1937 in der Anstalt hin, dann wurde er im Defektzustand von
seinen Angehörigen abgeholt.

Das war ein typischer Fall von dem Zusammentreffen einer endogenen
Psychose (Schizophrenie) mit Haschischmißbrauch. Hier hatte ich mehr den
Eindruck, daß der schleichende Beginn der Erkrankung schon vor Beginn des
Mißbrauchs einsetzte (unverständliche Reise nach Paris, um Filmstar zu wer-
den) und er sekundär dem Haschisch verfiel, wie es ja auch von schizo-
phrenen Alkoholikern hinreichend bekannt ist; die 6jährige Beobachtung des

Falles bestätigte diese Auffassung. Auch andere solche Fälle nehmen gar nicht so selten einen chronischen Verlauf, zeigen unvollständige Remissionen mit Defekten oder versanden in einem Endzustand. Interessant wäre es, heute ähnliche Fälle zu untersuchen und nach Anwendung der modernen Behandlungsmethoden in ihrem weiteren Verlauf zu verfolgen. Ich hatte keine Gelegenheit, das Zusammentreffen von manisch-depressiven Psychosen mit habituellem Haschischgebrauch, worüber SIGG u. a. berichteten, zu beobachten.

f) Rausch- und Psychosebegriffe. Ursächliche Zusammenhänge

Wenn wir von Haschischpsychosen reden, glauben wir gute Gründe dafür zu haben, daß die so bezeichneten Zustände nicht mehr oder zumindest nicht allein der unmittelbaren Drogenwirkung zuzuschreiben sind, also keine Räusche darstellen. Überlegt man genauer, so muß man zugeben, daß dies eine prinzipielle Unterscheidung zwischen Rausch und Psychose bedeutet. Man wird in diesem Sinne im allgemeinen kaum jemals ein alkoholisches Delir einen Rausch nennen. Um so häufiger aber spricht man von Psychose bei vielen Rauschzuständen; dabei wird man das Gefühl von einer gewissen Übertreibung nicht ganz los.

Versucht man jedoch genau definiert zu trennen, so stößt man bald auf fast unüberwindliche Schwierigkeiten, je mehr man in die Sachverhalte eindringt. Und die Möglichkeit einer Klärung wird vollends beseitigt, wenn man für alle diese Zustände noch dazu den besonders in der amerikanischen Fachliteratur üblichen aber recht verschwommenen Ausdruck der „Reaktion" anwendet.

So müssen wir bei der klinischen Empirie bleiben und als Haschischräusche alle jene psychopathologischen Zustände, so kompliziert und mannigfaltig sie symptomatologisch sein mögen, bezeichnen, für deren Entstehung wir ausschließlich oder vorwiegend die unmittelbare Wirkung der Droge im Organismus verantwortlich machen. Die Wirkungsweise kennen wir nicht. Von Haschischpsychosen sprechen wir dann, wenn wir annehmen, daß die kürzer oder länger währende Haschischwirkung die psychischen Störungen verursacht, daß die unmittelbare Wirkung der Droge keine wesentliche Rolle mehr spielt und daß die Persönlichkeitsfaktoren bei ihrer Entstehung in höherem Maße beteiligt sind.

In diesem ursächlichen Zusammenhang fehlen uns viel mehr Zwischenglieder, als bei der Rauschentstehung; das gibt Anlaß zu vielen und sich oft widersprechenden Vermutungen. An sich kann die unmittelbare Wirkung bei jedem Menschen nur einen Rausch erzeugen, solange die Anwesenheit der Droge im Organismus vermutet wird. Außerdem ist der Rausch willkürlich und experimentell wiederholbar. Alles das kann in keinem Fall für die Ent-

stehung und den Verlauf der Psychose gesagt werden. Hier brauchen wir
noch den hypothetischen, durch das Haschisch gesetzten Faktor, der etwa im
Sinne einer spezifischen Anbahnung das biologische Gleichgewicht zur *Ent-
gleisung* bringt, oder wie ein Katalysator auf in der Persönlichkeit vor-
gegebenen Möglichkeiten wirkt, als Reaktion einmal in Gang gesetzt, sich
quasi *autonom* weiter entfaltet. Von denselben Persönlichkeitsmöglichkeiten
hängen auch die kompensatorischen Vorgänge ab, die zur Wiedererlangung
des biologischen Gleichgewichtes und Wiederherstellung des normalen psychischen Zustandes führen; darin liegen größtenteils die Dauer und die Reversi-
bilität der Störungen begründet.

Bei einigen Fällen scheinen solche Erwägungen in Anbetracht der Dauer,
des Verlaufs und des Ausganges der psychotischen Phänomene evident zu
sein, und zwar dort, wo Symptome reversibel sind und der normale Zustand
schnell wiederhergestellt wird. Je weniger aber bei anderen Fällen diese Bedingungen erfüllt werden, um so mehr ist man geneigt, den Anteil anders-
artiger Faktoren, z. B. der Persönlichkeitsstruktur im Sinne von Disposition
und/oder Anlage, bis zu Ausschließlichkeit zu vermuten und den Haschischgebrauch als einen zufälligen Nebenbefund anzusehen. Doch gibt es, wie erwähnt, auch diametral entgegengesetzte Meinungen, die man konsequenter-
weise nicht ohne weiteres als falsch abtun darf. Man kann so weit gehen und
sich den Vorgang so vorstellen, daß die langandauernde Haschischvergiftung
das schafft, was man Disposition nennt. Theoretisch möglich ist ebenfalls die
Frage, ob eine einmalige Überdosierung von Haschisch eine Psychose aus-
lösen kann.

Nach diesen Darlegungen können wir die protrahierten Räusche noch
zur direkten Wirkung des Haschisch rechnen, aber die episodischen Verwirrtheitszustände als etwas anderes, Neues ansprechen. Freilich sind wir
bemüht, auch im psychopathologischen Bild der Episode Zeichen aufzufinden,
die die klinische Unterscheidung erleichtern. Als solche Merkmale haben wir
die Einheitlichkeit derselben sowie den Umstand, daß sie sich von dem gewöhnlichen psychischen Zustand der Haschischsüchtigen während oder außerhalb des Rausches deutlich abheben, bezeichnet. Die Symptomenkomplexe
der Haschischräusche und der Haschischpsychosen haben zwar gewisse Ähnlichkeiten miteinander, sind aber viel äußerlicher und können nicht als identisch betrachtet werden; es bestehen stets feinere Unterschiede, die man vielleicht nicht immer leicht im Detail, eher allgemein und eindrucksmäßig im
Gesamtbild feststellen kann. Ebenso spricht die subjektive Erkenntnis der
Andersartigkeit solcher Zustände dafür. Sicherheit bietet der Nachweis der
Selbständigkeit dieser Zustände gegenüber dem Haschischrauchen in Auftreten und Verlauf. Dieser ist weder leicht — hauptsächlich wegen der verlängerten Haschischwirkung und der Unzuverlässigkeit der Auskunft —
noch regelmäßig zu erbringen. Man wird jedoch in den meisten Fällen mit
einiger Sicherheit feststellen können, ob vor diesen Zuständen und während

derselben exzessiv geraucht wurde oder nicht. Das tagelange Anhalten eines schweren psychischen Bildes bei geringem oder fehlendem Haschischgebrauch macht einen einfachen oder protrahierten Rausch unwahrscheinlich. Es kommt auch bei solchen Gelegenheiten vor, daß die Psychose selbst (Dämmerzustände usw.) den Patienten vom Haschischgenuß fernhält. Nicht selten aber wird es so sein, daß mancher protrahierte Rausch seinen Ursprung in einem veränderten Bewußtsein hat und mit psychotischen Symptomen untermischt ist. Nur genaue Verfolgung des Falles kann hier eine Klärung bringen.

Die Feststellung einer protrahierten Psychose macht es notwendig, daß die Störungen während einer längeren Abstinenzzeit beobachtet werden. Das ist eine Voraussetzung, die allein das Vorkommen solcher Psychosen beweisen kann. Daß auch protrahierte Haschischpsychosen während des Mißbrauchs vorkommen können und daß die Abstinenz deren Entstehung und Verlauf kaum zu beeinflussen vermag, ist bereits angedeutet worden. Es ist noch zu überlegen, ob die Fortsetzung des Mißbrauchs in der Psychose den Verlauf beeinflußt, den Wiederherstellungsvorgang verhindert und die Störung in die Länge zieht oder neue Schübe provoziert. Diese können aber auch „spontan" entstehen. Schließlich möchte ich darauf hinweisen, daß bezüglich der Seltenheit der protrahierten Haschischpsychosen im Verhältnis zur Verbreitung der Sucht die gleichen Probleme wie bei den Alkoholpsychosen vorliegen.

Die Entscheidung, ob endogen oder exogen, fällt bei den episodischen Zuständen nicht schwer, obwohl auch hier Zweifel in der Differentialdiagnose gegenüber kurzdauernden Schüben einer sich schleichend entwickelnden Schizophrenie aufsteigen können. Bei den Episoden sind jedoch gerade die exogenen Syndrome häufig, charakteristisch und pathognomonisch. In den protrahierten Psychosen wird man ebenfalls nach exogenen Reaktionstypen fahnden müssen, die meist in den ersten Stadien auftreten. Dann muß noch die Verschiedenartigkeit des Verlaufs gegenüber der Schizophrenie und der günstige Ausgang in die Heilung erwähnt werden, wie das ja bei den Psychosen exogenen Ursprungs überhaupt der Fall ist. Freilich kennen wir auch bei den Schizophrenien langdauernde gute Remissionen. Doch spricht eine lange Verfolgung der Fälle nach Ablauf der Psychose gegen einen endogenen Prozeß. Gewiß sind Dauer und Ausgang der Erkrankung praktisch von Bedeutung, können aber nicht als sichere Merkmale bei solchen Streitfragen herangezogen werden. Außerdem ist wegen der Knappheit der publizierten Kasuistik immer noch unsere klinische Erfahrung ungenügend; wir brauchen dazu exakt untersuchte und ausführlich beschriebene Fälle von protrahierten Haschischpsychosen, um selbst einen Einblick in die angeschnittenen Fragen zu gewinnen. So bleibt die Differentialdiagnose zwischen protrahierten Haschischpsychosen und der Schizophrenie in hohem Maße schwierig und wird oft zur Unmöglichkeit. Hier stellt die Annahme einer Prädisposition einen einfachen Erklärungsmodus dar. Eine solche Hypothese

aber soll nicht dazu dienen, die Bedeutung einer wohlbekannten länger-
dauernden Schädigung in ihrer ursächlichen Beteiligung bei der Erkrankung
zu verwischen. Insofern bin ich geneigt, auf Grund der bisherigen Erfahrungen die Existenz der protrahierten Haschischpsychosen zu akzeptieren, welche
als eigentlich exogene, toxische Psychosen die Form einer „symptomatischen
Schizophrenie" annehmen. Jedenfalls scheint in solchen Fällen das Haschisch
der wesentliche Faktor für das Auftreten der Psychose zu sein, und es ist
anzunehmen, daß sie ohne ihn niemals zustande gekommen wäre. Es mag
dahingestellt bleiben, ob es überhaupt Fälle von Haschischpsychosen gibt,
die einmal ausgebrochen, einen chronischen Verlauf nehmen, unheilbar sind
und nach Jahren in einen „Endzustand" ausgehen.

Diesen Psychosen gegenüber gibt es eine Anzahl von Fällen, die nicht so
selten sind, bei welchen Vorgeschichte, Symptomatik, Verlauf und vor allem
der klinische Gesamteindruck oder, wie es MAYER-GROSS ausdrückte, der
„Zusammenhang des Gesamtverhaltens" leicht von dem Vorliegen einer
„echten", „endogenen" Schizophrenie überzeugen. Hier handelt es sich um
ein Zusammentreffen von Schizophrenie mit Haschischgebrauch, und man
kann nur in dem einen oder anderen Falle die Möglichkeit erwägen, ob das
Haschisch vielleicht als exogenes auslösendes Moment eine Rolle gespielt hat.

Ein Schizophrener kann sich ebenso wie dem Alkoholgenuß auch dem
Haschischgenuß ergeben. Ich habe den Eindruck, daß der Schizophrene sich
unter der direkten Haschischwirkung wie ein Normaler verhält, d. h. die
gleichen Rauschphänomene produziert und diese gesondert von den schizophrenen Erlebnissen registriert.

g) Zusammenfassung

Die durch das Haschisch hervorgerufenen seelischen Störungen lassen sich
nach unseren Untersuchungen in folgende klinische Kategorien einteilen:

1. Die unmittelbare Wirkung in Form von *Rausch,* der einen eigentümlichen, für das Haschisch charakteristischen, aber in seiner Zusammensetzung
wechselnden und labilen Symptomenkomplex aufweist: die Veränderung
bzw. Intensivierung der Grundstimmung, welche von der oft euphorischen
bis zur depressiven und dysphorischen schwanken kann, die von der Gemütslage fast unabhängige Lachlust, welche sich bis zum von Dysphorie be-
gleiteten Zwangslachen steigern kann, Ich-Gefühlsveränderung mit ich-bezo-
genen, paranoisch gefärbten Bedeutungserlebnissen und paranoischer Ideen-
bildung und Einstellung gegen die Umgebung, Neigung zum Phantasieren
und Autismus, eigenartige Bewußtseins-, Vorstellungs- und Denkablauf-
störungen, Veränderungen des Zeit-Raum-Erlebens, Zwangsantriebe und Im-
pulse, Veränderlichkeit des Psychomotoriums von hyperkinetischen bis kata-
leptischen und akinetischen Phänomenen, erhöhte Eßlust und andere Beein-

flussungen somatischer Funktionen. Als Unterformen kann man ansehen: den *ersten Rausch* des Ungewöhnten, den *Einzelrausch* nach wiederholtem Gebrauch zu Genußzwecken und den *protrahierten Rausch* beim fortdauernden exzessiven Mißbrauch.

2. Die *chronische Haschischintoxikation,* bei der man die leichteren, enthaltsameren bzw. widerstandsfähigeren Fälle mit keinen oder unauffälligen psychischen Störungen von den schweren, ausgesprochen Süchtigen mit Charakterveränderungen im Sinne einer Depravation, Unbeständigkeit, Menschenscheu und sozialem Abstieg unterscheidet.

3. Die *episodischen Verwirrtheitszustände,* kurzdauernde Psychosen im Verlauf einer chronischen Haschischintoxikation, die sich bei herabgesetztem und verändertem Bewußtsein in Form von stuporös-katatonischen Zuständen, oneiroid-halluzinatorischen Delirerlebnissen und getriebenen dämmerigen Erregungen manifestieren und in Heilung ausgehen.

4. *Die protrahierten Haschischpsychosen,* welche sich von den vorigen durch den Monate bis über 1 Jahr dauernden Verlauf unterscheiden, besonders im ersten Stadium „exogene Reaktionsformen" aufweisen, später auch „schizophrenieähnliche" Symptomatik annehmen und in Genesung ausgehen.

5. Die nicht mit Sicherheit festgestellte *Haschischdemenz,* welche sich, ebenso wie die Alkoholdemenz, nach langjährigem Haschischmißbrauch als irreparable organische Schädigung einstellen soll.

6. Das Zusammentreffen von endogenen Psychosen mit habituellem Haschischgebrauch.

6. Soziale Folgen des Haschischgebrauchs

a) Ursächliche Faktoren

Es ist bereits erwähnt worden, daß keine der bisher gegebenen allgemeinen Erklärungen eine befriedigende Antwort auf die Frage nach den Ursachen des Haschischgenusses gibt, weder für das Aufflackern oder das Nachlassen seiner Verbreitung, noch für die Bevorzugung gerade dieses Genußmittels in verschiedenen Zeiten, Bereichen und Populationen. Man hat dafür Rasseneigenheiten und Religionsgründe verantwortlich gemacht, und diese haben sich als nicht richtig erwiesen. Man zog die verschiedenartigsten sozialen Faktoren heran, wie Unterentwicklung und Technokratie, gesellschaftliche Primitivität und kapitalistische Konsumgesellschaft, Mangel und Überfluß, Armut und Wohlstand, Beschäftigungslosigkeit und Überforderung, Analphabetentum und wissenschaftlichen Spitzenfortschritt, und die hoben sich — mindestens scheinbar — gegenseitig auf. Man hat speziell für das westliche Phänomen der sog. „Rauschgiftwelle" allgemein die Mißstände der heutigen Gesellschaft und den Gegensatz zwischen den Generationen beschuldigt, wodurch die Jugendlichen zum Rauschmittel gedrängt würden; bei näherer Betrachtung ist das Resultat nicht plausibel genug.

Schließlich, da die individuelle Beteiligung für die Größe der Verbreitung maßgebend ist, suchte man bei der Einzelperson die Ursache für den zunehmenden Genußmittelkonsum. Es wurde behauptet, daß es abnorme Persönlichkeiten sind, die zum Rauschmittelgenuß neigen und das Hauptkontingent der Süchtigen ausmachen. Für einen Teil der Konsumenten trifft es wohl zu. Jeder erfahrene Arzt kennt tatsächlich eine Reihe von Leuten, die bei dem geringsten Anlaß sehr gern Medikamente einnehmen, und einige, die immer von neuem solche verlangen. Solche Personen sind unter bestimmten inneren und äußeren Bedingungen prädestiniert, süchtig und insbesondere rauschmittelsüchtig zu werden. Sie stellen wohl den Anteil der Süchtigen kat' exochen dar. Man darf aber solche Feststellungen nicht gleich verallgemeinern und besonders nicht den Fehler begehen, die Folgen des chronischen Mißbrauchs einer Droge hinterher als Ursache der Sucht ansehen. Denn es ist noch folgendes zu berücksichtigen: Die vermutliche Menge der Konsumenten übersteigt in vielen Ländern sicher die angenommene Anzahl der in der Population vorkommenden abnormen und krankhaften Persönlichkeiten, selbst wenn sie sämtlich zu den Genußmittelkonsumenten gehören würden. Gegen eine solche Annahme kann man berechtigt einwenden, daß bei einem bedeutenden Teil der abnormen Persönlichkeiten gerade die Art ihrer Abnormität dieselben vom Rauschmittelgebrauch fernhält. Ich brauche nur an alle jene Fanatiker zu erinnern, aus welchen sich die Reihen der absoluten Abstinenzler, Vegetarier, religiösen Sektierer usw. rekrutieren, und an manche ängstliche Psychastheniker und Hypochonder, die gegen jegliche Medikation eingestellt sind. Man kann dies auch so formulieren: In der Weise wie bei einer Epidemie zunächst die körperlich Hinfälligen angesteckt werden, so verfallen bei einer Rauschgiftexpansion ihr zuerst die psychisch Widerstandsunfähigeren, die unreifen Persönlichkeiten, die willensschwachen Psychopathen und sonstigen labilen Charaktere. Durch diese Erwägungen kommen wir zu der Schlußfolgerung, daß *die Mehrzahl der Haschischkonsumenten* aus Persönlichkeiten besteht, die sich innerhalb der breiten Grenzen der Normalität befinden. Ähnlich verhält es sich mit der angegebenen ursächlichen Bedeutung von ungünstigen Familienverhältnissen und anderen unmittelbaren Umweltfaktoren für die jugendlichen Konsumenten; solche Mißstände hat es seit jeher gegeben, ohne daß sie zu einer Verbreitung der Süchtigkeit geführt hätten. Erst mußte die „Rauschgiftwelle" da sein, bevor solche Faktoren eine Bedeutung in dieser Richtung erlangen konnten.

Zweifellos spielen in verschiedener Mischung und Zusammensetzung allerhand soziale und individuelle Faktoren eine wesentliche Rolle bei der Zu- und Abnahme der Süchte. Sie schaffen die günstigen Voraussetzungen, das eine Mal für die Mobilisierung solcher Strömungen, das andere Mal für das unerwartete und sogar plötzliche Sistieren solcher Tendenzen. Diese und andere bislang nicht näher erwähnten Faktoren — ursächliche Bedeutung des Schmuggelhandels, das absolute Verbot oder die offizielle Billigung, die planmäßige politisch-militärische Durchsetzung und Abwehr, das Für und Wider der Propagierung — lassen sich nicht in ihrer Vielfältigkeit, wechselnden Intensität und undurchsichtigen Strukturierung erfassen und in ihrer Bedeutung bei der Beteiligung bewerten. Analoge Schwierigkeiten bestehen bekanntlich auch bei der Ursachenforschung anderer massenpsychologischer Phänomene und ihrer sozialen und individuellen Faktorenverquickung, wie z. B. bei der Selbstmordfrequenz; man hat ja auch die Süchte mit einem langsamen Selbstmord verglichen, da sie eine Art Flucht vor der Realität des Lebens bedeuten und schließlich mit der individuellen Vernichtung enden.

Eine wichtige Voraussetzung für die Haschischverbreitung stellt die Bekanntschaft mit dem Haschischgenuß im frühen Jugendalter dar. Es gehört zu den Seltenheiten, daß bei einer ausgereiften Persönlichkeit ein erster Haschischrausch zu einem regelmäßigen Gebrauch führt. Davon haben die Rauschgifthändler genaue Kenntnis, und sie verwenden jegliche List, um die Jugendlichen zu umgarnen. Orte, an denen Halbwüchsige und Kinder viel verkehren, Vergnügungsorte, Tanzlokale, Diskotheken, Spiel- und Sportplätze und selbst Schulen werden von ihnen belagert. In dieser Beziehung spielen die Haschischrauchergruppen eine Hauptrolle.

Der ahnungslose Jugendliche hört viel Widersprüchliches und Wunderliches über die vom Haschisch produzierten Erlebnisse. Verbot und Heimlichkeit machen ihn gruselig, neugierig und abenteuerlustig. Er wird gelockt, eingeladen, umsonst traktiert, wenn er nur einmal von der „Wunderdroge" versuchen möchte. Der Herdengeist beherrscht ihn, er möchte mittun, mitsprechen, nicht nachstehen, nicht als feige gelten. Entschließt er sich zögernd und ängstlich zu diesem gefährlichen Abenteuer, so hat er das Erlebnis, einen existenzbedrohenden und zugleich einen selbstbefreienden Akt begangen zu haben. Die diesem Alter innewohnende Tendenz nach selbständigem und unabhängigem Handeln erhält durch das verbotene Haschischrauchen eine scheinbare Genugtuung. Mädchen wollen von den Jungen nicht überholt werden, Jungen erst recht nicht von den Mädchen. Der ganze Vorgang hat subjektiv unzählige Nuancen und kann auf verschiedene Weisen gedeutet werden; erst nachträglich wird er mit Argumenten von einem idealisierten Überbau ausgeschmückt und verteidigt.

b) Auswirkungen des Haschischgebrauchs

In der älteren Fachliteratur wurde zwar vereinzelt berichtet (POLAK, MOREAU, WARNOCK u. a.), daß der regelmäßige Haschischgenuß unter gewissen Voraussetzungen keine nachteiligen Folgen aufwies, im allgemeinen aber herrschte die Ansicht, daß der chronische Haschischmißbrauch schädlich sei. Diese, eigentlich für jeden Mißbrauch geltende Schlußfolgerung, scheint in den letzten Jahren durch einige, sich eines großen Umlaufs erfreuende Untersuchungsergebnisse in Zweifel gesetzt worden zu sein. Den Anfang bildet der La Guardia-Report, am Ende steht der britische Cannabis-Report; dazwischen liegt eine Reihe psychiatrischer und pharmakologischer Publikationen (GRINSPOON, PAHNKE u. a.). In dieser Meinungsrichtung wird generell behauptet, daß das Haschisch harmlos sei, daß es nicht süchtig mache, daß sein Gebrauch niemals psychische Störungen hervorrufe oder keine sozial ungünstigen Charakterveränderungen bedinge oder — wenn solche sowie psychotische Zustände festgestellt werden — daß dafür allein die Prädisposition der Persönlichkeit verantwortlich sei, ferner daß das Haschisch nicht zum „Umsteigen" auf stärker wirkende Drogen führe oder jedenfalls keine genügenden Beweise dafür vorlägen, und wenn dies selten stattfindet, wieder die Prädisposition daran schuld sei, und schließlich, daß keine direkten Beziehungen zwischen Haschisch und Kriminalität bestünden.

Solche Ansichten, die sich durch Ungenauigkeit der Begriffsanwendung, Vertuschung eines Teils von Erfahrungsfeststellungen und Hervorhebung eines anderen Teils auszeichnen und bei jedem Schritt auf die Prädisposition als eine Art Deus ex machina zur Lösung aller heiklen Fragen zurückgreifen, brachten besonders unter das uneingeweihte Publikum große Verwirrung und lieferten allen Befürwortern und Liebhabern des Haschischgenusses willkommene Argumentation. Selbst „neutrale Beobachter", die etwas Konkretes über das komplizierte Phänomen der „Rauschgiftwelle" ˻erfahren möchten, neigen dazu, die Glaubwürdigkeit und Objektivität dieser autorisierten Veröffentlichungen zu akzeptieren. Es ist interessant, die in der Argumentation der Befürworter angeführten Vorteile des Haschisch und der anderen Halluzinogene zu untersuchen. Meist bestehen sie aus Lobpreisungen, aus sensationellen Schlagworten und aus recht unklaren Ausdrücken, wie Bewußtseinserweiterung, Befreiung des Geistes, Selbstbefreiung, Erkenntnisvermittlung, Reisen etc., die von Liebhabern solcher Genüsse erfunden sind. All dies soll die großen Vorzüge ausmachen, und zwar von „harmlosen" Drogen, deren Bedeutung als eine neue kulturelle Errungenschaft aufgebauscht und gegen allgemeine soziale Mißstände gerichtet wird.

Charakteristisch ist folgende Proklamation, die in einer Zeitschrift „Madala" veröffentlicht wurde (zit. nach BRAU): „In eben dem Maße, in welchem Zivilisationen und Kulturen nur im Dienst der Domination und des Terrors stehen und dadurch vom Wesentlichen absehen, hören sie auf zu sein. Sie erschöpfen sich von innen heraus ... Trotz Unterdrückung, trotz aller Brutalitäten öffnen sich heute die Horizonte, entspannen sich die Körper, erweitert sich das Feld des Bewußtseins und verfügen wir von neuem über die magischen Mittel zur Forschung, die der Staat in seiner Panik ganz offensichtlich mit dem Verbot belegen will. In der Tat ist eine neue Geisteshaltung entstanden, eine parallele Kultur bildet sich heraus ... Diese Jugend, deren Zahl immer größer wird, löst sich mehr und mehr von den mörderischen Werten der Zivilisation; sie legt in der Aktion sich selbst frei."

STECKEL, der einige orientalische Schwärmer des Haschisch zitiert, schreibt darüber: „Ein Rauschmittel mit solchen Empfehlungen kann sich nur rasch verbreiten." Er definiert das „High-werden" durch die Droge als „einen Zustand gesteigerten geistigen und körperlichen Wohlbefindens ... in dem man sich frei und gelöst fühlt; Hemmungen ... werden abgebaut ...; eine der am häufigsten beschriebenen Wirkungen des Haschisch besteht in der Vermittlung eines Bewußtseinszustandes, bei dem die Grenzen zwischen Ich und Umwelt und die Entfremdung des Selbst von der Wirklichkeit aufgehoben sind. Die Bewußtseinsveränderung ... äußert sich in einer mehr passiven, rezipierenden Haltung: Sie beruht auf einer neuen, qualitativ anderen Art des Assoziierens und Reflektierens, die es dem Haschischraucher ermöglicht, direkt sinnliche Erfahrungen — losgelöst von den angelernten und konditionierten Begriffen und Bewertungen — mit gesteigerter Intensität neu zu machen und neu zu interpretieren. Das ist gemeint, wenn diese Droge als bewußtseinserweiternd bezeichnet wird."

Bei der Konfrontation der modernen technischen Zivilisation des Westens mit den „Hochkulturen" des Orients stellt sich GELPKE entschieden auf die Seite der traditionellen Geistigkeit der Orientalen. Er bejaht deren bevorzugte Rauschmittel als ein Gegengewicht gegen die sozialen Grundfesten des Westens. So fragt er sich, ob die Haschischräusche wegen der von ihnen produzierten Willensschwäche zu verurteilen seien, und gibt die Antwort: „Für den, der den Willen als einen absoluten Wert bejaht — gewiß." Er resümiert die Resultate aus eigener und fremder Erfahrung dahingehend, „daß die primären visionschenkenden Drogen wie etwa Psilocybin, LSD, das ältere Meskalin und (in geringem Maße) das Haschisch, das menschliche Bewußtsein auf eine Wellenlänge umschalten, die zum Erlebnisbereich der Mystiker gehört"; „das Ziel der (orientalischen) Mystik ist die Entwertung vom Ich". Obwohl diese Drogen, außer dem Haschisch, im Orient fast unbekannt sind, prophezeit GELPKE optimistisch die progressive Orientalisierung des Westens und die Etablierung mystischer Erlebnisweisen durch die zunehmende Verbreitung dieser Rauschmittel.

Um ihre Argumentation zu stützen, führen alle Apologeten der Drogen als Musterbilder zur Nachahmung berühmte Denker, Dichter, Künstler und Wissenschaftler an, die regelmäßig oder auch gelegentlich einmal Haschisch oder andere Rauschmittel genommen haben. Es ist auch viel davon die Rede, daß das Haschisch die denkerische und künstlerische Produktion begünstige. Es mag sein, daß vereinzelte produktive Persönlichkeiten durch Alkohol oder Haschisch vorübergehend zu nennenswertem Schaffen angeregt wurden. Man darf aber nicht den Spieß umdrehen und behaupten, daß die Millionen Alkohol- oder Haschischkonsumenten produktiver oder gar intelligenter geworden seien. Im Gegenteil kann man bei talentierten Menschen, die sich dem Drogenmißbrauch ergeben, leicht verfolgen, wie ihre Produktionskraft durch die Willensschwäche und die anderen Nachteile der Süchtigkeit erlahmt und ein Verfallprozeß einsetzt.

Ganz besonders aber berufen sich die Befürworter des Drogengenusses auf gleichgesinnte Psychiater, die ihre Behauptungen fachmännisch zu bestätigen scheinen. So wird von ihnen bei jeder Gelegenheit PAHNKE erwähnt, der mit halluzinogenen Mitteln experimentierte, um „auf empirischem Wege Material über den durch Drogen bewirkten Bewußtseinszustand zu sammeln". Als primäre und zentrale Erfahrung betrachtete er das Erlebnis des Aufgehens des Einzelnen im Ganzen, des Relativen im Absoluten, des Subjekts im Objekt, des Ichs im Du, des Menschen in der Gottheit, welches er als Erlebnis der Einheit (unity) bezeichnet (zit. nach GELPKE). Hier handelt es sich wohl um die in der phänomenologischen Psychopathologie eingehend untersuchte Grundstörung des Ich-Bewußtseins mit sekundärer Wahnbildung, bei welcher die klare Trennung von Ich und Umwelt aufgehoben wird und die auch im Haschischrausch auftritt. Aber bei einer solchen, durch Hirnvergiftung produzierten Störung von „mystischem Zustand des Bewußtseins" und „Unio mystica" zu reden, als Beweis für eine Bewertung, stellt einen mit pseudowissenschaftlicher Exaktheit verhüllten Irrweg dar, der noch viel weniger am Platze ist als jene Ausdrücke (wie schizophrene „Weltanschauung"), die GRUHLE als leere Literalismen charakterisierte. Humoristisch aber durchaus zutreffend bezeichnete diesen Sachverhalt der amerikanische Schriftsteller ARTHUR KOESTLER nach einem eigenem Rauschversuch, als „Kochtopf-Mystik" (Spiegel, 8. 9. 1969).

Man sieht in den angeführten Beispielen, daß die toxisch bedingten Störungen des psychischen Geschehens von den Befürwortern als Vorzüge der Drogen hingestellt werden und daß die Drogen gerade wegen ihrer pathogenen Wirkung als Wohltäter der Menschheit gepriesen werden. Es ist grundsätzlich nicht anders, als wenn man sich wünschen würde, Fieberdelirien zu haben. Auf diesem Wege ist es dann nicht verwunderlich, daß man schließlich auf absurde Schlußfolgerungen kommt und nicht nur jede psychiatrische Betrachtungsweise der Drogenwirkung als frevelhafte Einmischung empfindet, sondern jede Psychiatrie ablehnt. Wenn man sich auf den Kopf gestellt hat, kann man verkünden, daß die Welt verkehrt steht. Es ist auch verständlich, daß man die vom Rausch ermittelten „Erkenntnisse" nicht zu einer richtigen und wohl berechtigten Kritik der sozialen Mißstände verwenden kann, da man gewöhnlich mit dem Bad auch das Kind ausschüttet. Ebensowenig sind die zahlreichen jugendlichen Drogenliebhaber zu einem konsequenten Handeln befähigt, denn ihr fanatisch verfolgtes Ziel ist die Droge; nur ein neuer Hasan Sabbâh könnte einen solchen Fanatismus für seine Ziele ausnützen und die ihm Verfallenen zu seinen Werkzeugen machen.

Für die moderne Expansion des Haschischkonsums kann man nicht die Befürworter verantwortlich machen; die Rauschgiftwelle war schon da, als sie als deren Verteidiger auftraten. Doch spielen sie eine nicht zu unterschätzende Rolle bei der Gewinnung neuer Proselyten unter den ahnungslosen Jugendlichen. Zwar suchen sich die meisten ein Alibi zu schaffen, indem sie nebenbei und zögernd auf die Schäden des Mißbrauchs hinweisen und das „Experimentieren" mit Drogen als nicht jedermanns Sache hinstellen; dies sei für eine Elite geistiger Menschen reserviert. Wenn sie aber im Anblick der wachsenden Zahl der Gebraucher triumphieren und alle jene, die die Gefährlichkeit der großen Verbreitung betonen, als offizielle Sprachrohre und Vertreter des politischen und wissenschaftlichen Establishments bezeichnen, kann man nicht erwarten, daß die Jugendlichen sich als nicht zur Elite gehörig ansehen oder glauben, daß sie zum Mißbrauch und dessen Folgen prädestiniert seien und beizeiten den Gebrauch der Drogen aufgeben.

Seit jeher wurden Haschischgenuß und Alkoholgenuß in ihren Folgen verglichen. Die Befürworter des Haschisch bestehen auf seiner viel größeren Harmlosigkeit; alle jene, die die Schädlichkeit beider anerkennen, betonen die größere Gefährlichkeit des Haschisch.

Aufschlußreicher gestaltet sich der Vergleich zwischen Traditionsländern beider Mittel. In jedem Bereich lassen sich alle Grade des Konsums feststellen, von dem leichtesten Genuß bei einer relativen Mehrheit, bis zum schwersten Mißbrauch bei einer relativen Minderheit. In den Alkoholländern treibt die Mehrheit den jeweiligen Konsum nicht oder nur selten bis zum Rausch; das gleiche scheint auch in den Haschischländern zu gelten. Entsprechend entstehen hier wie dort die Probleme des Alkoholismus und der Haschischsucht. Durch diese Fragestellung kann man die Auswirkungen beider Mittel von der eigentlichen Harmlosigkeit bis zur offenkundigen Schädlichkeit abstufen.

Gehen wir nun dem Vordringen dieser Mittel, eines jeden in den Bereich des anderen nach. Es ist lange bekannt, daß der Alkoholgenuß in den Haschischländern als der weit schädlichere angesehen wird. Untersucht man den uns näher angehenden Haschischgebrauch in den westlichen Ländern, so kommt man bald zur Feststellung, daß das Ziel der Konsumenten fast ausnahmslos das „High-werden", also der Rausch ist. Somit haben alle, die täglich rauchen, auch täglich mindestens einen Haschischrausch. Leute, die längere Zeit sich täglich betrinken, nennen wir Alkoholiker; hier sind es die Haschischsüchtigen. Mit anderen Worten: der Mißbrauch, wo immer er geschieht, endet mit individuellen und sozialen Schäden.

Die individuellen Schäden werden primär durch die langandauernde Haschischwirkung erzeugt und beeinträchtigen die Integrität der Persönlichkeit, die stets in ihren Wechselbeziehungen zur Umwelt verstanden wird. Das Fehlen einer ausgesprochenen Gewöhnung des Organismus an das Haschisch und der Entziehungssymptome verhindert nicht die Entwicklung eines triebhaften Verlangens nach Wiederholung des Haschischgenusses und die Ausbildung der Haschischsucht, was man heute Abhängigkeit nennt. Die Einsicht, daß bei der Haschischwirkung biochemische und pathophysiologische Vorgänge eine Rolle spielen, ist noch eine weitere Voraussetzung für das richtige Verständnis des ganzen Problems. In diesem Zusammenhang kann hinzugefügt werden, daß sicher nicht alle Menschen in gleicher Weise auf Haschisch reagieren. Das gilt für alle Mittel. Nach diesen individuellen Unterschieden bemessen sich die verschiedenen Toleranzgrade, sowohl was die Einzel-, wie auch die chronische Wirkung betrifft. Diese Grade sind nicht einmal bei demselben Individuum konstant und können auch von der Droge selbst in kurz oder lang abgeändert werden.

Die sozialen Schäden sind eine Folge der individuellen Unterschiede, verflechten sich mit Umweltfaktoren — z. B. das Verbot und die strafrechtliche Verfolgung des Haschischgebrauchs —, durch welche sie kompliziert und aggraviert werden. Ihre Bedeutung zeigt sich in der Verwandlung des äußeren Bildes, das wir früher von den Haschischsüchtigen entworfen haben und unter gleichen sozialen Verhältnissen noch gültig ist, im Vergleich zu dem

Bilde, welches heute Haschischgenießer einer anderen Erziehung und aus anderen Gesellschaftsschichten bieten.

Man kann aber im allgemeinen sagen, daß durch die chronische Haschischwirkung psychische Veränderungen entstehen, die sich im Rahmen der Familie, der Schule, des Studiums, der Arbeit und im sozialen Leben dieser Menschen störend auswirken. Es sind Eigenschaften wie Empfindsamkeit, Reizbarkeit, Unbeständigkeit, Arroganz, Unverträglichkeit, feindselige Einstellung, paradoxe Reaktionsweise, Unzuverlässigkeit, Nachlassen des Arbeitseifers und der Leistungsfähigkeit, Fehlen von Ausdauer, Neigung zu träumerischem Nichtstun und Sinnieren, gelähmtes oder lauernd-mißtrauisches Wesen, antisozial-süchtiges Verhalten, die in wechselnder Mischung und Intensität den Haschischsüchtigen formen.

Je ungünstiger die finanziellen Verhältnisse der Konsumenten, um so unerfreulicher und gefährlicher entfalten sich die primären Folgen des Haschischmißbrauchs. Bei Sprößlingen reicher Familien, die nebst der Benutzung von Haschisch und anderer Drogen ein unordentliches und haltloses Leben führen, ist es oft schwer, die primäre Beteiligung der Süchtigkeit zu unterscheiden; sie kommt aber zum Vorschein, wenn sie sich in skandalöse Affären verwickeln oder durch eine Überdosis ums Leben kommen oder Selbstmord begehen.

Der Haschischsüchtige stellt nicht eine Variation innerhalb der seelischen Normalität dar; er befindet sich im Bereich des Abnormen und kann sich bis zum ausgesprochenen Krankhaften entwickeln. Er ist mindestens ebenso „krank" wie ein Neurotiker, nur daß er sich erst am Ende der Abrutschbahn auch subjektiv als behandlungsbedürftig empfindet.

Ein anderer komplexer Effekt von großer sozialer Bedeutung ist das „Umsteigen" der Haschischraucher auf stärker wirkende Drogen, welches teils durch die eigentümlichen psychischen Störungen der Haschischwirkung, teils durch die Sondereinflüsse aus der Umwelt bedingt wird. Die vom Haschischraucher erwünschte aber nicht immer erreichte wolkenlose Glückseligkeit, die dagegen im Rausch eintretenden depressiv-dysphorischen Verstimmungen und Skrupel, seine typische Wankelmütigkeit und Unbeständigkeit treiben ihn auf die Suche nach „besseren" Mitteln, und diese liegen ihm stets in greifbarer Nähe vor. Eine spezifische Eigenschaft des Haschisch in dem Sinne einer „direkten Wirkung" zum Umsteigen, etwa auf Heroin, gibt es wohl nicht, wurde auch von uns nicht behauptet; wir haben betont, daß der Haschischgenuß einen günstigen Boden für die weitere Verbreitung des Heroins schafft, wofür sich in letzter Zeit die Beweise überall häufen. Wenn der Haschischraucher zunächst gelegentlich, dann mehrmals Heroin benutzt, entwickelt er sich in sehr kurzer Zeit zum Heroinisten und läßt meist endgültig das Haschischrauchen. Die Behauptung, daß solche Leute prädisponierte „Polytoxikomane" seien, ist belanglos. Die richtige Fragestellung ist, ob sich die hypothetische Prädisposition gerade bei diesen Personen in dieser Richtung, etwa der Heroinsucht, sozusagen realisieren würde, kämen sie niemals zuvor mit dem „leichteren" und „harmlosen" Haschisch und dadurch mit der Unterwelt der Süchtigen und Rauschgifthändler in Berührung.

c) Haschisch und Kriminalität

Von der Verwendung des Haschisch zu verbrecherischen Zwecken ist verschiedentlich berichtet worden. So kommt die absichtliche Berauschung mit Haschisch vor der Begehung einer strafbaren Handlung gelegentlich bei Gewohnheitsverbrechern auch in Gegenden vor, in denen er nicht verbreitet ist. Andererseits berichtete MAYERHOF, daß in Ägypten Haschisch-Latwergen, denen Hyoscyamus muticus L. beigemengt war, Leuten in freundschaftlicher Art angeboten wurden, mit dem Zweck, sie im Rausch zu berauben oder zu vergewaltigen. In der ersten Hälfte des Jahres 1914 kamen in Kairo fast jede Woche Vergiftungsfälle durch solche Latwergen vor, und eine Reihe der Opfer erwachte nicht wieder aus der Betäubung. Ein Fall von ähnlicher Verwendung des Haschisch wurde von HILLARD publiziert, wonach bei einem Ehepaar plötzlich eine Geistesstörung von einigen Tagen Dauer mit motorischer Erregung, Visionen, religiöser und sexueller Ekstase und Verwirrtheit ausbrach, nach deren Ablauf eine Amnesie für die Zeit der Erkrankung und der vorangegangenen Zeit bestand. Beide Gatten hatten aber das Gefühl, als ob seit Ausbruch der Krankheit ein längerer Zeitraum vergangen sei. Die Umstände legten den Verdacht nahe, daß die Eheleute von einem Fremden, der die Frau sexuell mißbraucht hatte, mit Haschisch vergiftet wurden.

Bei der großen Verbreitung des Haschischgenusses entsteht das Problem der Fahrtauglichkeit unter direkter bzw. chronischer Haschischwirkung. Die Beeinflussung der Sinnesfunktionen, der psychischen Abläufe und Stimmungen bei fehlender Einsicht und Bewertung der Gegenstände und Vorkommnisse kann eine große Bedeutung für die Gefährdung der Verkehrssicherheit erlangen. Man hört auch beim Alkohol häufig den Satz: „Wenn ich einige Gläser getrunken habe, kann ich viel besser fahren!" Wir besitzen aber keine Methode, um Haschisch im Organismus zu bestimmen. Deshalb sind die Aussagen gewisser amerikanischer Amtsstellen, daß bei Autounfällen die unter Haschischwirkung stehenden Urheber sehr viel seltener als die unter Alkohol seien, mindestens unverzeihlich oberflächlich zu nennen, denn sie können ihre „Zahlen" nur aus freien Geständnissen der Unfallurheber haben.

Die Gesetzesverletzungen, die dadurch entstehen, daß der Haschischgebrauch selbst als Delikt charakterisiert wird, können nur konventionell und mit Vorbehalt als zur Kriminalität gehörig angesehen werden. Nur die engsten Beziehungen zum Kleinsthandel der Drogen, bei denen geringe Mengen von Süchtigen zur Deckung des eigenen Bedarfs verkauft werden, bereiten gewisse Schwierigkeiten in der Abgrenzung von der eigentlichen Kriminalität. Man könnte solche Handlungen als nebensächlich übersehen, bildeten sie nicht in der Praxis einen Übergang zu einer zahlenmäßig wichtigen Gruppe von Delinquenten, nämlich den Rezeptfälschern, Apothekeneinbrechern, Bettlern, Vagabunden, Kleindieben, Gaunern und Betrügern. Gerade bei solchen Personen, die den sog. Untergrund der Gesellschaft bilden, gilt es als Folge der polizeilichen Verfolgung, daß der Haschischgenuß am stärksten verbreitet ist und umgekehrt, daß der Haschischgenuß zu einem solchen asozialen Verhalten führt.

Über die Frage, ob das Haschisch kriminogen wirkt, sind seit jeher die Meinungen geteilt und schwanken zwischen den extremen Polen der absoluten Verneinung und der absoluten Bejahung.

Auf dem Standpunkt, Haschisch sei bedeutungslos für die Steigerung der Kriminalität, steht bereits der Indian-Report mit der Schlußfolgerung, daß, abgesehen vom exzessiven Mißbrauch mit seltenen Fällen von schweren Gewaltverbrechen, keiner oder nur ein geringfügiger Zusammenhang mit der Kriminalität, mindestens in Indien, besteht. Auch der La Guardia-Report und der britische Cannabis-Report lehnen jede Beziehung des Haschischgenusses mit gewöhnlichen Verbrechen inklusive Gewaltdelikten ab. Einige südamerikanische Autoren (MILLÀN, VINIEGRA) behaupten, daß der Marihuanakonsum keinerlei aggressive und antisoziale Tendenzen erzeuge und erklären die Äußerungen über Haschischverbrechen als völlig unbegründet. BROMBERG fand unter 16 854 Verurteilungen in New York zwischen 1932 und 1937 nur 67 Marihuanaraucher, von welchen 2 wegen Überfalles und wegen Mordversuches angeklagt waren und folgerte daraus, daß keine positiven Beziehungen zwischen Marihuana und Verbrechen bestünden. SIGG ist ebenfalls der Ansicht, daß „der Kif nur einen geringen Platz in der Ätiologie der Kriminalität in Marokko einnehmen kann", daß allgemein „keine Rede von Haschischkriminalität sein kann" und schließt damit, daß „le mythe du hachich-meurtrier n'était pas moins répandu que celui du hachich-aphrodisiaque". Trotzdem räumt er ein, daß das Haschisch beim Zustandekommen einiger Gewalttätigkeiten nicht gänzlich unbeteiligt sei, soweit er bei der Entstehung von Psychosen und bei der Bewußtseinsdestruktion im Rausch mitwirke.

Auf der anderen Seite gibt es eine größere Reihe älterer und jüngerer Autoren, welche die Meinung vertreten, daß der Haschischrausch, sowie der chronische Mißbrauch eine mehr oder weniger große kriminogene Wirkung ausüben (KERIM, Türkei, WARNOCK, MARIE, Ägypten, PERRUSSEL, Tunesien, POROT, Algerien, BARENQUE, Mexiko, CASTELLANOS, LOPEZ, GARDELLE Y PENICHET, MÚNIZ ANGULO, Kuba, CORDEIRO DE FARIAS, Brasilien, ORTIZ VELÁZQUEZ, Kolumbien, u. a.). Durch Serienuntersuchungen und eingehende Beschreibungen repräsentativer Fälle werden die ungünstigen sozialen Endeffekte des Haschisch dargelegt; es wird darauf hingewiesen, daß „der Gebrauch von Marihuana einen ungestümen und streitsüchtigen Charakter zum aggressiven, potentiell gefährlichen und gewalttätigen Individuum verwandelt", daß latente Impulsivität und Aggressivität mobilisiert werden, daß gerade Gangstertypen zum Marihuanarauchen neigen, daß unter Wirkung von Maconha verbrecherische Individuen ihre Pläne sofort in Handlungen umsetzen wegen des Verlustes der Hemmungen und der Selbstkontrolle, daß überhaupt Haschischsüchtige zu schweren Gewalt- und Kurzschlußverbrechen neigen, deren Motive nicht immer durchsichtig werden. So berichtet MENDONÇA, Brasilien, unter anderen Beobachtungen von einem Maconharaucher, der einen Menschen, mit dem er eben bekannt geworden war, tötete, ohne daß vorher eine Auseinandersetzung stattgefunden hatte und ohne daß sonstige Gründe zu finden waren, so daß Ursache und Motiv der Tat ungeklärt blieben. MENDONÇA weist daraufhin, daß Maconha eine bedeutende Rolle bei der Begehung solcher bestialischer und unverständlicher Verbrechen spielt. WOLFF, der sich eingehend mit diesem Thema befaßte und über eine Reihe von beobachteten kriminellen Taten, in der Mehrzahl Totschlägen, berichtete, faßt seine Schlüsse wie folgt zusammen: „Es steht fest, daß Marihuana seit jeher ... mit Geisteskrankheit, mit Verbrechen, mit Gewalttätigkeit und Bestialität verbunden war." Nach früheren Mitteilungen der Kriminalpolizei in Athen bestanden die Gesetzesübertretungen der Haschischsüchtigen meistens in Unfug, Ruhestörung, Sachbeschädigung, Widerstand, Rohheitsdelikten, Körperverletzungen und Mordversuchen, im Gegensatz zu den Heroinisten, die meist Eigentumsdelikte begingen.

Die in der Literatur weit voneinander abweichenden Ansichten beruhen auf der Lückenhaftigkeit der allgemeinen Feststellungen, der Einseitigkeit und Verallgemeinerung der Beobachtungen. Doch scheint es, daß sich die Berichte über impulsive Gewalttätigkeitsverbrechen wie ein roter Faden durch die Geschichte des Haschischgenusses ziehen und immer wieder in einer etwas sensationellen Art zum Vorschein kommen. Dies steht in scheinbarem Gegensatz zum oft verträumten, furchtsamen und lahmen Wesen der Haschischsüchtigen aber im Einklang mit ihren panikartigen Reaktionen und paranoischen Umweltdeutungen. Aus den Gerichtsakten sind mir zwei hierher gehörige Fälle bekannt, die in typischer Weise den Hergang von solchen Verbrechen gegen das Leben demonstrieren:

E. T., 30 Jahre alt, Besitzer einer Kaffeebude in Athen, hatte mehrere Vorstrafen wegen Widerstandes, ungerechtfertigten Überfalls und Haschischsucht und wurde zuletzt wegen Körperverletzung an zwei Personen verfolgt. An einem Mittag kam er in die Weinstube seines gleichaltrigen „Freundes", des ebenfalls Haschischsüchtigen D. R. zu Besuch; beide setzten sich an benachbarte Tische, und D. R. bot seinem Besucher Wein an, den dieser angeblich ausschlug und einen Kaffee trank. Später gingen sie zusammen fort, gefolgt vom früheren Teilhaber des D. R. und seinem 17jährigen Diener. Letzterer hörte D. R. sagen, daß er dem E. T. eine 6monatige Strafe bezahlt hätte, wenn er zu ihm gekommen wäre. Dann beschimpften sie sich gegenseitig grob. Plötzlich machte D. R. ein paar Schritte rückwärts, zog einen Revolver und schoß auf E. T. Zugleich wandte er sich zu der in der Nähe liegenden Polizeiwache und schrie: Hilfe, Hilfe! E. T. hatte sich erst hinter dem Teilhaber des D. R. versteckt, dann stürzte er auf ihn. Es entstand ein Handgemenge. Ein Polizeibeamter, der hinzukam, versuchte die Kämpfenden zu trennen und D. R. die Waffe zu entreißen. Als ihm dies gelungen war, merkte er, daß D. R. zusammensank und daß er an der Brust und am Kopf durch Messerstiche schwer verletzt war, woran er bald darauf starb. E. T. gestand die Tat, konnte aber keinen Grund dafür angeben und behauptete, in Notwehr gehandelt zu haben.

P. T., 22 Jahre alt, aus Piräus, Chauffeur, bekannt als haschischsüchtig, hatte vorher einen 17jähr. Chauffeurgehilfen im Streit mit einem scharfen Instrument im Gesicht schwer verletzt. An einem Abend kam er mit einem „Freund" in ein Kaffeehaus und verlangte Spielkarten. Beim ersten Spiel stellte er fest, daß eine Spielkarte fehlte. Darauf entstand zwischen ihm und dem Kaffeehausbesitzer, der übrigens auch mit P. T. bekannt bzw. „befreundet" war, ein Wortwechsel, der in gegenseitigen Beschimpfungen und Handgreiflichkeiten ausartete. Anwesenden gelang es, die beiden auseinanderzubringen, worauf P. T. fortging. Etwa 15 Minuten nach dem Streit trat der Kaffeehausbesitzer, ein 27jähr. Mann, aus dem Kaffeehaus heraus. Nicht weit davon wurde er neuerdings von P. T. angegriffen und mehrmals mit einem zweischneidigen Messer in die Brust gestochen, was zu seinem alsbaldigen Tod führte. Wie die Polizei nachweisen konnte, war P. T. in der Zwischenzeit in seinem Zimmer gewesen und gleich wieder fortgegangen; es wurde vermutet, daß er dort das Messer holte. Bei seiner Festnahme gab er als Ursache seiner Tat „verletztes Ehrgefühl" wegen einer vom Opfer erhaltenen Ohrfeige an.

Bezeichnend für die Entstehung beider Mordtaten ist die Nichtigkeit der Beweggründe bzw. das Fehlen derselben. Nur die Psychologie der Haschischsüchtigen, besonders ihre außerordentliche Verletzlichkeit infolge paranoischer Einstellung und der Umschlag von der Angst zur Aggressivität, können durch Analogieschlüsse die zur Situation inadäquate oder aus ihr gänzlich unverständliche Reaktionsweise einigermaßen erklären. Ebenso wie sich die Haschischsüchtigen gegen das Establishment wenden, in der Überzeugung, vollkommen im Recht zu sein, werden auch von ihnen zahlreiche Verfehlungen beim Militär begangen, wie Ungehorsam, Beleidigung von Vorgesetzten usw., die schwere Disziplinarstrafen nach sich ziehen:

Ch. S. I., 23 Jahre alt, Soldat. Schlechte Familienverhältnisse, Vater kriegsbeschädigt (Hirnschuß), schwerer Alkoholiker. Er selbst hatte als Kind durch Sturz eine Commotio mit stundenlanger Bewußtlosigkeit erlitten, war seither schwerfällig und charakterverändert. Er begann mit 16 Jahren Haschisch zu rauchen. Beim Militärdienst hatte er viele Disziplinarstrafen, meist wegen unerlaubten Entfernens. Bei einer Ausgehsperre klagte ihm ein Kamerad sein Familienleid; Ch. S. I. kam dadurch auf die Verhältnisse seiner Familie zu denken, wurde unruhig, versuchte zu entkommen, um nach Hause zu gehen. Er wurde isoliert. Dort rauchte er wieder Haschisch, hatte böse Ahnungen von seinen Angehörigen und war verzweifelt. Am nächsten Morgen wurde er bewußtlos und fast verblutet aufgefunden; er hatte versucht, mit einer Rasierklinge die Pulsader zu öffnen. Bei der Durchsuchung entdeckte man in seinen Stiefeln Haschisch. Er gab zu, davon geraucht zu haben, wußte aber nicht, wie er zum Selbstmordversuch kam. Er wurde wegen Selbstverstümmelungsversuchs vor das Militärgericht gebracht.

GARDIKAS bearbeitete aus dem Aktenmaterial der kriminologischen Abteilung von Athen zwischen 1919 und 1950 insgesamt 379 Fälle haschischsüchtiger Delinquenten. Davon waren 117 schon haschischsüchtig, bevor sie straffällig wurden; sie entwickelten sich alle in der Folge zu Rückfalls- und Gewohnheitsverbrechern. Ungefähr je ein Drittel von ihnen beging ausschließlich Gewaltdelikte, bzw. ausschließlich Eigentumsvergehen oder abwechselnd beide Verbrechensarten. Weitere 209 waren bereits mehrmals vorbestraft, bevor sie haschischsüchtig wurden; bei etwa einem Drittel von ihnen „steigerte sich die kriminelle Tätigkeit auf das Drei- oder Vierfache ... mit einer Wendung zur Gewalttätigkeit und einer Neigung zum Vagabundieren". Ein weiteres Drittel hörte nach Angewöhnung des Haschisch auf, kriminell zu sein und das letzte Drittel blieb unverändert. Die übrigen 53 hatten Strafen nur wegen Besitzes und Gebrauchs von Haschisch. Sittlichkeitsdelikte wurden nicht beobachtet. GARDIKAS schließt, daß „der Haschischgenuß so wie der gelegentliche Genuß von Alkohol und der chronische Alkoholismus zur Begehung von Verbrechen führt".

Diese Untersuchungsrichtung scheint mir besonders geeignet zu sein, um zu genaueren Resultaten über die kriminogene Bedeutung des Haschisch zu gelangen. Man schlage sie auch in anderen Bereichen bei größerem Material und analoger Fragestellung ein. Hier möchte ich nur noch auf gewisse eindrucksmäßige Ähnlichkeiten hinweisen, die in der Kriminalitätsproblematik der Haschischsüchtigen mit jener der Schizophrenen bestehen.

d) Der internationale Schmuggelhandel

Wenn ein Jugendlicher sein Haschisch vom Kleinhändler zu 5 DM pro Gramm — also 5000 DM das Kilo — kauft, so stellt dies eine Episode im Endspiel eines über den ganzen Erdball sich spannenden Netzes von Rauschgiftschmuggel dar. Diese Episode aber ist das Ziel, welches in seiner millionenfachen Wiederholung den Rauschgiftmarkt ausmacht, dessen Bedarf der Schmuggelhandel nicht nur zu decken bemüht ist, sondern auch zu vergrößern sucht. Dabei bildet das Haschisch nur einen, wenn auch wichtigen Artikel neben dem Opium, dem Heroin und den anderen Rauschgiften, oft in Verbindung mit dem Waffenschmuggel.

Zum Transport der Schmuggelwaren dienen alle Beförderungsmittel, vom Kamel bis zum Pkw, von den Überlandlastwagen bis zu den internationalen Eisenbahnen, vom Schiff bis zum Flugzeug. Diese Transporte geschehen in aller Heimlichkeit; alle erdenklichen Listen werden angewandt, um das Rauschgift in verkappter Form von der Produktion zum Konsum zu bringen. Es geht als Transitgut und wird unterwegs aus- oder umgeladen, um seine Spuren zu verwischen und auf anderen Schleichwegen das Ziel zu erreichen. Es wird in großen Kisten verpackt oder in Passagierkoffern verfrachtet, mit der Post versandt und in Diplomatensäcken, die unkontrolliert die Grenzen passieren, untergebracht, als Päckchen in Autos versteckt oder als große Pakete außen am Schiffsrumpf unter dem Meeresspiegel befestigt und von Tauchern an Land gebracht oder mit Fallschirmen an verabredeten Stellen vom Flugzeug abgeworfen. Ganze Schiffsladungen werden auf offenem Meer in schnelle Küstenboote verladen, die kleine Seeschlachten erfolgreich gegen die Küstenpatrouillen liefern. Es handelt sich im ganzen um Riesenmengen, die derart von Land zu Land, von Kontinent zu Kontinent transportiert werden.

Es gibt wohl auch kleine Schmuggler aller möglichen Nationalitäten, die, durch die großen Gewinne gelockt, auf eigenes Risiko den Transport von kleinen Mengen Rauschgift wagen, die selten hundert Kilo übersteigen. Obwohl ihre Zahl beträchtlich ist, darf man ihre Bedeutung für die Überschwemmung der Rauschgiftmärkte über die ganze Welt nicht überschätzen. Dagegen sind dafür mehr oder weniger große Banden und Organisationen verantwortlich zu machen, die über ansehnliche Geldmittel und Kredite sowie über hohe Beziehungen verfügen. Wegen der großen Interessen, die auf dem Spiel stehen, entsteht oft unter ihnen ein harter und nicht selten blutiger Konkurrenzkampf.

Sind auch selbst Staaten an diesem Geschäft beteiligt? Man hört gelegentlich von diplomatischen Protestnoten und Unterhandlungen, aber solche Staatsgeheimnisse werden streng gehütet. Der Vorsitzende der japanischen Kommission zur Bekämpfung der Opiumsucht beschuldigte 1964 China, daß es sich zum größten internationalen Produzenten und Exporteur von Opium entwickele. Ein paar Jahre zuvor tat der Vertreter von USA dasselbe bei der UNO. Zu gleicher Zeit ging, nach westlichen Pressemeldungen, eine sowjetische Zeitung in ihren Anklagen gegen China auf nähere Einzelheiten ein, nämlich daß bei der Kultivierung großer Mohnplantagen politische Gefangene benutzt wurden, daß die Gesamtproduktion von Opium in China 1963 auf 8000 Tonnen gestiegen war und daß die vom Export erzielten Geldeinnahmen politischen Zwecken dienten. Das alles bringt den Opiumkrieg und die großen Heroinfabriken der Japaner in der Mandschurei in Erinnerung, und das wird wohl nicht der einzige Fall sein. Man braucht nur an die in Generalstäben geplante Benutzung besonders stark wirksamer Rauschgifte als Geheimwaffen denken, von denen einmal etwas in die Öffentlichkeit durchsickerte.

Fast täglich liest man in den Zeitungen, daß an dieser oder jener Grenze in einem Pkw versteckte Pakete mit Haschisch beschlagnahmt wurden. Größeren Eindruck macht, wenn einmal in einem Hafen eine große Ladung von Rauschgiften entdeckt wird. Sensationell war im Herbst 1970 die Jagd der RAF auf ein Flugzeug über dem östlichen Mittelmeer, von dem man wußte, daß es einer Schmugglerbande gehörte und welches gezwungen wurde, auf Kreta zu landen; die dort wartende Polizei fand in seinem

Rumpf einige hundert Kilo Haschisch. Am sensationellsten aber scheint mir der auffallende Beistand zu sein, der den festgenommenen Schmugglern zuteil wurde, um sie den Händen der strengen griechischen Justiz zu entreißen; der Prozeß ist noch nicht zu Ende.

Solche Vorkommnisse werden immer als Erfolge der Schmuggelverfolgung gebucht, meist aber handelt es sich um Denunziationen der sich befehdenden Schmugglerbanden; vor allem werden von ihnen Schmuggleramateure in die Hände der Polizei gespielt. In der Tat sind die beschlagnahmten Mengen von Rauschgiften nur ein geringer Teil des internationalen Schmuggelhandels, der dafür sorgt, daß überall sein Kundendienst floriert.

Jahrg.	in Tonnen	Jahrg.	in Tonnen	Jahrg.	in Tonnen
1931	21	1952	301	1960	876
1932	27	1953	436	1961	208
1936	16	1954	161	1962	314
1946	24	1955	1338	1963	293
1947	19	1956	298	1964	458
1948	82	1957	123	1965	157
1949	39	1958	341	1966	364
1950	133	1959	674	1967	1389
1951	237				

Die jährlich beschlagnahmten Haschischmengen auf der ganzen Welt — nach der Statistik der Rauschgiftsektion der UNO. Die großen Unterschiede von Jahr zu Jahr zeigen die Zufälligkeit der Erfolge, bei einem davon unbeeinflußten, steigenden Konsum.

e) Die Bekämpfung

Mit der Anerkennung der Schädlichkeit des Haschischmißbrauchs entsteht das Problem der Bekämpfung, die nur im Rahmen einer allgemeinen Rauschgiftbekämpfung stattfinden kann. Internationale Abkommen und entsprechende gesetzliche Maßnahmen der Staaten versuchen seit Jahrzehnten, das Problem durch absolute Verbote der Produktion, des Handels und des Konsums zu lösen.

Es hat sich erwiesen, daß es durch die Überwachung unmöglich ist, die Rauschgiftproduktion stillzulegen. Die Verfolgung des Schmuggelhandels hat sich als aussichtslos herausgestellt. Und die Jagd auf die Konsumenten trug eher zur Intensivierung der Expansion bei. Bezeichnend für das Haschisch ist, daß sein Siegeszug erst nach seiner — um nicht zu sagen, durch seine Einbeziehung in die Liste des absoluten Verbots begann. Außerdem werden auf diese Weise die speziellen Verhältnisse in seinen Traditionsländern nicht berücksichtigt, so daß eine gewaltsame Durchsetzung des Verbotes zu analogen Resultaten führen könnte wie die Alkoholprohibition in den Vereinigten Staaten.

Es werden immer mehr Stimmen laut, die durch verschiedene Argumente die Freilassung des Konsums und des Handels bestimmter oder aller Rauschgifte empfehlen. Man erinnert an die älteren nutzlosen Verbote des Tabaks, des Kaffees und des Tees. Werden diese Stimmen eines Tages den Sieg davontragen? Man kann sich leicht die luxuriösen Verpackungen vorstellen, in denen die verschiedenen Qualitäten des Haschisch feilgeboten würden, und die buntscheckigen Reklamen, die die Paradiese des Heroins preisen würden, währenddessen man Almosensammlungen für die armen Opfer *ihrer* Willensschwäche organisieren dürfte; so wie es heute mit dem Alkohol geschieht, der nicht um ein Jota weniger gefährlich ist, als das Haschisch.

Eine Möglichkeit, die Rauschgiftproduktion unter Kontrolle zu bringen und dem Schmuggel das Handwerk zu legen, bietet m. E. die Verstaatlichung des Handels sämtlicher Suchtmittel auf internationaler Basis und die Versorgung des Marktes unter elastisch einkalkulierten Regelungen, bei die Konkurrenz ausschließenden Preisen und bei gleichzeitiger verschärfter Verfolgung des Schmuggels. Wenn durch internationale Abkommen die Einführung des nutzlosen absoluten Verbotes zustandekommen könnte, so wäre es angebracht, auch diese Richtung für eine ausgiebigere Verminderung der Rauschgiftschäden in ihren Einzelheiten des Für und Wider zu untersuchen und zu bewerten. Extreme, unausgeglichene, favorisierende Taktik weist nur auf eine Vogel-Strauß-Politik hin. Man muß stets der Tatsache frei ins Auge blicken, daß die Menschheit ihre Genußmittel braucht.

Die Charakterisierung des Genusses, ganz gleich welches, als Verbrechen (wo würde man konsequent die Grenzen stecken?) und somit jedes Gebrauchs einiger oder aller eventuell suchterzeugenden Mittel ist kurzsichtig und unrealistisch. Jeden Gebrauch wiederum freizulassen und den Schmuggelhandel allein zu verbieten und zu verfolgen würde leicht einem Danaiden-Faß gleich kommen. Diesen Maßnahmen gegenüber erlaubt die Verstaatlichung des Handels einen wichtigen Schritt weiterzukommen, nämlich eine genauere Kenntnis von den Produktions- und Konsummengen zu gewinnen. Erst dann kann man planmäßig eingreifen, wo es not tut. Eine phantasievolle, den speziellen lokalen Verhältnissen angepaßte, jeweilig sich ändernde und reformierende Rauschgiftpolitik ist gewiß schwieriger zu realisieren, als das absolute Verbot zu akzeptieren und zu verhängen. Doch müßte sie deshalb nicht von vornherein verworfen werden.

Die totale Ausrottung des Mißbrauchs und seiner schädlichen Auswirkungen erscheint heute unerreichbar; man muß sich mit möglichst größten Einschränkungen begnügen. Der Weg dazu ist langfristig und mühevoll und braucht einen immerwährenden Kampf, wie ihn allgemein die Organisation zur Besserung der Gesundheitsverhältnisse fordert.

Dabei fällt das Hauptgewicht auf die Prophylaxe des Drogenmißbrauchs, die vor allem auf der Aufklärung der Massen und der planmäßigen Erziehung der Jugend beruht. Beides muß sachlich, unvoreingenommen und nüchtern sein. Eine wichtige Rolle kann den offenen Fürsorgestellen zugedacht werden. Allgemeine soziale Verhältnisse, die eine Zu- oder Abnahme des Konsums begleiten oder bedingen, wird man immer im Auge haben.

Die Behandlung der Drogenabhängigen und der individuellen Schäden des Mißbrauchs ist ein rein medizinisches Problem; die verschiedenen therapeutischen Methoden sind bereits erprobt und bewertet worden. Sie sind genügend bekannt und brauchen hier nicht näher besprochen zu werden. Das schwierig zu erreichende Ziel ist die Verhütung von Rückfällen und die günstige soziale Rehabilitation. Der ausgesprochen Süchtige mit Zeichen von beginnenden psychisch-somatischen Alterationen muß zum absoluten Abstinenzler erzogen werden.

Literatur

ABDULLA, A.: Cannabis indica als Volksseuche in Ägypten. Schweiz. med. Wschr. 23, 541—543 (1953).

ACKENHEIL, M.: Bewußtseinsändernde Drogen. „Die Brücke" 1968, H. 35, S. 9 (Hoechst, Frankfurt a. M.).

ADAMS, E. W.: Drug Addiction. Oxford Univ. Press, London 1937.

ADAMS, R.: Marihuana. Bull. N. Y. Acad. Med. 18, 705—730 (1942).

— HARFENIST, M. and LOEWE, S.: J. Amer. chem. Soc. 71, 1624 (1949).

ALLENTUCK, S. and HOWMAN, M. K.: Psychiatric aspects of Marihuana intoxication. Amer. J. Psychiat. 99, 248—251 (1942).

ALPINUS, PROSPER: De Medicina Aegyptiorum. Venitiis 1591.

ANDREWS, G. and VINKENOOG, S.: The Book of Grass. New York: Grove Press 1967.

ANGE DE SAINT-JOSEPH: Pharmacopoea persica. Lutetiae Parisiorum 1681.

ANSLINGER, H. J.: The psychiatric aspects of marihuana intoxication. J. Amer. med. Ass. 121, 212—213 (1943).

— and OURSLER, F.: The Murderers. New York 1961.

— and TOMPKINS, W. F.: The Traffic in Narcotics. New York 1953.

ANZISEROW: Haschismus (Naschismus) in Turkestan. 1929 (zit. nach SKLIAR und IWANOW).

ARCALIDES, N.: Die Toxikomanen in Griechenland. Athen 1928 (griech.).

ARNAU, F.: Rauschgift. Luzern/Frankfurt a. M. 1967.

ARTBAUER, O.: Die Rifpiraten und ihre Heimat. Stuttgart 1911.

ASUNI, T.: Bull. Narcot. 16 (1964).

ATTLER, I.: Case of poisonning by Cannabis indica. Brit. med. J. 1896.

AUBIN, H.: Le test evolutif dans l'intoxication chronique par le kif. L'Algérie Méd. 1, 23—26 (1944).

BAEYER, W. v.: Zur Klinik des Haschischrausches. II. Psychomotorische Erscheinungen. Nervenarzt 5, 342—346 (1932).

BAKER-BATES, E. T.: A case of cannabis indica intoxication. Lancet 1935/I, 811.

BAKOPOULOS, I.: Kultivierung der Cannabis indica (Haschisch) in Mantinia. Georgikon & Dasikon Deltion Ministerium für Nationalökonomie, Athen 1914, H. 1 (griech.).

BAILEY, S. H.: The Anti-Drug Campaign. London 1935.

BALL, M. V.: The Therap. Gazette (Detroit) 34 (1910).

BALLAS, K. N.: Das prophetische Delir der Pythia. Dissertation Doct. Med. Athen 1968 (griech.).

BARD, L.: Algunas Observationes clinicas sobre la intoxication cronica por la „Marihuana". Pren. med. argent. 28 (1941).

BAUDELAIRE, CH.: Les paradis artificiels. Paris 1860.

BECKER, W.: Jugend in der Rauschgiftwelle? Hamm: Hoheneck 1970.

BECKLER: Münch. med. Wschr. 1886.

BEICHER, J. and MECHOULAM, R.: Chim. Therap. 2 (1967).

BENABUD, AHMED: Bull. Stupéf. 4 (1957).

BERGEL, A. and TODD, J.: J. Chem. Soc. 1943, 286—287.

Literatur

BERGMARK, M.: Lust und Leid durch Drogen. Stuttgart 1958.
BERINGER, K.: Der Meskalinrausch. Berlin: Springer 1927.
— Experimentelle Psychosen durch Meskalin. Z. Neur. 84 (1923).
— Die Bedeutung der Rauschgiftversuche für die Klinik. Schweiz. Arch. Neurol. Psychiat. 28 (1931).
— Das Schizoid. Handb. d. Geisteskr. Berlin: Springer Bd. 9, 1932.
— Zur Klinik des Haschischrausches. Nervenarzt 5, 337—342 (1932).
— Studium Generale 1, 281 (1948).
— und WILMANNS, K.: Münch. med. Wschr. 26 (1924).
BERTHAULT, J.: Du haschisch, son histoire, ses effects physiologiques et thérapeutiques. Thése doct. Méd. Paris 1854.
BERTHERAND, E.: A propos de la prohibition du hachich en Turquie. J. méd. pharm. Algérie 1 (1876).
BESOT, H.: Schweiz. Z. Hyg. 12 (1932).
Bewußtseinserweiterung durch Drogen? Sonderdruck aus: „Die Menschenschule" Nr. 4/5. Basel (Zbinden) 1970.
BIBRA, R. v.: Die narkotischen Genußmittel und der Mensch. Nürnberg 1855.
BIGGAM, ARAFA and RAGAB: Heroin addiction in Egypt. Lancet 1932/I.
BIENER, K.: Genußmittel und Suchtproblem im Jugendalter. Basel-New York 1969.
BINET-SANGLÈ: Action du haschisch sur le neurones. Rev. Scient. 1901.
BIZARRIA, M. E.: Maconha, Opio do pobre. Neurobiologia 71—93 (1945).
BOCHNIK, H. J.: Bedürfnis, Rausch und Sucht. Hamm: Hoheneck 1963.
BONNASSIES: La suggestion dans le hachich. Rev. philosoph. Paris 1886.
BOUQUET, H.: Les Aliénés en Tunisie. Thése doct. Méd. Lyon 1909.
BOUQUET, J.: L'herbe aüx fakirs (Le Hachich). Thése Doct. Pharm. Lyon 1912.
— Arch. Inst. Pasteur Tunis No. 4, 14, 404—421 (1925); 26, 288—317 (1937); 27, 368—443 (1938).
— Commission de l'Opium etc. Soc. d. Nations, Doc. O.C. Cannabis 3 (1939).
— Marihuana intoxication. J. Amer. med. Ass. 14, 124, 1010—1011 (1944).
— La cannabis. Bull. Stupéf. 4, 14—30 (1950); 1, 24—48 (1951).
BOURHILL, C. J. G.: The smoking of dagga (indian hemp) among native races of South Africa and the resultant evils. Thése Doct. Med. Edinburgh 1913.
BOVET, TH. et al.: Die Süchtigkeit. Zürich-Frankfurt/M.: Gotthelf 1958.
BOWMAN, C. M.: Marihuana Problems. J. Amer. med. Ass. 128, 899—900 (1945).
BOYD, E. S., HUTCHINSON, E. D., GARDNEY, L. C. and MERITT, D. A.: Arch. int. Pharmacodyn. 144, 533 (1963).
BRAU, J.-L.: Vom Haschisch zum LSD. Frankfurt: Insel-Verlag 1969.
BRERO, VAN: Die Nerven- und Geisteskrankheiten in den Tropen. Mense's Handb. d. Tropenkrankh. 1905.
BROMBERG, W.: Marihuanaintoxikation. Amer. J. Psychiat. 91 (1934).
— The effects of Marihuana. Res. Ass. nerv. mental Dis. 19, 180—189 (1938).
— and RODGERS, T. C.: Marihuana and aggressive crime. Amer. J. Psychiat. 102, 825—827 (1946).
BROTTEAUX, F.: Hachich, Herbe de folie et de rêve. Paris: Les Éditions Véga 1934.
BRUNEL, R.: Le monachisme errant dans l'Islam. Paris 1955.
BSCHOR, F.: Jugend und Drogenkonsum. Soziale Arbeit, 19. Jg., 12. H. Dez. 1970.
— und Mitarb.: Junge Rauschmittelkonsumenten in Berlin (West). Bericht über Erkundungsstudium 1969/70. Berlin Dez. 1970.
BUCHNER: Notizen über die Wirkung des Hatchy. Repert. f. d. Pharm. Nürnberg 1838.
BUMKE, O. und KANT, F.: Rausch- und Genußgifte. Giftsuchten. Bumke-Foerster Handb. d. Neur. Berlin: Springer 13 (1936).

Bürger und Mayer-Gross: Schizophrene Psychosen bei Encephalitis lethargica. Z. Neur. 106 (1926).

Busse, H.: Pflanzenreste in vorgeschichtlichen Gefäßen. Z. Ethnol. 29, 223 (1897).

Cahn, R. S.: J. chem. Soc. 1400 (1933).

Cardelle y Penichet, J.: Policia Secreta Nac. (Havana) 2, No 3, 7 (1938).

Cannabis-Report by the Advisory Committee on Drug Dependence, London 1968.

Cashman, J.: LSD, die „Wunderdroge". Berlin: Ullstein 1969.

Castellanos, Israel: zit. nach Wolff.

Cesar, Nestor: Os males da maconha. Rev. med. de Pernambuco 15, 221—228 (1945).

Chapman, K. W.: Bull. Stupéf. 2, 25—29 (1958).

Chardin: Voyages de M. le Chardin en Perse et autres lieux de l'Orient. Amsterdam 1711.

Charen, S.: Facts about marihuana. Amer. J. Pharm. 117, 422—430 (1945).

— and Perelman: Personality studies of marihuana addicts. Amer. J. Psychiat. 102, 674 (1946).

Charitakis, K. A.: Die behandelten Toxikomanen in den Anstalten des Landes in den Jahren 1928—1939. Gesundheitsministerium Athen 1940 (griech.).

Charnot, A.: La Toxicologie au Maroc. Paris 1945.

Cheymol, J., Heuyer, G. and Douady, D.: Rev. int. de Police Criminelle, Interpol-Paris, 25. Jg., No 242, S. 275 (1970).

Chopra, I. C. and Chopra, R. N.: Cannabis sativa in relation to mental diseases and crime in India. Ind. J. med. Res. 30 (1942).

— — Bull. Stupéf. 1 and 4, 5—52, 22—35 (1957).

Clarac, A.: Haschisch et haschischisme. Traité pratique de Pathologie Exotique. Paris T. 5, 94—99 (1911).

Claussen, U. V., Spulak, F. and Korte, F.: Tetrahedron 22 (1966).

Clauston: L'asile du Caire. Le Dr. Warnock et la folie du Hachich. Ther. J. Med. Sc. Oct. 1898.

Clerambault, G. de: Discussion de l'article de L. Livet: «Les fumeurs de marihuana». Ann. méd.-psychol. 12 (1920).

Cohen, S.: Drugs of Hallucination. London 1965.

Conos: Trois cas de Cannabisme avec psychose consécutive. Bull. Soc. Path. exot. (Paris) 18 (1925).

Coon, C. and Harris, H.: The Release Report on Drug Offenders and the Law. London 1969.

Cordeiro de Farias, R.: Bull. Stupéf. 2, 6—21 (1955).

Courtiere, S.: Bull. Sci. Pharm. 45, 15—18 (1938).

Creighton, C.: J. Amer. med. Ass. 41, 471 (1903).

Curtis. H. C.: Psychosis following the use of marihuana with report of cases. J. Kans. med. Soc. 40, 515—517 (1939).

Cuveland, H. and E.: Schering's med. Mitt. 3, 25—34 (1962).

Dagirmanjian, R. and Boyd, E. S.: J. Pharm. exp. Ther. 135 (1962).

Dana, Kamal: Hachich et ses intoxication en Iran. Thése Doct. Med. Paris 1938.

Daner, H.: Bull. Stupéf. 2, 36—38 (1958).

Dardanne, A.: Contribution à l'étude du Chanvre indien. Thése Doct. Pharm. Paris 1924.

Deakin, S.: Death from taking Indian Hemp. Indian med. Gaz. 1880.

Decourtive, E.: Le Hachich, étude historique, chemique et physiologique. Thése Dipl. Pharm. Paris 1848.

Delay, J.: La Presse méd. 52, No 21 (1944).

— Maillard et Géndort: Ann. méd. psychol. 102/2, 37—40 (1944).

DEL FAVERO, E.: Pensiero medico, Milano 17, 270—277 (1928).
DESCHAMPS, A.: Ether, Cocaine, Haschisch, Peyotl et démence précoce. Paris 1932.
DHUNJIBHORY, J. E.: Trans. Far. East Assoc. trop. Med. 1 (1929).
— J. ment. Sci. 76, 254—264 (1930).
DODOENS, R.: Plantin de Cannabe. 1583.
DODONAEUS: Kräuterbuch. 1644.
DONALIES: Ztrbl. ges. Neur. Psych. 15 (1940).
DONTAS et ZIS: Arch. int. Pharmacodyn. 33 (1928).
DÒRIA, R.: Os fumadores de Maconha. Bahia: Imprensa Oficial 1936.
DORVAULT: Bull. Ther. Paris 1848.
DOWNER, R. L. E.: Brit. med. J. 2, 521 (1923).
DREWRY, P. H.: Psychiatric Quarterly 10, 232—242 (1936).
Drogen-Probleme bei Jugendlichen. Hrsg. Evangelischer Gesamtverband zur Ab-
    wehr der Suchtgefahren. Kassel: Nicol-Verlag 1969.
DUKERLEY: Bull. Soc. France, 1866.
DURIEUX, G. P.: Extension de l'intoxication par le cannabis sativa linnaeus. Thése
    méd. Paris 754 (1953).
EHRHARDT, H.: Ponsold, Lehrbuch der Gerichtlichen Medizin. Stuttgart 1957.
— Rauschgiftsucht. Hamm 1967.
ELDRIDGE, W. B.: Narcotics and the Law. The Univ. of Chicago Press 1969.
EMMANOUIL, E. I.: Geschichte der Pharmazeutik. Athen 1947 (griech.).
ESQUIVEL MEDINA, R. and GONZALES, M. R.: La Revista Medica de Yucatan
    (Merida) 19, 265—274 (1938).
EVANS, J.: Report of the Indian hemp Drugs Commission 1894.
EWENS, G. F.: Indian med. Gaz. 39, 401—413 (1904).
FELICE, PH. DE: Poisons sacrés, ivresses divines. Paris 1936.
FÉRÉ, C.: Note sur l'influence du haschich sur le travail. C. R. Soc. Biol. T. 53,
    696—700 (1901).
FERNANDEZ SANCHEZ, A. and GONZALES, R. M.: Farm. Chil. 27, 473—475 (1953).
FIELDE, A.: Ther. Gaz. 1888.
FLECK, U.: Frtschr. Neurol. Psychiat. 15. Jg., 27—36 (1943).
FONTOUMONT, M.: Bull. Soc. Path. exot. (Paris) 31, 446—448 (1936).
FORGAS: Étude sur le chanvre etc. Thése Pharm. Montpellier 1880.
FOSSIER: Marihuana Menace. New Orleans 1931.
FRÄNKEL, S.: Arch. exp. Path. Pharm. 49, 283 (1903).
— Hyg. Ment. 30, 66—68 (1935).
— JOEL: Klin. Wschr. 5 (1926).
— — Z. Neur. 3 (1927).
FRASER, J. D.: Lancet 1949/II, 747—748.
FREUSBERG: Allg. Z. Psychiat. 1877.
FRONMÜLLER: Vjschr. prakt. Heilk. 1860.
GABRIEL, E.: Die Süchtigkeit. Hamburg: Neuland 1962.
GAONI, Y. and MECHOULAM, R.: J. Amer. Chem. Soc. 86, 1646 (1964); 88, 5673
    (1966).
GARATTINI, S.: Ciba Foundation, Study Group No 21. London: Churchill 1965.
GARBE, R.: Beiträge zur indischen Kulturgeschichte. Berlin 1903.
GARCIA MORENO: Aracaju Dept. de Sàude Publ. de Sergipe 1946.
GARDIKAS, K. G.: Hashish and Crime. Encéphale (Athen) 2—3, 201—211 (1950).
— Kriminologie, Bd. 1. Athen: Tzakas 1959 (griech.).
GARZIA DA ORTA: Aromatum et simplicium aliquot medicamentorum apud Indos
    nascentium Historia. Antverpiae 1546.
GASCILL, H. S.: Amer. J. Psychiat. 102, 202—204 (1945).

GASTINEL: Réport. de Pharm. Paris 1849.
GAUTIER, THÉOPHILE: Le club des haschischins. Feuilleton de la Presse, 1843.
— Rev. d. Deux-Mondes, 1846.
GAYER, H.: Arch. exp. Path. Pharm. 129 (1928).
GEBSATTEL, V. E. v.: Studium Generale, H. 5, 258—264 (1948).
GELPKE, R.: Vom Rausch im Orient und Okzident. Stuttgart: E. Klett 1966.
GILLMORE, E.: The Amok of the Malays. J. med. Sci. 1898.
GINSBERG, ALLEN: First Manifesto to End the Bringdown. San Francisco 1966.
GIRAUD: Contre et pour l'emploi du Haschisch. J. magnét. 1916.
— Testament d'un hachichéen. Paris 1913.
— La Voie. Paris 1905.
— L'Encéphale 1881.
GOBERT, E.: Arch. Inst. Past. (Tunis) 4, 422—433 (1925).
GODARD, E.: Hachich en Egypte et Palestine. Paris 1867.
GODEFFROY: Z. österr. Apothekervereins 1874.
GONZALES, M. R.: Medicina (Madrid) 21, 130 (1953).
GOWERS, H. E.: Amer. Physician 32, 72—77 (1906).
GRIMAUX: Du haschisch ou chanvre indien. Thése Doct. Méd. Paris 1865.
GRLIC, I.: Bull. Narcot. 16, 29 (1964).
GROSSMAN, W. M.: Ann. intern. Med. 70, 529—533 (1969).
GRUHLE, H. W.: Psychologie des Abnormen. In: Kafkas Hndb. d. verstehenden
    Psychologie, Bd. III. München: E. Reinhardt 1922.
— Theorien (der Schizophrenie). Handbuch der Geisteskrankheiten, Bd. 9. Berlin:
    Springer 1932.
— Über den Wahn bei Epilepsie. Z. Neur. 154 (1936).
— Allg. Z. Psychiat. 118 (1941).
— Psychopathologie der Sucht. Bekämpfung von Rauschgiftdelikten: Bundes-
    Kriminalamt, Wiesbaden 1956.
— und BERZE: Psychologie der Schizophrenie. Berlin: Springer 1929.
GUECHE: Rev. Méd. trop. 25 (1933).
GUEDEL, LAFAURIE et MARGUET: Bull. Stupéf. 4, 36—38 (1957).
GUICHARD: Étude sur le kif dans la région de Marrakech France-Maroc. Paris 1919.
GUILLY, P.: Encéphale 39, 175—185 (1950).
GUTMANN, B.: Studium Generale 5, 265—272 (1948).
GUYON, C. R.: Ac. Sc. Paris 714—715 (1861).
GUZMAN, DON IGNACIO: Intoxication por marihuana. Mexico 1926.
HAENEL, TH. A.: Kulturgeschichte und heutige Problematik des Haschisch. Phar-
    makopsychiat. 2, 89—115 (1970).
HAHN: Chron. méd. Paris 1898.
HAMMER, J. v.: Die Geschichte der Assassinen. Stuttgart/Tübingen 1818.
HARMANN, FADIMAN, McKIM, MOGAR and STOLAROFF: Psychedelic Agents in Cre-
    ative Problem Solving. San Francisco 1965.
HARTWICH, C.: Die menschlichen Genußmittel. Leipzig 1911.
HAY: Pharm. J. Transact. London 1883.
Heptameron, seu elementa magica, 1567.
HESNARD: L'Encéphale 1912.
HESSE, E.: Die Rausch- und Genußgifte. Stuttgart: Fr. Enke 1953.
HILLIARD, E.: Med. J. Aust. 1926.
HIVELY, R. L., MOSHER, W. A. and HOFFMAN, F.: J. Amer. chem. Soc. 88 (1966).
HOCH, P. H., PENNES, H. and CATTELL, J. P.: Res. Ass. nerv. ment. Dis. 32, 287—
    296 (1953).
HODGSON, M. G. S.: The Order of Assassins. Den Haag 1955.

Literatur

HOLLISTER, L. E. and SJOBERG, B. F.: Comprehens Psychiat. 5 (1964).
— RICHARDS, R. K. V. and GILLESPIE, B. A.: Clin. Pharmacol. Ther. 9 (1968).
HOPPE, H.: Die Tatsachen über den Alkohol. Berlin 1904.
HUBER, E.: Dtsch. med. Wschr. 53, 1145—1146 (1927).
HÜGEL: Zit. nach LEWIN.
IGLESIAS, F. DE ASSIS: Annaes Paulistas de Medicina e Cirurgia 9, 274—281 (1918).
IRELAND, TH.: The al. and neur. 1893.
ISBELL, H. O.: Psychopharmacologia 11 (1967).
— JASINSKI, D. J., GORODETZKY, C. W., KORTE, F., CLAUSSEN, U., HAAGE, M., SIEPER, H. and SPULAK, F. v.: Minutes of the Committe on Problems of Drugs of Dependence. Appendix 4, National Akademy of Sciences 1967.
— — Psychopharmacologia 14 (1969).
JACOBS: Répert. de Pharm. Paris 1848.
JASPERS, C.: Allgemeine Psychopathologie. Berlin-Heidelberg: Springer 1948.
JOACHIMOGLU, G.: Heffter's Handb. d. exp. Pharmakol. Berlin 1924.
— Ciba Foundation. Study Group No 21. London: Churchill 1965.
— Arch. pharm. 1—2 (1962) (griech.).
— und MIRAS, K.: Praktika der Akademie von Athen 38 (1963) (griech.).
JOEL: Pflügers Arch. 1925.
JOHNSON, DONALD MIL.: Indian hemp; a social menace. London 1952.
JUDÉE: Gaz. Hôp. 1855.
JUNG, F.: Studium Generale, H. 5, 273—281 (1948).
KABELÍK, J.: Pharm. 12, 440 (1957).
— KREJČI, Z. and SANTAVÝ, F.: Bull. Narcot. 12, 3 (1960).
KAEMPFER, E.: Amoenitatum exoticarum. 1712.
KANT, F.: Arch. Psychiat. Nervenkr. 91 (1931).
— und KRAPF, E.: Zbl. Neur. 48 (1927—1928).
— — Arch. f. exper. Path. 1928.
KAMAJEW, A.: Zit. nach SKLIAR-IWANOW.
KEELER, M. H. and REIFLER, C. B.: Dis. nerv. Syst. 28, 747—775 (1967).
KERIM FAHREDIN: L'Hygiène ment. 25 (1930).
KEUP, W.: Dis. nerv. Syst. 31 (1970).
KIELHOLZ, F. und LADEWIG, D.: Dtsch. med. Wschr. 3, 101—105 (1970).
KING, L. J. and FORNEY, R. B.: Fedn. Proc. 26 (1967).
KLEINER, D.: Unsere Jugend 21 (1969) (Sonderdruck).
KORTE, F. and SIEPER, H.: Ciba Foundation, Study Group No 21. London: Churchill 1965.
KOURETAS, D.: Hellen. Iatriki 1932 (griech.).
— Rauschgiftsuchten und Süchtige. Athen 1932 (griech.).
— und SCOURAS, PH.: Les toxicomanies en Grèce. Progrès med. 1932.
KRAPF, E.: Neurobiologia 14, 99—108 (1951).
KREJČI, Z.: Pharm. industr. 13, 157 (1958).
KRITIKOS, P. und PAPADAKI, ST.: Geschichte von Papaver und Opium. Archäolog. Ztg. Athen 1963, 80—150 (griech.).
LAGE, G.: Revista da Medicina y Cirurgia de la Habana 10, 441—469 (1943).
LAFFONT, R.: The Hippies. New York 1967.
LALLEMAND: Le haschisch. Thése Doct. Méd. Paris 1839.
LANDAU, L.: Zit. nach SKLIAR-IWANOW.
LANDERER: Repert. f. d. Pharm. 1840, 1843, 1846.
LAURIE, PETER: Drugs. London 1967.
LANG, E.: Beiträge zur Kenntnis von Haschisch. Med. Diss. Bern 1941.
LANGE: Zit. nach SKLIAR-IWANOW.

LARUE-DYBARRY: Repert. de Pharm. Paris 1848.
LAUBENTHAL, F.: Sucht und Mißbrauch. Stuttgart: Thieme 1964.
LEARY, T.: Psychedelic Prayers. New York 1966.
— and ALPERT, R.: The Politics of Consciousness Expansion. Harvard 1963.
— — and METZNER, R.: The Psychedelic Experience. New York 1964.
LECLERC, H.: Pr. Méd. 30, 92 (1922).
LEECH, K. and BRENDA, J.: Drugs for Young People. London 1967.
LEGRAIN: Ann. Méd. 1891.
LEMBERGER, L., TAMARKIN, N. R., AXELROD, J. and KOPIN, I. J.: Science 173 (1971).
LENZ: R.: Der Neue Glaube. Wuppertal-Barmen: Jugenddienst-Verlag 1969.
LEONHARDT, R. W.: Haschisch-Report. München: Piper 1970.
LEUENBERGER, H. Zauberdrogen-Reisen ins Weltall der Seele. Stuttgart: H. Govert 1969.
LEUNER, HANSCARL: Die experimentelle Psychose. Berlin-Göttingen-Heidelberg: Springer 1962.
— Nervenarzt 1963, 34. Jg., 198. — 1968, 39. Jg., 356.
LEWIN, L.: Phantastika. Berlin: G. Stilke 1927.
— Die Gifte in der Weltgeschichte. Berlin 1920.
LINDESMITH, A. R.: The Addict and the Law. Bloomigton 1965.
LIPPERT, H.: Einführung in die Pharmakopsychologie. Bern und Stuttgart: Huber 1959.
LISBOA, A.: Ceara Médico 1, 8—9 (1924).
LITCHFIELD: Bull. Acad. Méd. Belg. 1850.
LIVET, L.: L'Encéphale 16 (1921).
— Ann. méd.-psychol. 1920.
LÖBSACK, THEO: Die unheimlichen Möglichkeiten oder die manipulierte Seele. Düsseldorf 1967.
LOEWE, S.: J. Pharmacol. exp. Ther. 84, 78—81 (1945); 86, 294—296 (1946).
— Arch. exp. Path. Pharm. 211, 175 (1950).
LUCA: C. r. Acad. Sci. Paris 1862.
LUCENA, J.: Rev. med. de Pernambuco 5 (1935).
— Neurobiol. 2, 110—120 (1939).
— ATAIDE and COELHO: Maconhismo cronico e psicoses. In „Maconha" Coletanea de trabalhos Brasileiros. Ministerio de Saude, Rio de Janeiro 1958.
LUDLOW, FITZHUGH: The hasheesh eater; being passages from the life of a Pythagorean. New York 1857.
LUSSANA, F.: Gazz. med. ital. Pomb. Milano 1851.
LYS, P.: Ann. Fac. Med. Pharm. Beyrouth 1, 333—343 (1932).
MACDONALD, J. M. and GALVIN, J. A.: Amer. J. Psychiat. 112, 970—976 (1956).
MACKENSIE: Le Hachich. Semaine méd. 1894.
MADER, R. und SLUGA, W.: Wien. med. Wschr. 18/19, 330—333 (1970).
MAERLANT, VAN: Magie naturelle. 1726.
MAGRE, M.: La nuit de hachich et d'opium. Paris: E. Flammarion 1929.
MAIER, H. W.: Kokainismus. Leipzig 1926. — La Cocaine. Paris (Payot) 1928.
MAKRIS, K.: Das griechische Haschisch. Athen 1927 (griech.).
MAKRISI: Wiss. Ann. ges. Heilk. 1843.
MALZBERG, B.: Amer. J. Psychiat. 106, 99—106 (1949).
MANN, T.: Haschisch. Der deutsche Militärarzt. Berlin 1942, 410.
MARCANDIER: Traité du Chanvre. Paris, Lyon 1758.
MARCOVITZ, E. and MYERS, H.: War Medicine 6, 382—391 (1944).
— — J. Amer. med. Ass. 129, 378 (1945).
MARHAR OSMAN BEY: Hachich et démence précoce. Chichli Musameriliri 1916.

MARIE, AUG. (DE VILLEJUIF): Nouvelle Iconographie de la Salpetrière 1907.
MARX, H.: Nervenarzt 5, 346—350 (1932).
MASTERS, R. und HOUSTON, J.: Psychedelische Kunst. München 1969.
Marihuana Problem in the City of New York (La Guardia-Report). J. Cattel, Tempe (Arizona) 1944.
MAURER, D. W. and VOGEL, V. H.: Narcotics and Narcotics Addiction. Springfield 1962.
MAYER-GROSS, W.: Amentia. Klin. Wschr. 4. Jg.
— Z. Neur. 124 (1930).
— Handb. Geisteskr. Bd. 9. Berlin: Springer 1932.
— und STEIN: Dtsch. Z. Nervenheilk. 89 (1926).
— — Z. Neur. 101 (1926).
— SLATER, E. and ROTH, M.: Clinical Psychiatry. London: Cassel and Cop. 1960.
MAYERHOF, MAX: Österr. Mschr. f. d. Orient 42 (1916).
MAZHAR OSMAN: 38. Congr. méd. alién. neurol. de langue francaise. Lyon 1934. Comp. rend. Paris: Masson 1935.
MECHULAM, R.: Science 168, No 3936 (1970).
— BRAUN, P. and Y. GAONI: J. Amer. chem. Soc. 89 (1967).
MEGGENDORFER, E.: Handbuch der Geisteskrankheiten. Bd. 7. Berlin: Springer 1929.
MENDE: Nervenarzt 41. Jg., 522—524 (1970).
MENSE: Arch. Schiffs- u. Tropenhyg. H. 10 (1909).
MENDONÇA, J.: Rev. de Med. Mil. (Rio de Janeiro) 33 (1944).
MEUNIER, R.: Le hachich. Essai sur la psychologie des paradis éphemeres. Paris: Blond 1909.
MEUTISSE, G.: Le Hachich. Thése Doct. Méd. Paris 1891.
MICHEL, L.: Montpellier médical 1880.
MIGOT, A.: Chine sans murailles. Paris: Arthand éd. 1960.
MILLANT: Rev. Méd. trop. 1912.
MIRAS, C. J.: Ciba Foundation, Study Group 21. London: Churchill 1965.
MODINOS, P.: Le Traitement des Toxicomanes. Paris 1932.
MØLLER, KUND ORE: Rauschgifte und Genußmittel. Basel: Schwabe 1951.
MONFREID, H. DE: La croisière du hachiche. Paris: J. Ferenczie et Fils 1937.
MOREAU DE TOURS: Ann. méd.-psychol. 1 (1843).
— Du hachich et de l'aliénation mentale. Paris: Fortin 1845.
— Ann. méd.-psychol. 1835.
MOREAU, H.: Étude sur le hachich. Th. Doct. Méd. Paris 1904.
MOREIRA, JULIANO: Mense's Handbuch der Tropenkrankheiten. Bd. 4. Leipzig 1926.
MUKERJI, B.: Indian Pharmaceutical Codex 1, 48—50 (1953).
MUNIZ ANGULO, L.: Arch. Neurol. y Psiq. (Havana) 3, 15 (1948).
MULLER: J. Pharmacie 1855.
NEGM, MUSTAPHA: Contribution à l'étude toxicologique du haschich et de sa prohabition en Egypte. Thése Pharm. Strassburg 1938.
NEILL: Arch. f. Schiffs- u. Tropenhyg. 14, (1912).
OLIVEIRA, E. DE: Imprensa Médica 28, 464, 41—48 (1952).
OLIVIER: Voyage dans l'Empire othoman, L'Egypte et la Perse. Paris 1801.
ONETO BARENQUE, G.: La mariguana ante la psiquiatria y el Codigo Penal. Mexico 1938.
— La mariguana ante la Academia Nac. de Medicina. Mexico 1938.
ORTIZ VELÀZQUEZ, J.: Rev. de Psichiatria y Criminologia (Buenos Aires) 13, 127 (1948).
O'SHAUGHNESSY: The Bengal Dispensatory and companion to the Pharmacopoeia. London 1842.

PAHNKE, W.: Drugs and Mysticism. Diss. Harvard 1963.
PAPANDREOU, S. A.: Agrotiki Okonomia 1940 (griech.).
PARKER, C. S. and WRIGLEY, F.: J. Ment. Sci. 96, 276 (1950).
PARREIRAS, DECIO: Imprensa Med. 25, 430, 34—64 (1949).
PARS, H. G., GRANCHELLI, F. E., KELLER, J. K. and RAZDEN, P. K.: J. Amer. chem.
   Soc. 88 (1966).
PASCAL, E.: Rev. métapsychique 1930, 53—70.
PASCAL-BROTTEAUX: Contribution à l'étude du cannabis indica. Thése Pharm.
   Toulouse 1934.
PECHMEJA, A.: J. le Magnétiseur. Genève 1868.
PELTZ: Pharm. Z. f. Rußland 1876.
PEON DEL VALLE, J.: Bol. Offic. Sanit. Panamericana 12, 347—355 (1933).
PEREIRA, J. R.: São Paulo, Rev. de Flora Medicinal 1945.
PERÉS, H.: In Cunha-Lopes, Toxicomanias. Rio de Janeiro 1939.
PERNAMBUCANO, JARBAS: A Maconha en Pernambuco. „Novas Estudos Afro-Brasi-
   leiros". Rio de Janeiro 1937.
PERRUSSEL, G.: Arch. Inst. Past. Tunis 14, 434—440 (1926).
PHALEN, J. M.: The Military Surgeon 93, 94—95 (1943).
PIETRA SANTA, DE: Enquête sur le hachich en Algérie. 1880.
PLICHET, A.: Presse Méd. 60, 71 (1952).
POHLISCH, K.: Mschr. Psychiat. Neurol. 79 (1931).
— und PANSE, F.: Schlafmittelmißbrauch. Leipzig: Thieme 1934.
POLAK, E.: Persien, das Land und dessen Bewohner. Leipzig 1865.
POLLARD, J. G., et al.: Drugs and Phantasy. Boston 1965.
PORAK: Les stupéfiants. Paris 1927.
POROT, A.: Ann. méd. psychol. 1 (1942).
— Les Toxicomanies. Paris 1960.
— et BOUQUET, J.: League of Nations Doc. O. C. (Cannabis) 10 (1939).
PREBLES and MANN: Indian med. Gaz. 1914.
PULEWKA, P.: Acta medica turcica 3, 77 (1951).
— Arch. exp. Pathol. Pharm. 211, 278 (1950).
PUSINELLI: Dtsch. med. Wschr. 1886.
RACIME, HASSAN: Montpellier médical 36, 432, 449 (1876).
RAMIREZ-MORENO, S.: Rev. Mex. da Psic. Neur. y Med. Legal 1, No 4 (1934).
REAVIS, E.: Rauschgiftesser erzählen. Frankfurt a. M.: Bärmeier u. Nickel 1967.
RECH: Ann. méd.-psychol. 1848.
REININGER, W.: Haschisch. Ciba-Zschr. Bd. 6, H. 71. Wehr/Baden 1955.
REITZENSTEIN: Die hellenistischen Mysterienreligionen. Leipzig: Teubner 1927.
REKO, V.: Magische Gifte. Stuttgart: Enke 1949.
RHEEDE: Hortus indicus malabaricus. Amstelaedam 1692.
RHO: Handb. Tropenkr. Leipzig 1926.
RICHARDS: Med. Record 20, IV.
RICHET: Zit. nach MEUNIER.
RICHTER: Dtsch. med. J. 1885.
RIEGLER, L.: Die Türkei und deren Bewohner. Wien 1852.
— Rep. f. d. Pharm. Nürnberg 1847.
RINKEL, M. and SOLOMON, H. L.: J. of Clin. and Exp. Psychopathol. and Quart.
   Rev. of Psychiat. Neurol. 18, No 4, 333—334 (1957).
ROLAND, J. L. et TESTE, M.: Maroc. Médical 397, 694—703 (1958).
RÖMPP, H.: Chemische Zaubertränke. Stuttgart 1961.
DE ROPP, R.: Bewußtsein und Rausch. München: Rütten u. Loening 1964.
ROSADO, P.: 1. Congr. Med. Amazonico, Belem (Para) 1939.

Literatur

ROSENTHALER: J. Pharm. 1911.
ROSEVEAR, J.: Pot — a Handbook of Marihuana. New York 1967.
ROUBINOVITCH, J.: Ivresse du hachich. Traité du Path. Ment. Paris: Alcan 1891.
RUSKIN: S. Afric. med. Rec. 1890.
RUSSEL, W. et al.: S. Afric. med. J. 12, 85—88 (1938).
SACY, SILVESTRE DE: Sur la dynastie des Assassins et sur l'origine de leur nom. Paris 1809.
SAFI, E.: Ann. Méd. and Pharm. Beyrouth 4, 204—247 (1935).
SAINTE-MARIE, DE: J. méd. Bordeaux 1850.
SALAZAR VINIEGRA, L.: Zit. nach WOLFF.
SATTES, H.: Psychopathologie der Sucht. In: Seelische Störungen. Frankfurt a. M.: H.-H. Meyer 1969.
SCHAFFNER: Bot. Gaz. 1921.
SCHNEIDER, A.: J. Amer. pharm. Ass. 12, 3, 208—214 (1923).
SCHRAPPE, O.: Gewöhnung und Süchte. Nervenarzt 39. Jg., 337—350 (1968).
SCHRENK-NOTZING, v.: Die Bedeutung narkotischer Mittel für den Hypnotismus mit besonderer Berücksichtigung des indischen Hanfes. Leipzig: Aberl 1891.
SCHULTES, R. E.: Hallucinogenic Plants of the New World. Harvard 1963.
SCHULTZ, O. E., MOHRMANN, H. L. und HAFFNER, G.: Z. Naturforschg. 14 b, (1959).
SCHÜTZ: Zit. nach HARTWICH.
SCOURAS, PHOTIS: Essai medico-psychologique sur Charles Baudelaire. Thése méd. Lyon 1929.
— Hyg. Ment. 25 (1930).
— Iatrik. Typ. 1933 (griech.).
— Le syndrome catatonique des psychoses cannabiques aigues. L'Encéphale 1939, 1.
SEGURA MILLÀN, J.: La Marihuana, Mexico 1939.
SEIFERT: Münch. med. Wschr. 1886.
SERVIER, J.: Les Cahiers de La Tour Saint Jacques I, Paris 1960.
SIGG, BERNARD W.: Le cannabisme chronique, fruit du sous-développement et du capitalisme. Alger (Manuskript).
SILER, J. F. et al.: Mil. Surg. 73, 269—280 (1933).
SINKORENKO, V.: Zbl. ges. Neurol. Psychiat. 59, 92.
SKLIAR, N.: Über Anascha-Psychosen. Allg. Z. Psychiat. 1934.
— und IWANOW, A.: Über den Anascha-Rausch. Allg. Z. Psychiat. 1932.
SMITH, D. E.: J. Psychedelic Drugs 2, 37 (1968).
SMITH, T., and SMITH, H.: J. and Transact. London 1848.
SOBRADO LÓPEZ, J.: El vicio de la Droga en Cuba. Havana 1943.
SOLMS, HUGO: J. Clin. Exp. Psychopath. Quart. Rev. Psych. Neur. 17, 4, 429—433 (1956).
SOLOMOM, DAVID: The Marihuana Papers. New York: The Amer. Library 1968.
STAEHELIN, J. E.: Psychiatrie der Gegenwart. Berlin-Göttingen-Heidelberg: Springer 1960, Bd. 2.
STANLEY: Amer. J. Police Sci. 1931.
STECKEL, R.: Bewußtseinserweiternde Drogen. Berlin: Volstaire 1969.
STEEGE: Rep. f. d. Pharm. Nürnberg 1845.
STRANGE: Brit. med. J. 1883.
STRAUB, W.: Münch. med. Wschr. 1928, 1.
STRINGARIS, M. G.: Zur Klinik der Haschischpsychosen. Arch. f. Psychiat. 100, 522—533 (1933); 101 (1934).
— Zur Frage des Heroinismus und seiner Verbreitung. Nervenarzt 7, 235 (1934).
— Hellen. Iatriki 1937, 2 (griech.).
— Berichte Gesellschaft Psychiatr.-Neurol. Athen 1937 (griech.).

STRINGARIS, M. G.: Haschisch. Athen: Saliveros 1937, 2. Aufl. 1964 (griech.).
— Gerichtliche Psychiatrie. Athen 1947 (griech.).
— Enkephalos, Bd. 3, S. 68 (griech.) (1965—1966).
SUAREZ CASTELLS, A. J.: Memoria del Primer Congr. Panamer. de Med. Legal y Criminol. Havana 1946, 333—345.
Suchten, Gewöhnung — Mißbrauch — Sucht. Hrsg. H. SCHWARZ, Jena 1969.
TAJ-EDDINE, R.: La culture du chanvre à Kif et sa reconversion à Kétama. Thése Ecole Nat. Agricult. Meknés 1961.
THÖNGES-STRINGARIS, RHEA: Das griechische Totenmahl. Mittl. d. dtsch. archäol. Inst. Athenische Abtl. 80, 1—99 (1965).
THORNWALD, J.: Macht und Geheimnis der frühen Ärzte. Droemersche Verlagsanstalt 1962.
TINKLENBERG, J. R., MELGES, F. T., HOLLISTER, L. E. and GILLESPIE, H. K.: Nature 226 (1970).
TODD, A. R.: Experientia II, 1, 55—60 (1946).
— Endeavour, 2, 69 (1943).
TORANDE: La Rev. d. Spécialités 1923.
TULL-WALSH, J. H.: Indian Med. Gaz. 29 (1894).
United Nations Commission on Narcotic Drugs: Doc. E/3648, E/CN 7/432 (1962)
— E/3755, E/CN, 7/455 (1963) Geneva WHO.
VAILLE, CH., STERN, G. et VERDE, J.: La Sem. des Hop. Paris 30, supplt. sem. méd. 42, 1105—1111 (1954).
VAN DER POST, LAURENS: Das Herz des kleinen Jägers. Berlin: Henssel 1961.
VARLET, TH.: Aux paradis du Haschisch. Suite à Baudelaire, Paris 1931.
VASCHIDE et MEUNIER: Arch. gén. Méd. Paris 1903.
VEIGA, E. P. et al.: Arquiv. Univ. Bahia Facul. Medic. 4, 91 (1949).
VERGA: Gazz. med. ital. lombar. Milano 1848.
VIERTH, G.: Münch. med. Wschr. 109, 522 (1967).
VINCENT: Rev. de Paris 1910.
VIREY, J. J.: Bull. de Pharm. Paris 1813, 49—60.
VLAVIANOS, S.: 30. Congr. méd. alién. neurol. Lyon 1934. Paris 1935.
VOLBEHR, H.: „Die Brücke (Frankfurt a. M.-Hoechst) 35, 1 (1968).
WAGNER, H.: Rauschgiftdrogen. Berlin-Heidelberg-New York: Springer-Verlag 1970.
WALLACE, G. B.: Mayor's Committee on Marihuana. Lancaster 1944.
WALLICH: Brit. med. J. 1883.
WALSH: J. ment. Sci 40, (1891).
WALTON, R. P.: Marihuana. Philadelphia-London 1938.
WARNOCK: Insanity from Hascheesh. J. ment. Sci. 49 (1903).
WATT, J. M.: Ciba Foundation, Study Group 21, London: Churchill 1965.
WEIL, A. T., ZINBERG, N. E., NELSEN, J. M.: Science 162, 1234—1242 (1968).
WIER, JEAN: Histoires et disputations de sorcieres et divineresses. Paris 1564.
WIDENGREN, G.: Iranische Geisteswelt. Baden-Baden 1961.
WINKLER, A.: Amer. J. Psychiat. 108, 590—599 (1952).
— and LLOYD, B. J.: Federation Proceedings 4, 141—142 (1945).
WILMANNS, K.: Zur Psychopathologie des Landstreichers. Leipzig: J. A. Barth 1906.
— Die Schizophrenie. Z. Neur. 78 (1922).
WINSCHEID: Pharm. Z. 1893.
WISSMANN: Im Inneren Afrikas. Leipzig: Brockhaus 1888.
WOLFE, J. E.: J. Kans. Med. Soc. 40, 517, 526, 528 (1939).
WOLFF, P. O.: Venenos Sociales. Buenos Aires 1943.
— Marihuana in Latin America. Washington: The Linacre Press 1949.

Literatur

WOLFF, P. O.: Brit. J. Addict. 46, 66 (1949).
— J. Suisse Méd. No. 39, 932 (1953).
WOOD, T. B., SPIVEY, W. T. N., EASTERFIELD, T. H.: J. chem. Soc. London 1896, 539—546.
YAWGER, N. S.: Amer. J. med. Sci. 195, 351—357 (1938).
ZANELLI, C. F.: Tossici e Intossicati. Milano 1948.
ZUNIN, L. M.: Milit. Med. 134, 104—110 (1969).
ZUTT JÜRG.: Studium Generale, H. 5, 253—258 (1948).

Sachverzeichnis

Sachverzeichnis

Sachverzeichnis

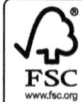

MIX
Papier aus verantwortungsvollen Quellen
Paper from responsible sources
FSC® C105338

If you have any concerns about our products,
you can contact us on
ProductSafety@springernature.com

In case Publisher is established outside the EU,
the EU authorized representative is:
Springer Nature Customer Service Center GmbH
Europaplatz 3, 69115 Heidelberg, Germany

Printed by Libri Plureos GmbH
in Hamburg, Germany